Kathie Madonna Swift und Joseph Hooper

HEILE DEINEN DARM UND WERDE SCHLANK

riva

Bibliografische Information der Deutschen Nationalbibliothek:
Die Deutsche Nationalbibliothek verzeichnet diese Publikation in der Deutschen National-
bibliografie; detaillierte bibliografische Daten sind im Internet über **http://d-nb.de** abrufbar.

Für Fragen und Anregungen:
info@riva-verlag.de

1. Auflage 2015

© 2015 by riva Verlag, ein Imprint der Münchner Verlagsgruppe GmbH,
Nymphenburger Straße 86
D-80636 München
Tel.: 089 651285-0
Fax: 089 652096

© 2014 by Kathie Madonna Swift and Joseph Hooper.

Übersetzung: Almuth Braun
Redaktion: Silke Panten
Umschlaggestaltung: Maria Wittek
Umschlagabbildung: Shutterstock
Satz: EDV-Fotosatz Huber/Verlagsservice G. Pfeifer, Germering
Druck: CPI books GmbH, Leck
Printed in Germany

ISBN Print: 978-3-86883-538-0
ISBN E-Book (PDF): 978-3-86413-731-0
ISBN E-Book (EPUB, Mobi): 978-3-86413-732-7

Weitere Informationen zum Verlag finden Sie unter

www.riva-verlag.de

Beachten Sie auch unsere weiteren Verlage unter
www.muenchner-verlagsgruppe.de

Kathie Madonna Swift und Joseph Hooper

HEILE DEINEN DARM UND WERDE SCHLANK

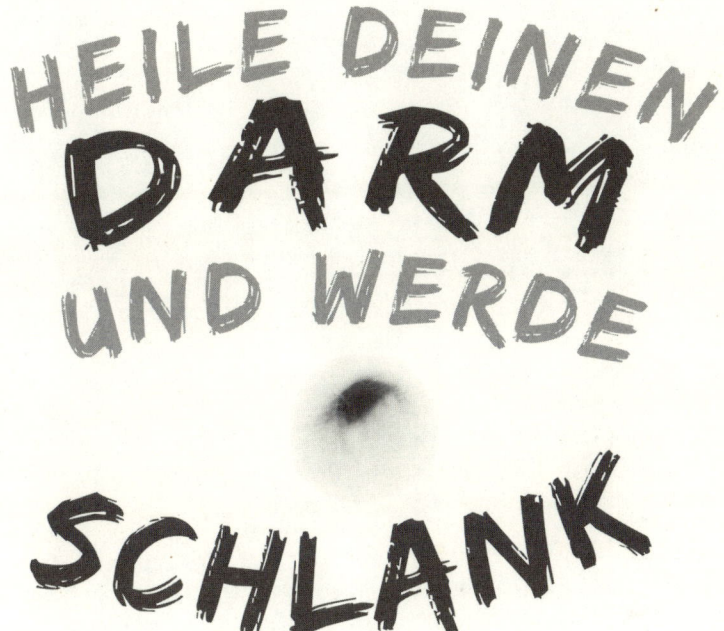

Für meine süßen Enkelinnen Lauren und Sydney,
die mit einem gesunden Start ins Leben gesegnet sind,
und für eure köstliche Reise durch ein nahrungsreiches Leben.
Und für alle Kleinen, die die beste
und mit Liebe zubereitete Ernährung verdienen.

INHALT

Vorwort.. 13

Kapitel 1
Wissenschaft, Weisheit und Märchen.................... 19

Der »Belly-Blues« 20
Die Mikrobiom-Revolution 23
Der Vier-Wochen-Swift-Plan 26
Spielen Kalorien eine Rolle?............................. 28
Unter dem Mikroskop 30
Ihr Immunsystem: Wie eine gestörte Darmflora Allergien und
Unverträglichkeiten auslösen kann 32
Kathies Geschichte 34
Der MENDS-Ansatz... 39
Wie im Großen, so im Kleinen............................. 44

Kapitel 2
M: Mind Your Digestion –
Achten Sie auf Ihre Verdauung......................... 49

Angst vor Essen 51
Angst vor dem Verzicht auf Genuss 53
Angst vor dem Hungergefühl 54
Angst vor Versagen 55

Verdauen Sie mit dem Gehirn 57

Das Essverhalten 59

Der Essenszeitpunkt 61

Das zweite Gehirn 62

Bewusst essen 67

Die emotionale und spirituelle Weisheit der Gewichtsreduzierung 70

Kapitel 3
E: Eliminate the »Problem« Foods –
Verzichten Sie auf problematische Lebensmittel   75

Feindliche Stoffe

Nr. 1: Nahrungsmittel mit hoher Kohlehydrat-Dichte 78

Nr. 2: Zucker: Die weniger süße Wahrheit 85

Nr. 3: Fette: Schlecht und schwer verdaulich 92

Nr. 4: Problematische Proteine 96

Nr. 5: Gluten (und andere) Reizstoffe in Getreide 100

Nr. 6: Laktose/Milchprodukte: Buttermilch 108

Nr. 7: Die FODMAP-Gang 110

Nr. 8: Nahrungsmittelzusätze und -chemikalien 115

Nr. 9: Alkohol: In Maßen gesund 117

Nr. 10: Verdächtige Nahrungsmittel 118

Die scheinbar unzusammenhängenden Anhaltspunkte verbinden 120

Kapitel 4
N: Nourish the Body and the Belly –
Nähren Sie Ihren Körper und Ihren Bauch   123

Die Mikro-Heiler 127

Präbiotische und probiotische Power 128

Nährstoffdichte 131

Mehr über Mikronährstoffe............................... 132

Pflanzennährstoffe und Antioxidantien...................... 134

Nr. 1: Nicht stärkehaltige Gemüsesorten................... 136

Nr. 2: Stärkehaltige Gemüsesorten........................ 143

Nr. 3: Früchte.. 145

Nr. 4: Hülsenfrüchte................................... 151

Nr. 5: Urgetreidesorten................................. 154

Nr. 6: Tierisches Protein – mager, rein und gar nicht so schlecht....... 156

Nr. 7: Gesunde Fette................................... 161

Nr. 8: Gewürze und Kräuter............................. 166

Nr. 9: Trinken!....................................... 169

Nr. 10: Süßes ohne Reue: Honig und Schokolade................ 171

Nr. 11: Fermentierte Nahrungsmittel – kochen mit

»kaltem Feuer«....................................... 172

Das Swift-Resümée.................................... 176

Ein vollständiger Ernährungskreislauf...................... 177

Kapitel 5
D: Dietary Supplements –
Präparate zur Nahrungsergänzung..................... 179

Die richtige Auswahl von Nahrungsergänzungsmitteln............. 181

Empfohlene Basisuntersuchungen.......................... 184

Das Swift-Rezept für Nahrungsergänzungsmittel................. 187

Gewichtsreduzierung und gesunde Verdauung.................. 190

Gesunde Verdauung.................................... 198

Allgemeine Gesundheit................................. 205

Abschließende Gedanken................................ 213

Kapitel 6
S: Sustaining Practices – Veränderte Lebensgewohnheiten für einen nachhaltigen Gesundheitseffekt 215

Schlaf: Das beste Mittel, um Ihre Batterien aufzuladen 219
Zirkadischer Rhythmus und Chronobiologie 222
Die Heilkräfte der Natur. 223
Mind-Body-Spirit. 238

Kapitel 7
Der Vier–Wochen–Swift–Plan 251

Woche 1: Übergangsphase 251
Woche 2: Intensivierung 255
Woche 3: Wiedereinführung 258
Woche 4: Erneuerung. 267

Kapitel 8
Rezepte. 271

Der Swift-Speiseplan: Frühstücksrezepte 271
Der Swift-Speiseplan: Mittagsrezepte. 285
Der Swift-Speiseplan: Rezepte für das Abendessen 302
Dressings und Saucen 329
Snacks und Zwischenmahlzeiten. 335
Süße Lust. 336
Ein Nahrungsmittel, fünf Verwendungsmöglichkeiten!. 343
Swift-Einkaufsliste 345

Danksagung   349

Häufige Fragen   353

Lese– und Informationstipps   361

Anmerkungen   365

Register   373

VORWORT

Vor zehn Jahren zogen wir – Kathie Swift, unsere Pflegepartnerin Nina Silver und ich – in mein dachschindelgedecktes Haus im Westen von Massachusetts und gründeten das UltraWellness Center. In den ersten Monaten arbeitete ich in meinem Büro im ersten Stock, Nina arbeitete im Wohnzimmer und Kathie, als Ernährungsverantwortliche, im Esszimmer gleich neben der Küche. Heute beschäftigt das von uns gegründete Zentrum für Funktionale Medizin 30 Mitarbeiter in einem professionell ausgestatteten Gebäude am Rand der Berkshire-Wälder. Kathie spielte in dieser Wachstums- und Erfolgsstory natürlich eine wichtige Rolle. Sie war es, die mir das, was wir heute »Funktionale Medizin« nennen, nahebrachte – ein Ansatz, der den Ursachen von Erkrankungen auf den Grund geht, und zwar mit Schwerpunkt auf einer gesunden Ernährung und einem gesunden Lebensstil.

Als wir beide in den 1990er-Jahren im Spa Canyon Ranch in den Berkshires arbeiteten, stellte Kathie den dortigen Ärzten und Ernährungsexperten hochmoderne ernährungsmedizinische Konzepte vor. Und sie machte mich mit dem Vater der Funktionalen Medizin, Dr. Jeffrey Bland, bekannt, der Mentor zahlreicher Gleichgesinnter wurde. Auf der Canyon Ranch, wo ich als medizinischer Co-Direktor und Kathie als Ernährungsdirektorin arbeitete, konnten wir die Konzepte der Funktionalen Medizin in einer klinischen Umgebung entwickeln und anwenden. Zwar war ich einer dieser seltenen Ärzte, der Ernährung als Teil der Ausbildung studiert hatte, aber es war Kathie, die mich lehrte, strikt über die Rolle nachzudenken, die Ernährung für die Gesundheit spielt. Im Gegensatz zu der herkömmlichen Mentalität, jede Krankheit mit Pillen heilen zu wollen, die fast jeder Arzt während seiner Ausbildung verinnerlicht, lernte ich mit Kathies Hilfe, dass Ernährung selbst eine hochwirksame Medizin sein kann, mit der man Krankheiten behandeln und sogar heilen kann. Kathie war damals schon sehr offen für und begeistert von der Idee einer partnerschaftlichen Zusammenarbeit. Gemeinsam feilten wir an einem Ansatz, von dem viele tausend Kunden der Canyon Ranch profitierten. Als ich das Unternehmen verließ, um das UltraWellness Center zu gründen, war sie die erste, die ich fragte, ob sie mitmachen wolle. Seitdem hat sie mich bei mehreren meiner Buchprojekte unterstützt, einschließlich des Titels *UltraMetabolism*, zu dem sie die Rezepte beisteuerte. (Wie Sie in diesem Buch feststellen werden, ist Kathie eine sehr gute und kreative Köchin.)

Es ist kein Zufall, dass Kathie und ich den gleichen Drang verspüren, auf Gebiete jenseits der konventionellen Medizin vorzudringen. Wir mussten beide herausfinden, wie wir uns selber heilen konnten, bevor wir anderen Patienten wirklich helfen konnten. Ich habe in mehreren meiner Bücher über meinen Kampf mit chronischer Erschöpfung und Quecksilbervergiftung berichtet. In diesem Buch offenbart Kathie zum ersten Mal ihren Kampf gegen das chronische Erschöpfungssyndrom als Folge einer nicht diagnostizierten Gluten-Überempfindlichkeit. Ihre erfolgreiche Selbstheilung mithilfe einer ballaststoffreichen und hauptsächlich pflanzlichen Kost nährt ihr leidenschaftliches Interesse, Kunden und Lesern mit Verdauungs- und Gewichtsproblemen die richtigen Ratschläge zu geben. Und sie ist nicht zu stoppen. Kathie besitzt die Fähigkeit, gewaltige Datenmengen zu verarbeiten, um die losen Enden zu verbinden und Aha-Erlebnisse herbeizuführen. In diesem Buch stützt sie sich auf die neuesten Forschungsergebnisse über die Rolle, die Darmbakterien spielen, und erarbeitet auf dieser Basis eine Schritt-für-Schritt-Anleitung für eine bessere Gesundheit und gesunde Gewichtsreduzierung.

Ich bin davon überzeugt, dass das menschliche Mikrobiom, also die Summe aller den Menschen besiedelnden Mikroorganismen, ein unglaublich wichtiges Thema ist, das zunehmend an Bedeutung gewinnt. Wir wissen bereits, dass die Bakterien der Darmflora dazu beitragen, die verschiedenen miteinander verzahnten Körpersysteme zu regulieren, einschließlich des Immunsystems und des Insulinstoffwechsels. Ich habe das in der Forschungsliteratur gelesen und in der klinischen Praxis erlebt: Unterschiedliche Diäten können unterschiedliche Wirkungen auf das Körpergewicht haben, selbst wenn sie dieselbe Anzahl an Kalorien enthalten – allein aufgrund ihrer Wirkung auf die Bakterien der Darmflora. Kathie ist auf diesem Gebiet führend; sie hält landesweit Vorträge darüber, und zwar sowohl vor Fachpublikum als auch für normale Verbraucher. Sie ist die treibende Kraft hinter dem Team der Diätexperten Dietitians in Integrative and Funcional Medicine innerhalb der Academy of Nutrition and Dietetics; sie ist Gründungsmitglied des Ernährungsberatungsgremiums des Institute for Funcional Medicine und organisiert seit einem Jahrzehnt die einflussreiche Jahreskonferenz »Food as Medicine« über Gesundheit und Ernährung, die vom Center for Mind-Body Medicine in Washington, D.C. finanziert wird, in dem es mir eine Ehre ist, sowohl fachlich als auch als Mitglied des Verwaltungsrats aktiv zu sein. Kathie ist so etwas wie ein Bindeglied zwischen der Welt der Funktionalen Medizin und der Welt der allgemeinen Ernährung.

Sie ist zudem sehr gut darin, eine Verbindung zwischen Geist und Körper herzustellen. In den vergangenen sieben Jahren, in denen sie Workshops über Gewichtsreduzierung, Verdauung und Entgiftung am Kripalu Center in den Berkshires entwickelt und geleitet hat, hat sie Mind-Body-Techniken in ihre Ernährungsarbeit integriert und damit den Aspekt Stress im Rätsel um Gesundheit und Gewichtsreduzierung angemessen berücksichtigt. So wie ich meine berufliche Laufbahn als Yogalehrer begann, ist Kathie nun eine zertifizierte Qi-Gong-Lehrerin!

Meine Freundin und Kollegin Kathie Swift ist eine der führenden Innovatorinnen in Ernährungsfragen des Landes. Sie widmet ihr Leben der Entdeckung, wie wir uns durch richtige Ernährung selber heilen können, und sie hat zahllose andere Menschen dazu inspiriert, ihrem Beispiel zu folgen. Wenn Sie dieses Buch gekauft haben, gehören Sie zu dieser »erlesenen«, aber stetig wachsenden Gruppe.

Mark Hyman, MD

HEILE DEINEN DARM UND WERDE SCHLANK

Wissenschaft, Weisheit und Märchen

Selbstbefragung

1. Ist Ihnen aufgefallen, dass es Ihnen schwerfällt, Ihr Gewicht unter Kontrolle zu behalten, wenn Sie Verdauungsprobleme haben? Dass es eine Verbindung zwischen einem »Reizdarm« und einem »Reizgewicht« gibt?
2. Ist Ihnen aufgefallen, dass eine Woche mit einem hohen Stresspegel ähnliche Effekte auf ihren Bauch hat, wie eine Antibiotikatherapie? Dass beides den Eindruck erwecken kann, als geriete ihr komplettes Verdauungssystem durcheinander?
3. Ist Ihnen aufgefallen, dass Sie sich leichter und energiegeladener fühlen, wenn Sie mehr Obst und Gemüse als Fleisch und industriell verarbeitete Lebensmittel essen?

Wenn Sie dieses Buch ausgewählt haben, besteht eine gute Chance, dass Sie mit Ihrem Gewicht unzufrieden sind. Vielleicht tragen Sie fünf, zehn oder zwanzig Kilo zu viel mit sich herum, die Sie einfach nicht loswerden. Wahrscheinlich haben Sie schon einmal eine Diät gemacht und haben eine Zeit lang vielleicht wirklich Gewicht verloren, aber Sie haben das Gefühl der Entbehrung und des Dauerfastens langfristig nicht durchgehalten und Ihre überflüssigen Pfunde wiedergewonnen. Oder die Diät war eine dieser komplizierten Mehrphasen-Programme und Sie haben nach einer Weile die Geduld oder den Willen verloren, Ihre Kalorienaufnahme oder das Verhältnis zwischen Kohlenhydraten, Fetten und Proteinen pro Diätphase ganz genau zu beachten und zu verfolgen.

Es gibt eine einfachere und bessere Methode, die von der möglicherweise wichtigsten und überzeugendsten wissenschaftlichen Entdeckung dieses Jahrhunderts unterstützt wird: dem Einfluss der Darmbakterien auf so gut wie jede Facette unseres Lebens – unser Gewicht, unsere Verdauung, unser Immunsystem, unsere Gefühle – also praktisch alles. Die Darmbakterien können zum Beispiel Toxine produzieren, die in die Blutbahn gelangen und eine systemweite Entzündung auslösen, die den Körper dazu veranlasst, Kalorien als Fett zu speichern, anstatt sie in Energie umzuwandeln und zu verbrennen. Und sie können Heißhunger verursachen. (Forscher sprechen inzwischen von »stoffwechselbedingter Endotoxämie«, einer Vergiftung durch den eigenen Körper – womöglich eine bisher unentdeckte Triebkraft hinter der Fettleibigkeit. Erstaunlicherweise können dieselben Bakterien die Produktion von Darmhormonen beeinflussen, die direkt mit dem Gehirn kommunizieren, indem sie entweder Hunger oder Sättigung signalisieren. Die gute Nachricht ist, dass Sie diesen Prozess steuern können, indem Sie darauf achten, was Sie essen und wie Sie leben – chronischer Stress verursacht erhebliche Störungen in ihrem Verdauungstrakt. Pflegen Sie Ihre Darmflora, und sie wird es Ihnen danken!

Wir eilen uns jedoch selbst voraus. Lassen Sie uns zum Problem der Gewichtszunahme zurückkehren, das für viele Frauen das verstörendste Signal ist, dass irgendetwas mit Bauch und Körper nicht stimmt.

Der »Belly-Blues«

Seit Anfang der 1970er-Jahre ist das Gewicht der durchschnittlichen Amerikanerin um rund 9 Kilo gestiegen. Heute gelten 33 Prozent der amerikanischen Erwachsenen als übergewichtig (Body-Mass-Index, BMI, zwischen 25 und 30) und 35 Prozent als fettleibig (BMI über 30). In den vergangenen 20 Jahren hat die Zahl der Fettleibigen um 60 Prozent zugenommen, was uns das neue Etikett »Fettleibigkeitsepidemie« sowie Befürchtungen über einen rasanten Anstieg von Herz-Kreislauf-Erkrankungen und Diabetes mellitus (Typ-2-Diabetes) beschert hat. Weniger Aufmerksamkeit hat die Tatsache erhalten, dass die Nation im selben Zeitraum eine zweite Epidemie erfasst hat, und zwar eine, die außerhalb der Sichtweite im Stillen stattfindet – nämlich im Bauch der amerikanischen Frauen.

Dabei gilt es zu bedenken, dass Männer und Frauen zwar in vergleichbarer Weise von Gewichtszunahme betroffen sind, Frauen aber ein doppelt so hohes Risiko aufweisen, unter unangenehmen und chronischen, wenngleich noch nicht

als Krankheit einstufbaren Verdauungsproblemen zu leiden, die unter dem Ober-
begriff »Reizdarmsyndrom« zusammengefasst werden und von denen geschätzte
30 Prozent der Amerikanerinnen betroffen sind. Verdauungsprobleme werden von
Lebensmittelallergien und Überempfindlichkeiten noch verstärkt, vor allem gegenüber Eiweißfamilien, die in glutenhaltigem Getreide wie Weizen, Roggen und
Hafer enthalten sind. Konservativen Schätzungen zufolge leidet 1 Prozent der
amerikanischen Bevölkerung unter Zöliakie, einer schweren Form der Glutinto-
leranz. Sechsmal so viele Menschen leiden unter einer leichteren Form der Glutenallergie, die trotzdem ernsthafte Verdauungsprobleme verursachen sowie zu Dauerermüdung und Depressionen führen kann. (Auch das ist eine eher konservative
Schätzung. Zahlreiche Ernährungsberater und auch ich stellen fest, dass sich *viele*
unserer weiblichen Kunden ohne Gluten einfach besser fühlen.) Und das ist noch
nicht alles. Es häufen sich die klinischen Hinweise, dass weite Teile der Bevölkerung unter verdauungsrelevanten und wahrscheinlich auch gewichtsrelevanten
Überempfindlichkeiten gegen übliche Lebensmittelbestandteile leiden, wie zum
Beispiel Laktose in Milchprodukten, Fruktose in fruktosereichem Maissirup und
ähnlichen Stoffen, wie sie in einigen Gemüsesorten und Hülsenfrüchten vorkommen. Der Bauch der durchschnittlichen Amerikanerin ist zum sprichwörtlichen
Warnsignal geworden, das uns anzeigt, dass irgendetwas gründlich schiefläuft.

Als klinische Ernährungsexpertin habe ich in den letzten 30 Jahren mit Tau-
senden zumeist weiblichen Kunden gearbeitet, um ihre Gewichts- und ihre Verdauungsprobleme in den Griff zu bekommen. Aber erst im Jahr 2011, als ich zusammen mit dem Johns-Hopkins-Gastroenterologen Gerard Mullin das Buch *Inside the
Tract: Your Good Gut Guide to Digestive Health* schrieb, wurde mir die Verbindung
zwischen Verdauung und einem gesunden Körpergewicht wirklich klar. Dieses Buch
bescherte meiner privaten Ernährungspraxis eine Flut an weiblichen Kunden. Die
meisten von ihnen hatten seit Jahren vergeblich versucht, ihre hartnäckigen überflüssigen Pfunde loszuwerden. Manchmal waren es ihre Verdauungsprobleme, die
sie am meisten beeinträchtigten. Diese bestanden typischerweise in einem Kreis-
lauf aus Verstopfung, Durchfall und Blähungen, zusammengefasst in die überge-
ordnete Kategorie »Reizdarmsyndrom« (RDS). (Im Internet können Sie eine RDS-
Selbstdiagnose durchführen. Den RDS-Test finden Sie zum Beispiel auf den Websites www.gesundheit.de, www.gesundheitsberatung.de und www.reizdarm.net.)

Manchmal war das Gewicht das größte Problem. Was mir geradezu ins Gesicht sprang, war die Tatsache, dass das Problem des Reizdarms, das ich inzwischen als Reizgewicht bezeichne, üblicherweise zwei Seiten desselben zugrundeliegenden Problems darstellt. Mit einigen meiner Kunden arbeite ich daran, schwere chronische Beschwerden zu heilen. Bei den meisten meiner Kunden und wahrscheinlich der Mehrheit meiner Leser handelt es sich jedoch um Symptome, die nicht ständig, aber doch wiederkehrend auftreten. Sie sind lästig, aber sie sind auch ein nicht zu überhörender Weckruf, dass Ihr Körper nicht mit den richtigen Lebensmitteln und auf die richtige Weise ernährt wird. Ihre Verdauung und Ihr Gewicht konspirieren gemeinsam, um Ihr Wohlbefinden zu beeinträchtigen.

Das Swift-Diät-Wörterbuch

Mikrobiom: Die Gesamtheit aller den Menschen besiedelnden Mikroorganismen. Diese einzelligen Bakterien sind mindestens zehnmal so zahlreich wie die menschlichen Zellen, und die meisten leben im menschlichen Darm.

Intestinale Mikrobiota: Bakterienspezies, die in den Tiefen des menschlichen Dickdarms siedelt. In den vergangenen 20 Jahren haben wir herausgefunden, dass sie eine wichtige Rolle für die Verdauung, die Darmgesundheit und die allgemeine Gesundheit, einschließlich der Gewichtskontrolle, spielen.

Darmflora oder Mikroflora: Dasselbe wie Mikrobiota. In der Natur bedeutet »Flora« das Pflanzenleben. Im Darm bezeichnet es die dort angesiedelten Bakterien.

Dysbiose: Eine veränderte Zusammensetzung der Darmflora, die die Darmgesundheit beziehungsweise die allgemeine Gesundheit aus dem Gleichgewicht bringt. Ursachen können schlechte Ernährung, Stress, eine Infektion oder eine Lebensmittelallergie oder -überempfindlichkeit sein. Zu den üblichen Symptomen zählen Blähungen, Verstopfung und Durchfall.

Die Swift-Diät, wie sie in diesem Buch beschrieben wird, ist das Ergebnis meiner Arbeit in drei wegweisenden Zentren für Gesundheit und Wellness am Fuße der Berkshire-Wälder im Westen des Bundesstaates Massachusetts – zuerst als ehemalige Ernährungsdirektorin im berühmten Gesundheitszentrum Canyon Ranch, dann im UltraWellness Center meines Freundes und Kollegen Dr. Mark Hyman und zuletzt im Kripalu Center for Yoga and Health. Während dieser Zeit habe ich an einem Behandlungsansatz gefeilt, dessen Schwerpunkt auf schmackhafter ganzheitlicher Ernährung liegt. Dabei handelt es sich sozusagen um eine »flexitarische« Ernährung, die hauptsächlich auf vegetarischen Lebensmitteln beruht und sowohl pflanzliche als auch magere tierische Eiweiße sowie einen begrenzten Anteil an Vollkorn, Früchten und entzündungshemmenden Fetten und Ölen enthält. Immer wieder habe ich erlebt, wie auf diese Weise eine lange Liste an schwächenden Symptomen verschwunden sind: geblähte Bäuche, verstopfte Därme, Gelenkschmerzen, unreine Haut – und meine Kunden konnten ihr Gewicht reduzieren. Gewichtszu- und -abnahme werden von einer Reihe von Faktoren beeinflusst, über die ich in diesem Buch sprechen werde. Was ich jedoch gelernt und in meine Swift-Diät integriert habe, ist, dass wir praktisch alle diese Probleme auf einen Schlag lösen können, wenn wir uns darmfreundlich ernähren und unseren Lebensstil und unseren Stresspegel an die Erfordernisse einer gesunden Verdauung anpassen. Der Weg zur Heilung führt durch Magen und Darm. Heilen Sie Ihren Darm, und Sie nehmen automatisch ab – das ist meine Erfahrung und seit langem mein Credo. Dank der Forschungsbiologen verfügen wir nun endlich über die wissenschaftlichen Erkenntnisse, die uns ein besseres Verständnis der Vorgänge auf dieser mikroskopischen Ebene ermöglichen.

Die Mikrobiom-Revolution

In der Wissenschaft hat eine Revolution stattgefunden, was das Verständnis des gastrointestinalen Trakts und insbesondere die Rolle angeht, die die dort angesiedelten Bakterien spielen. Diese werden entweder als »Mikrobiom« bezeichnet, wenn die Gesamtheit aller Bakterien gemeint ist, oder als »Mikrobiota«, wenn die Mikroorganismen selbst gemeint sind. Wir wissen seit ungefähr 20 Jahren, dass die Bakterien, die in unserem Darm zuhause sind, die Fasern aufbrechen, die wir aus pflanzlichen Quellen aufnehmen – Gemüse, Obst, Hülsenfrüchte, Nüsse und Samen – und die ansonsten unverdaulich wären. Was wir jedoch erst seit kurzem wissen, ist die Tatsache, dass eine Menge unangenehmer Überraschungen auf uns warten, wenn dieser Mikrobiota nicht ausreichend ballaststoffreiche Nahrung zugeführt wird oder wenn sie durch eine Ausschüttung von zu vielen Stresshormonen über lange Zeiträume beschädigt oder durch zu viel Antibiotika abgetötet wird. Das kann dazu führen, dass das Körpergewicht, die Verdauung und das Immunsystem außer Kontrolle geraten.

Einer der renommiertesten amerikanischen Mikrobiologen, Dr. Martin Blaser, hält die beschädigte Mikrobiota der amerikanischen Bevölkerung für eine der wahrscheinlichsten Ursachen für Fettleibigkeit und Autoimmunstörungen in den letzten Jahrzehnten.[1] Sein Labor an der Universität von New York arbeitet mithilfe systematischer Experimente intensiv an der Sammlung entsprechender Belege für diese Hypothese. Allein in diesem Jahr hat er seine Argumente in seinem Buch *Missing Microbes: How the Overuse of Antibiotics Is Fueling Our Modern Plagues* einem breiten Publikum vorgestellt.

In den vergangenen Jahren hat sich die Forschung von der Beobachtung und Auswertung von Zellen unter dem Mikroskop und Studien mit Labormäusen auf die Durchführung von Studien am menschlichen Objekt, genauer gesagt, Testpersonen mit Gewichtsproblemen, verlagert. Im Rahmen einer wegweisenden Studie, deren Ergebnisse im Jahr 2013 im renommierten Magazin *Nature* veröffentlicht wurden, verfolgte ein französisches Team zwei Gruppen an Testpersonen – 169 übergewichtige und 123 schlanke Personen.[2]

Die schlanken Testpersonen besaßen mehr Darmbakterien und eine größere Vielfalt an Bakterien als die Gruppe der übergewichtigen Testpersonen. Sie wiesen im Verlauf der neun Jahre, die die Studie dauerte, ein geringeres Risiko auf, an Gewicht zuzunehmen und eine der häufigsten chronischen Erkrankungen, zum Beispiel Herz-Kreislauf-Erkrankungen und Typ-2-Diabetes zu entwickeln. Man könnte sagen, die Testgruppe der schlanken Personen sei einfach von Geburt an gesegnet. In einer zweiten Studie, die in derselben Ausgabe des Magazins *Nature* von einigen derselben Forscher veröffentlicht wurde, wurden 49 der übergewichtigen Testpersonen jedoch für sechs Wochen auf eine kalorienarme, ballaststoffreiche Diät gesetzt. »Wir wollten unbedingt diesen Ballaststoffreichtum, daher mussten die Testpersonen reichlich Obst und Gemüse zu sich nehmen«, erklärte Professorin Karine Clément, eine der Co-Autorinnen der Studie und Direktorin des Instituts für Herzstoffwechsel und Ernährung (ICAN) in Paris.[3] Die Teilnehmer nahmen nicht nur ab, darüber hinaus nahm ihre Darmflora zu und wurde vielfältiger. In anderen Worten, sie wurde der Darmflora der schlanken Testpersonen ähnlicher. Der Stoffwechsel und die Verdauung dieser Testpersonen waren nun in der Lage, deren Anstrengungen zur Gewichtsreduzierung zu unterstützen.

Denken Sie darüber nach. Wir wissen alle, dass einige Menschen leichter zuzunehmen scheinen als andere. (Glauben Sie mir, ich weiß es. Ich habe selbst jahrelang mit meinem Gewicht gerungen und muss mich auch heute noch ganz bewusst ernähren, um mein Gewicht zu halten.) Und wir wissen, dass unser genetisches Erbe dabei eine Rolle spielt. Mehr als 50 Gene wurden bisher identifiziert, die mit Fettleibigkeit in Zusammenhang gebracht werden. All das klingt deprimierend. Wir können unsere Gene nicht verändern; wenn wir also schlechte Gene haben, haben wir einfach Pech gehabt. Was die Revolution in der Mikrobiologie uns dagegen sagt, ist, dass wir die Gene in unserem Mikrobiom verändern *können*, und das hat eine enorme Wirkung auf unser Aussehen und unser Wohlbefinden. Weil der Lebenszyklus einzelliger Bakterien wesentlich kürzer ist als der menschliche, können einige unkomplizierte Veränderungen der Ernährungsgewohnheiten und des Lebensstils dazu beitragen, dass sich die nützlichen Bakterien in kurzer Zeit stark an Zahl und Vielfalt vermehren, und die Zahl der schädlichen Bakterien sinkt. (Biologen nennen das »selektiven Evolutionsdruck ausüben«.)

Zwar ist die Verbesserung der Ernährungsqualität und des Lebensstils immer der sicherste und nachhaltigste Weg zur Gewichtsreduktion, aber es gibt offenbar auch einen anderen Weg, um die Kraft der Mikrobiome freizusetzen, und das sind probiotische Bakterien. Dabei handelt es sich um darmfreundliche Bakterien, die wir mit der Nahrung aufnehmen, entweder in Form von fermentierten Lebensmitteln (Kapitel 4) oder in Form von Nahrungsmittelzusätzen (Kapitel 5). Im Rahmen einer wegweisenden Studie, die im Dezember 2013 im Magazin *British Journal of Nutrition* veröffentlicht wurde, setzten kanadische Forscher 150 übergewichtige Männer und Frauen erst auf eine Diät und anschließend auf ein Programm zur Gewichtswahrung. Die Hälfte der Testpersonen nahm täglich zwei Kapseln mit probiotischen Bakterien von der Art, wie sie in Joghurt enthalten sind. Die andere Hälfte nahm nichts ein. Die Frauen (nicht die Männer), die die Kapseln einnahmen, verloren erheblich mehr Gewicht als die Vergleichspersonen, die ihre Nahrung nicht durch probiotische Bakterien ergänzten. Erstere nahmen im Schnitt

4,4 Kilo ab, gegenüber 2,6 Kilo der Vergleichsgruppe. Die weiblichen Testpersonen, die während des Programms zur Gewichtswahrung weiterhin probiotische Bakterien einnahmen, verloren weiter an Gewicht.[4] Insgesamt konnten sie ihr Gewicht um das Doppelte ihrer weiblichen Vergleichsgruppe reduzieren. Wir befinden uns noch ganz am Anfang der Entdeckung, wie man probiotische Bakterien einsetzen kann, um diese Art Wirkung zu erzielen, aber das Potenzial ist – vor allem für Frauen – atemberaubend!

Der Vier-Wochen-Swift-Plan

Die kanadischen Forscher erzielten diese Ergebnisse mit einem 12-Wochen-Diätprogramm und einem 12-Wochen-Gewichtserhaltsprogramm. Die französischen Forscher konnten nach einer vier- bis sechswöchigen Diät erhebliche Veränderungen der Darmflora feststellen. Nach meiner klinischen Erfahrung sind vier Wochen reichlich Zeit, um erste Nutzen aus einer darmfreundlichen Ernährung und einem entsprechenden Lebensstil zu ziehen. In den folgenden Kapiteln stelle ich Ihnen daher die Prinzipien einer mikrobiotisch ausgerichteten Diät und Lebensführung vor und anschließend führe ich Sie durch den Vier-Wochen-Swift-Plan, einer Vorlage für ein gesundes *und* erfreuliches Leben.

Und egal wie ausgefeilt die zugrunde liegende Biologie auch sein mag, die Ernährungsrichtlinien könnten nicht einfacher sein: Verzichten Sie auf fette und toxische Lebensmittel, die Ihre Mikrobiota durcheinanderbringen, und ersetzen Sie sie durch leckere, nahrhafte Lebensmittel, die die Mikrobiota unterstützen. Wenn Sie sich dauerhaft gesund ernähren wollen, muss der Weg dorthin einfach sein. Aus diesem Grund habe ich die derzeitige Mode der komplizierten Multi-Phasen-Diäten nie verstanden. Ich würde sagen, dass rund 90 Prozent der Frauen, die in meine Praxis kommen, diesen Diäten den Rücken gekehrt haben. Dennoch sind sie unbeirrt und bereit, einen erneuten Versuch zu wagen. Wenn diese Frauen und Sie, die Leser dieses Buches, den Vier-Wochen-Plan absolviert haben, werden Sie gelernt haben, auf ihre eigene »Ernährungsweisheit« zu hören. Waren die Lebensmittel, die sie an diesem Tag zu sich genommen haben, zum größten Teil naturbelassen (Obst, Gemüse, Hülsenfrüchte, Nüsse, Fisch und mageres tierisches Eiweiß) und nicht oder kaum verarbeitet? Waren die meisten dieser Lebensmittel pflanzlicher und nicht tierischer Herkunft? Hatten die Gemüse- und Obstsorten unterschiedliche Farben? Enthielten Ihre Mahlzeiten schmackhafte und gesundheitsfördernde Kräuter und Gewürze? Enthielten sie fermentierte Nahrungsmittel? (Mehr darüber in Kapitel 4).

Was geschieht, wenn Sie diesen Ansatz verfolgen? Das will ich Ihnen in kurzen Worten sagen: Gewichtsverlust? Ja. Wie viel und wie schnell hängt von Ihrem persönlichen Stoffwechsel ab und davon, an welchem Punkt Sie den neuen Weg einschlagen, das heißt, von Ihrem aktuellen Gewicht und Ihren Ernährungs- und Bewegungsgewohnheiten (oder auch der mangelnden Bewegung). Ich habe mit Kunden gearbeitet, die in vier Wochen sieben Kilo verloren haben, und mit anderen, die zwei Kilo verloren haben. Beides ist gleich viel wert, weil jede Person einen individuellen Stoffwechsel hat und ich weiß, dass sie ihre Ziele in ihrem eigenen persönlichen Tempo erreichen. Wie sieht es mit der Aufgedunsenheit aus? Die überschüssige Flüssigkeit, die Ihr System mit sich herumträgt und die sich vor allem in der Taillengegend sammelt, nimmt ab oder verschwindet gänzlich. Die ärgerlichen und bisweilen absolut nervtötenden Symptome der Verdauungsstörungen lassen nach. Der Energiepegel und die Stimmung heben sich. Die scheinbar unkontrollierbaren Heißhungerattacken, vor allem auf Süßes, werden steuerbar oder machen sich kaum noch bemerkbar. Das Hautbild verbessert sich. Muskel- und Gelenkschmerzen lassen nach. All das habe ich regelmäßig erlebt – und zwar nicht nur bei meinen privaten Ernährungskunden, die sich auf das gesamte Vier-Wochen-Programm verpflichten. In den vergangenen sieben Jahren habe ich im Kripalu Center in Stockbridge, Massachusetts, dem größten Yoga- und Gesundheitszentrum mit Hotelbetrieb des Landes, Workshops über eine gesunde Verdauung, Entgiftung und eine »integrative« Gewichtsreduktion entwickelt und geleitet. Die Kunden dieses Zentrums unterziehen sich einem intensiven Programm, aber sie können so viel oder so wenig essen und Sport treiben, wie sie wollen. Und ich habe beobachtet, dass sich Ergebnisse wie die zuvor beschriebenen bereits nach einem einzigen Workshop einstellen – das heißt nach fünf Tagen!

Verstehen Sie mich nicht falsch. Mich irritieren übertriebene oder Schein-Gesundheits- oder Gewichtsprobleme. Ich bin eine Forschungsfanatikerin. Wenn ich nicht mit meinen Kunden arbeite, stöbere ich wahrscheinlich in wissenschaftlichen Journalen oder verfolge online die neuesten Forschungsergebnisse. Seit mehr als einem Jahrzehnt veranstalte ich die jährliche Konferenz »Food as Medicine« (»Nahrung als Medizin«), auf der Ärzte, Ernährungsberater und andere Gesundheitsexperten aus dem ganzen Land zusammenkommen, um die neuesten ernährungswissenschaftlichen Erkenntnisse vorzustellen und zu diskutieren. Doch so sehr ich mich auch zu der sogenannten »evidenzbasierten Medizin« bekenne, erkenne ich auch an, dass es so etwas wie »praxisbasierte Belege« gibt. Man könnte es auch »klinische Weisheit« nennen.

Das Überzeugende an der Swift-Diät ist, dass die wissenschaftliche Laborforschung die Ergebnisse bestätigt, die ich mit meinen Kunden erziele. Dabei handelt es sich zwar um eine »Diät«, aber nicht im Sinne einer zeitlich begrenzten Kalorienbremse (die üblicherweise nur zum bekannten Jojo-Effekt führt), sondern im Sinne einer nachhaltigen Ausrichtung der Ernährungs- und Lebensweise auf die Funktionsweise des Darms. Und diese Diät heißt »Swift« (»rasch, schnell«), weil das erstens mein Nachname ist, aber vor allem – und das ist noch wesentlicher –, weil die Mikrobiota so schnell auf die positiven Veränderungen in der Ernährungs- und Lebensweise reagieren und sich in kürzester Zeit in einer verbesserten Verdauung, Gewichtsreduktion und einem verbesserten allgemeinen Gesundheitszustand übersetzen. Diese Bakterien bewegen sich unglaublich schnell. In einer weiteren in *Nature* veröffentlichten Studie (2014), veränderte sich die Zusammensetzung der Darmflora von Testpersonen, die von einer rein auf Fleisch und tierischem Eiweiß basierenden Ernährung zu einer vegetarischen Ernährung wechselten, sowie von Testpersonen, die von einer vegetarischen zu einer fleischbasierten Ernährung wechselten, innerhalb von vier Tagen dramatisch.[5]

Spielen Kalorien eine Rolle?

Bevor ich Ihnen mein fünfstufiges MENDS-Programm vorstelle, das den Kern der Swift-Diät und dieses Buches ausmacht, möchte ich zunächst eine grundlegende Verwirrung über Diät und Gewichtsverlust aufklären. Insbesondere wenn Sie lange Erfahrung mit kalorienbasierten Diätplänen haben, fragen Sie vielleicht: »Kathie, soll das heißen, solange ich die richtige darmfreundliche Nahrung zu mir nehme, kann ich so viel essen, wie ich will, weil Kalorien keine Rolle spielen?« Das ist eine wichtige Frage. Einerseits gibt es Experten, insbesondere diejenigen, die aus der alternativen Medizin stammen, die inzwischen genau das sagen, nämlich dass allein die Qualität der Kalorien zähle sowie das Zusammenspiel zwischen Kalorien und Mikrobiom – soll heißen, allen Genen unseres Körpers, die bakteriellen und die menschlichen – und dass die Menge der konsumierten Kalorien nicht so wichtig sei. Auf der anderen Seite vertreten viele Ärzte und Ernährungsexperten der traditionellen Medizin nach wie vor die Auffassung, Gewichtszunahme und -abnahme sei ein reines Zahlenspiel, das heißt, es komme allein auf die Zufuhr und die Verbrennung von Kalorien an. Wer mehr Kalorien zu sich nehme, als er durch Grundumsatz und Körperbewegung verbrenne, dessen Körper speichere die überschüssigen Kalorien als Fettreserve. Daher lautet das unvermeidliche Rezept: »Weniger essen, mehr Sport treiben.«

Wissen Sie was? Beides ist wichtig: die Qualität und die Quantität der Kalorien, die Sie zu sich nehmen. Aber ich gehe noch weiter. Die Zahl der Kalorien und ihr Nährwert stellen im praktischen Sinne zwei Wege der Betrachtung derselben Sache dar. Das Gemüse, das den Großteil der Swift-Diät ausmacht, ist kalorienarm, daher müssen Sie keine Kalorien zählen, wenn Sie meine Rezepte und meinen Speiseplan beachten. Die Kalorienbremse ist bereits in den Zutaten und den angegebenen Portionsgrößen enthalten. Und das gilt auch für den Nährwert! Das einzige Element, dass diese beiden Nahrungskonzepte verbindet, sind die Ballaststoffe. Die Swift-Diät ist ganzheitlich, das heißt, sie integriert alle wichtigen Aspekte des Gewichtsverlustes und der Darmgesundheit, einschließlich des Lebensstils und stressreduzierender Mind-Body-Übungen. Ich sage immer, Gewichtsverlust bedeutet zu lernen, das eigene Leben besser zu verdauen. Wenn Sie mich jedoch auf das eine wichtigste ernährungsspezifische Element festnageln wollen, würde ich sagen, das sind die Ballaststoffe.

Wenn wir uns von pflanzlicher Kost ernähren, essen wir hochvolumige Ballaststoffe. Sie tragen dazu bei, ein Sättigungsgefühl zu erzeugen, indem sie im Magen einfach mehr Raum einnehmen. Die Baktieren, die die Ballaststoffe im Darm aufspalten und verdauen, produzieren eine chemische Verbindung – Acetat – die an das Gehirn eine ähnliche Sättigungsbotschaft sendet.[6] Außerdem verlangsamen Ballaststoffe den Verdauungsprozess. Das bedeutet, der Körper spaltet die Kohlenhydrate langsamer in den Treibstoff auf, den er verwerten kann: Glukose. Wenn unser Blutzuckerspiegel stabiler ist, muss unser Körper nicht so viel des Hormons Insulin produzieren, das die Glukose in unsere Muskeln und Leberzellen begleitet. Das Nettoergebnis: Das Sättigungsgefühl hält länger an und wir vermeiden Blutzucker- und Insulinspitzen, die den schnellen Wechsel zwischen Sättigung und Heißhunger auslösen. Das geschieht, wenn wir eine kohlehydrathaltige Mahlzeit essen und der von den Kohlehydraten (die aus Zuckermolekülen bestehen) ausgelöste Insulinschub diesen Zucker in Windeseile verarbeitet. Mit dem Erfolg, dass wir uns in einer Minute satt fühlen und in der nächsten schon wieder Hunger verspüren. Anders ausgedrückt: Die Qualität der Kalorien hilft uns dabei, die Quantität zu reduzieren.

Wenn mir ein Kunde oder eine Kundin nach wenigen Diättagen sagt: »Kathie, ich kann es kaum glauben, aber ich habe keinen Hunger mehr!«, weiß ich, dass eine grundlegende Stoffwechselveränderung stattgefunden hat. Die Ballaststoffe machen ihre Arbeit – direkt, indem sie ein Sättigungsgefühl erzeugen, und indirekt, indem sie eine Menge der schnellverdaulichen Kohlehydrate und einkettigen Zuckermoleküle ersetzen, die die Insulinproduktion überstimulieren und zu Gewichtszunahme führen. Im Verlauf der Zeit führt die chronische Überproduktion von Insulin zur Insulinresistenz. Die Bauchspeicheldrüse produziert immer größere Mengen Insulin und die Muskel- und Leberzellen reagieren immer weniger darauf. Das wiederum führt zur Gewichtszunahme und schließlich zum Typ-2-Diabetes. Bei einigen Menschen aktivieren diese Kohlehydrate, die den Blutzucker in die Höhe treiben, den sogenannten Belohnungskreislauf im Gehirn, der zur Esssucht führen kann (mehr darüber in Kapitel 3).

Unter dem Mikroskop

Die Ballaststoffe enthalten aber noch eine weitere Dimension, und die lässt uns zum wissenschaftlichen Thema des Mikrobioms zurückkehren. Dabei wollen wir einen Blick durch das Mikroskop werfen. Zunächst muss gesagt werden, dass die einzelligen Bakterien in unserem Körper mehr als das Zehnfache der menschlichen Zellen betragen, was einige Biologen zu der Annahme führt, dass wir eigentlich gar keine menschlichen Wesen sind, sondern eher eine Art Superorganismus, eine Sammlung an Spezies, die gemeinsam ein Ganzes bilden. (Stellen Sie sich Ihren Körper als eine Art Korallenriff vor!) Nirgendwo sind die Bakterien zahlreicher und wichtiger als im Darm, wo sie hauptsächlich den letzten Abschnitt des Dickdarms besiedeln.

Die Ballaststoffe, die wir mit dem Verzehr von Obst, Gemüse, Hülsenfrüchten, Nüssen und Samen zu uns nehmen, können von den menschlichen Zellen allein nicht verdaut werden. Im Dickdarm spalten die Bakterien die Ballaststoffe per Fermentierung für ihren eigenen Energiebedarf auf – so wie die Bakterien unbehandelte Milch fermentieren und zu Joghurt werden lassen. Davon profitieren beide Seiten: Wir bieten den Bakterien einen Lebensraum und kostenlose Mahlzeiten und sie sorgen für die Fermentierung von Nebenprodukten, die die Zellen unseres Darms versorgen und ihn gesund halten. Außerdem produzieren die Bakterien wichtige Vitamine wie B12, Biotin und Vitamin K.

Was geschieht, wenn wir unserem Verdauungstrakt keine ballaststoffreiche natürliche Nahrung zuführen? Die Zahl der guten Bakterien, die sich von Ballaststoffen ernähren – das sind die Bifidobakterien und die Lactobazillen (Milchsäurebakterien) – nimmt ab. Die guten Bakterien werden von den opportunistischen schlechten Bakterien sowie Hefebakterien und Parasiten verdrängt, die sich oft zusammentun und gemeinsam Verdauungsstörungen verursachen. Und mit einer reduzierten Zahl an guten Bakterien, die für Fermentierung sorgen, werden weniger Nebenprodukte erzeugt, die die Zellen der Dickdarmwand ernähren. Im Verlauf der Zeit wird die Darmschleimhaut, die den Darm vom übrigen Organismus trennt, porös und begünstigt, dass schädliche Mikroorganismen in die Blutbahn gelangen. Wir bezeichnen das als »erhöhte Darmpermeabilität« oder »durchlässige Darmschleimhaut«. Das kann Entzündungen im gesamten System auslösen, die zur Insulinresistenz führen; was bedeutet, dass jede zusätzliche Kalorie leichter als Fett gespeichert wird, was wiederum eine Gewichtszunahme nach sich zieht.

Welches sind die Konsequenzen dieser überschüssigen Pfunde, die sich zumeist als »Organfett« an unseren inneren Organen festsetzen und den Bauch anschwellen lassen? Die nun angewachsenen und wahrscheinlich zahlreicheren Fettzellen senden entzündungsfördernde Hormone in die Blutbahn, die eine weitere Gewichtszunahme begünstigen. (Biologen betrachten unser Fettgewebe als das größte endokrine System – soll heißen, als größte hormonproduzierende Drüse des Körpers.) Das überschüssige Gewicht erzeugt weitere Darmstörungen. Übergewichtige Menschen scheinen mit größerer Wahrscheinlichkeit die Bakterienarten aufzuweisen, die mit Darmdurchlässigkeit in Verbindung gebracht werden. (Die französischen Forscher waren nicht überrascht, als sie feststellten, dass die schlanken und die übergewichtigen Testpersonen ganz unterschiedliche Mikrobiome hatten.) Wenn es einen Teufelskreis gibt, dann diesen! Ich bezeichne das als Reizgewicht. Patrice Cani, einer der weltweit führenden Mikrobiomforscher an der Université Catholique de Louvain in Belgien, bezeichnet es als »Mikro-Adipositas« (Fettleibigkeit).

Wissenschaftler wie Cani haben in das Puzzle aus Gewichtsverlust/Gewichtszunahme ein entscheidendes Teil eingefügt. In der Vergangenheit waren alle auf die Vorstellung fixiert, Gewichtsabnahme habe allein mit erhöhter Kalorienverbrennung zu tun. Man müsse nur dafür sorgen, dass der Stoffwechsel ordentlich verbrennt. Nun, die Verbrennung von Kalorien *ist* ein wichtiger Aspekt, der durch entsprechende Körperbewegung erzielt wird – ein Thema, das in Kapitel 6 ausführlich diskutiert wird. Nach meiner Meinung hat diese Fixierung auf die Beschleunigung des Stoffwechsels jedoch zu Scharlatanerien wie »Bauch weg«-Cremes, Pillen und Säften geführt, deren Wert höchst zweifelhaft ist, sowie zu »stoffwechselanregenden« Nahrungszusätzen, von denen einige sogar nicht ungefährlich sind. Dank der Mikrobiomforschung wissen wir nun, dass es genauso wichtig ist, das Entzündungspotenzial zu senken, das sich negativ auf die Hormone – vor allem auf das Insulin – auswirkt. Die Hormone steuern, wie viele der Kalorien, die wir konsumieren, in Energie umgewandelt und wie viel als Fettreserven gespeichert werden.

Ihr Immunsystem: Wie eine gestörte Darmflora Allergien und Unverträglichkeiten auslösen kann

Es gibt noch eine andere wichtige Art und Weise, wie sich die Ernährung auf die Darmflora auswirkt, die Verdauung beeinträchtigt und zu Gewichtszunahme führen kann. Dieser Weg führt über das Immunsystem und das ist eine ganz eigene Geschichte.

Rund 70 Prozent der Aktivität des Immunsystems findet im Darm statt. Das Mikrobiom spielt dabei eine wichtige Rolle, indem es das menschliche Immunsystem so einstellt, dass es zwischen »Freund« und »Feind« unterscheiden kann. Warum sollte die Natur eine derart wichtige Aufgabe, die dem Körper dabei hilft, sich gegen Gefahren von außen zu verteidigen, an ungefähr einhundert Trillionen einheimische Bakterien auslagern, die nicht im Entferntesten menschlich sind? Genau wie im Immobiliengeschäft (und wir haben es hier mit einer Art »Verdauungsimmobilie« zu tun), heißt die Parole »Standort, Standort, Standort«. Der Verdauungstrakt ist der hauptsächliche Zugangsort für die Außenwelt, und zwar in Form von Nahrung mit ihrer Sammlung an fremden Proteinen und Bakterien – gute, schlechte und neutrale. Dort befinden sich unsere »Bazillen«: Der Darm enthält zwischen fünfhundert und tausend verschiedene Bakterienstämme, die gemeinsam unsere Darmflora ausmachen. Stellen Sie sich den gesamten Verdauungstrakt, vom Mund über den Magen, den Dünndarm und den Dickdarm bis zum Anus, als einen einzigen ungefähr 9 Meter langen Schlauch vor, der dazu dient, die Außenwelt bis in unser Innerstes zu tragen. Auf diese Weise können wir die Nährstoffe, die wir benötigen, unter relativ sicheren und kontrollierten Bedingungen aus der Nahrung ziehen, wobei die gesamte Verdauung, von der Nahrungsaufnahme über ihre Verarbeitung bis zur Ausscheidung in miteinander verbundenen Kammern geschieht, die durch eine Schleimhaut vom übrigen Körper getrennt ist. Und weil unsere Darmbakterien so zahlreich sind und sich so schnell erneuern – eine Population von Darmbakterien kann ihre Zahl in rund 20 Minuten verdoppeln –, sind sie auf einzigartige Weise dazu geeignet, die schnelle Einsatztruppe des Immunsystems zu bilden.

Manchmal kommt es jedoch zu Betriebsstörungen. Manchmal überreagiert das menschliche Immunsystem, wenn es von einem Mikrobiom schlecht bedient wird, dem es an Zahl und Vielfalt mangelt. Das ist es, was Menschen passiert, die an einer Glutenüberempfindlichkeit leiden. Der Körper behandelt eines der im Gluten enthaltenen Proteine als feindlichen Eindringling und begegnet ihm mit einer entzündlichen Reaktion. Diese Störung macht sich oft im Darm bemerkbar, aber weil zwischen Darm und Gehirn ständig chemische Botschaften hin- und hergesendet werden, kommt es häufig auch zu Symptomen wie Ermüdungszuständen, »Hirnnebel« und innerer Anspannung. Je unglücklicher, weil aus dem Gleichgewicht geraten, die Darmbakterien sind – dieser Zustand wird als *Dysbiose* bezeichnet –, desto wahrscheinlicher ist, dass Sie unter einer Lebensmittelallergie leiden.

Wenn Sie in den vergangenen Jahren die maßgeblichen Gesundheitsberichte in den Medien verfolgt haben, wissen Sie, dass diese Art Entzündung zunehmend als Ursache hinter den meisten schweren Alterserkrankungen wie Herzkrankheiten, Typ-2-Diabetes, Alzheimer und sogar Krebs vermutet wird. Das ist paradox. Die Entzündung ist die Reaktion des Körpers auf eine Verletzung oder Infektion; damit sperrt der Körper den betroffenen Bereich ab und sendet spezielle Zellen zur Schadensbehebung aus. Ohne diese biologische Reaktion wären wir nicht lebensfähig. Zwar ist der Körper schnell in der Aktivierung seiner Einsatztruppe, aber oft nicht so gut darin, sie zurückzurufen. Wenn man bedenkt, wie stark die Darmbakterien an so vielfältigen Bereichen unserer Gesundheit beteiligt sind, und wenn man die Entzündungsprozesse betrachet, die ihre Arbeit torpedieren, beginnen sich einige Forscher zu fragen, ob – wie zum Beispiel der einflussreiche Nahrungsmittelautor Michael Pollan in einer Titelgeschichte des *New York Times Magazine* schreibt – »die medizinische Wissenschaft sich möglicherweise auf den Spuren einer großen einheitlichen Theorie der chronischen Erkrankungen befindet, in deren Zentrum wir die Darmflora finden werden«. Die Instrumente der Mikrobiologie und der genomischen Sequenzierung scheinen uns zurück an einen Ort geführt zu haben, den unsere Vorfahren möglicherweise erkennen würden. Für die indischen Weisen, die vor Jahrhunderten das Ayurveda entdeckten, war die indische Philosophie der Medizin, *agni*, »das Verdauungsfeuer« – das wichtigste Mittel der Gesundheit. Hippokrates, der griechische Vater der westlichen Medizin, prägte den berühmten Satz: »Lass Nahrung deine Medizin sein; deine Medizin soll die Nahrung sein.«

Kathies Geschichte

Für mich sind das keine rein klinischen oder philosophischen Themen. Ich habe es selbst erlebt. In Bezug auf die Mikrobiota sowie eine gesunde Verdauung und ein gesundes Gewicht könnte man sagen, dass ich in dreifacher Hinsicht von Geburt an geschlagen war. Ich war ein Frühchen, das per Kaiserschnitt auf die Welt kam, mit Flaschenmilch aufgezogen wurde und als kränkliches Kleinkind einen Großteil meiner ersten Lebensjahre Antibiotika verabreicht bekam.

Wir kommen keineswegs mit einer entwickelten Darmflora auf die Welt. Im Mutterleib leben wir größtenteils keimfrei und wenn wir uns durch den Geburtskanal zwängen, erhalten wir unsere erste Bakterienausrüstung als Basis des Immunsystems unseres Darms. Als Babys erhalten wir, wenn wir Glück haben, Muttermilch. Das ist die perfekte Babynahrung, die die Darmflora nährt. Denn diese wird benötigt, wenn das Baby zum Kleinkind heranwächst und feste Nahrung zu sich nimmt.

Nichts davon traf auf mich zu, das flaschengepäppelte, per Kaiserschnitt entbundene Frühchen – so wie viele von Ihnen nicht in den Vorzug von Muttermilch kamen oder ebenfalls auf eine vaginale Geburt verzichten mussten, was die bestmögliche Schutzimpfung für einen gesunden Start ins Leben ist. Weiteren Schaden richteten die Medikamente an, die mir wegen meiner problematischen Verdauung verschrieben wurden – Säureblocker und Protonenpumpenhemmer, die eine normale Darmfunktion verhindern. Die vielen Antibiotika, die ich in meinen ersten Lebensjahren schlucken musste, reduzierten meine Darmflora weiter, was wahrscheinlich zu meinen ständigen Gesundheitsproblemen als Kind beitrug: chronischen Ohreninfektionen, Kopfschmerzen und einem ausgeprägten Reizdarm.

Die Arbeit von Pionieren auf dem Gebiet des Mikrobioms, wie Dr. Blaser und der Anthropologe Jeff Leach, Mitgründer des American Gut Project, hat ergeben, dass eine dauerhafte Überdosierung von Antibiotika – Schätzungen einiger Experten zufolge sind die Hälfte der Antibiotika, die wir zu uns nehmen, überflüssig beziehungsweise nutzlos – die Hauptursache der Reduzierung der nützlichen Darmbakterien im Verdauungstrakt der amerikanischen Bevölkerung ist. Leach vergleicht das mit dem Versprühen toxischer Chemikalien im eigenen Hof: »Sie sprühen und sprühen, und dann ist es das hartnäckige Unkraut, das als erstes erneut wächst.« Dr. Blaser führt derzeit Forschungsstudien darüber durch, wie ein menschliches Mikrobiom, das durch Antibiotika oder den mangelnden Kontakt mit den Keimen der Außenwelt reduziert ist, die den Hunger regulierende Kommunikation zwischen dem Darm und den Hormonen torpedieren kann. Einige von uns essen möglicherweise einfach zu viel, weil ihr Gehirn keine Sättigungsbotschaft erhält!

Auf jeden Fall überlebte ich meine Kindheit. Ich war immer draußen im Freien, trieb relativ viel Sport und erfreute mich einer einigermaßen soliden Gesundheit, bis ich Anfang Dreißig war, als ich als eine vielbeschäftigte Ehefrau und Mutter von zwei kleinen Kindern gegen das chronische Ermüdungssyndrom ankämpfte. Mein Ehemann Dan war damals Pilot bei der U.S. Air Force und als er an einen Stützpunkt in Südengland versetzt wurde, freuten wir uns auf dieses neue Familienabenteuer. Am Tag bevor wir nach England aufbrachen, fing ich mir irgendeinen Magen-Darm-Virus ein, und nachdem er abgeklungen war, litt ich unter einer Erschöpfung, die einfach nicht verschwinden wollte. Ich wollte mit den Kindern unbedingt eine Fahrradtour machen, konnte mich aber einfach nicht aufraffen und kroch völlig erledigt wieder ins Bett. Und da ich keinen Sport treiben konnte, begann ich unaufhörlich zuzunehmen.

Die Militärärzte diagnostizierten eine Autoimmunerkrankung und wollten mich für weitere Tests und Untersuchungen zurück in die USA schicken, aber ich war entschlossen, der Sache selbst auf den Grund zu gehen. Wie sich herausstellte, waren der Hauptgrund für meine Beschwerden die vielen weizenbasierten Lebensmittel, die ich zu mir nahm, vor allem das Glutenprotein, das in vielen Getreidesorten enthalten ist, so auch im Müsli, das ich jeden Morgen mit meinen Kindern aß, dem Vollkornsandwich, das ich zum Mittagessen aß, und den Nudeln, die ich abends für meine Familie kochte. Auf jeden Fall war es in den köstlichen Scones – einem typischen englischen Teegebäck – enthalten, die allgegenwärtig zu sein schienen. Ich nährte eine Glutenüberempfindlichkeit, die höchstwahrscheinlich von dem Magen-Darm-Virus ausgelöst worden war. Heute wissen Forscher, dass eine bakterielle Lebensmittelvergiftung oder ein Magen-Darm-Virus oft der Auslöser für eine latente Lebensmittelüberempfindlichkeit ist. Doch damals, in den 1980er-Jahren, hatte noch niemand von Glutenüberempfindlichkeit gehört. Mithilfe intellektueller Mentoren wie Dr. Jeffrey Bland, dem biochemischen Vater der Bewegung der Funktionalen Medizin in den USA, fand ich all das allmählich heraus. Auf eine ganz eigenartige Weise waren diese frühen Kämpfe ein Geschenk. Ich habe eine ganze Karriere auf die Suche, Entdeckung und Entwicklung von Lösungen für Menschen verwendet, die unter Gewichts- und Verdauungsproblemen leiden.

Als ich im Jahr 1991 mit meiner Familie zurück in die Berkshires im Nordwesten von Massachusetts zog, wurde ich Ernährungsdirektorin auf der Canyon Ranch, dem berühmten Tucson-Resort, das in der Kleinstadt Lenox ein neues Luxus-Spa eröffnet hatte. Dort lernte und lehrte ich die Bedeutung eines ganzheitlichen und erfüllten Lebens, einschließlich einer natürlichen Gewichtsreduzierung als Ergebnis einer gesunden, schmackhaften Ernährung und eines regelmäßigen Ess-, Bewegungs- und Schlafrhythmus.

Ich war von der heilenden und gewichtssteuernden Wirkung der richtigen Ernährung überzeugt. Das spiegelte sich in meinem eigenen Leben wider, da ich die Menge an tierischen Eiweißen, die meine Familie konsumierte, stetig reduzierte und die Menge an Gemüse erhöhte und nur noch glutenfreies Getreide verwendete. Die Mahlzeiten wurden fortan in moderaten Portionen serviert, waren ballaststoffreich und enthielten viele Vitamine und Mineralien. Und im Gegensatz zu vielen anderen Diäten, die das diäthaltende Mitglied von den anderen Familienmitgliedern trennt, machte diese Ernährung die gesamte Familie gesünder und brachte uns zu leckeren Mahlzeiten zusammen, die allen schmeckten. Ich konnte mich gesund essen und zu einem gesunden Gewicht zurückkehren, unterstützt von täglicher Körperbewegung, sobald ich meine normale Energie zurückgewonnen hatte.

Als ich die Ergebnisse in meinem eigenen und dem Leben meiner Kunden sah, konnte mich nichts mehr stoppen. Ich trug dazu bei, das Nahrungsentwicklungsteam der Ranch dazu zu überreden, ihre »60/20/20«-Formel aufzugeben (Kohlenhydrate/Fett/Protein) und sich auf – wie wir es nannten – »Ernährungsintelligenz« zu verlegen. Zwar ist jeder Stoffwechsel anders, aber jede Frau kann ihre Ernährungsintelligenz nutzen, um ihr Gewicht zu reduzieren, indem sie auf vernünftige Portionen achtet und für die Zubereitung der Mahlzeiten kalorienarme, ballaststoff- und nährstoffreiche Nahrungsmittel – vor allem vegetarische – verwendet.

Ich bildete mit den medizinischen Direktoren der Canyon Ranch, den Gesundheitspionieren und Autoren Dr. Mark Liponis und Dr. Mark Hyman, eine Art Beraterstab. Unser medizinisch-ernährungswissenschaftliches Team führte einen »ultrapräventiven« Gesundheits- und Vitalitätsansatz an, der seiner Zeit voraus war. Jahre später, als Dr. Hyman in Lenox seine eigene Klinik, das UltraWellness Center, gründete, folgte ich ihm als Leiterin der Ernährungsabteilung. Wir vertraten die Philsophie »Ernährung ist Medizin« und feilten an Ernährungsplänen, um eine Reihe von Gesundheitsproblemen wie Typ-2-Diabetes und Reizdarmsyndrom zu heilen, die auf konventionelle Medizin nicht ansprachen.

Zwar arbeite ich mit Mark weiterhin im UltraWellness Center, jedoch habe ich in den letzten sechs Jahren den größten Teil meiner Zeit außerhalb meiner privaten Ernährungspraxis mit den Workshops verbracht, die ich im Kripalu Center und an anderen Orten des Landes abhalte. Das ist ein aktiver Austausch. Ich vermittele meinen Teilnehmern Wissen über das Mikrobiom und zeige ihnen, wie sie es nutzen können, um ihre gesundheitlichen Ziele zu erreichen. Und ich bin regelmäßig von den Veränderungen begeistert, die ich bei den Teilnehmern feststelle und die sich schon nach wenigenTagen einstellen können, sowie von der stressreduzierenden und willensstärkenden Wirkung von Mind-Body-Übungen wie Yoga und Qi Gong. Ich bin fest davon überzeugt, und eine Reihe von Studien bestätigt mich darin, dass diese Bewegungstherapien eine Art Einladung an meine Teilnehmer darstellen, eine andere Beziehung zu ihrem Körper zu entwickeln. Ein Körper, der das Gleichgewicht sucht, sollte kein Feind, sondern eher ein guter alter Freund sein – akeptiert und in der Lage, Sie auf positive Weise zu überraschen. Mitgefühl und Verständnis für sich selbst sind wunderbare Gegenmittel gegen die Selbstgeißelung, die das nachhaltige Bekenntnis zu einem gesunden Gewicht so oft untergräbt.

Neben meinen Workshops widme ich mich der Ernährungsberatung für ein lokales Finanzunternehmen in den Berkshires. Derzeit hat eine kleine Gruppe von Frauen, mit denen ich dort arbeite, ihre eigene Gruppe für Gewichts- und Lebensstilveränderung gebildet. Dabei handelt es sich um übergewichtige Frauen mittleren Alters, die hart im Büro arbeiten, um zum Lebensunterhalt ihrer Familie beizutragen. Sie haben sich für die ganzheitliche und zumeist pflanzliche Kost entschieden, und ich leite sie zu einem gewissen Maß an Körperbewegung sowie einigen grundlegenden Qi-Gong-Übungen an, die ihnen großen Spaß machen. Zum Zeitpunkt der Manuskripterstellung für dieses Buch nahmen sie bereits seit acht Monaten an dem Programm teil und hatten insgesamt mehr als 45 Kilo verloren. Sie fühlen sich fantastisch. Und ich auch. Ich esse und bewege mich und mache stressreduzierende Übungen, genau wie meine Kunden. Und genauso vertraue ich darauf, dass es auch meine Leser tun werden. Ich habe mich noch nie so gut gefühlt wie jetzt mit 60 Jahren. Ich fühle mich gesegnet, weil ich mir dieses Wissen über die heilende Kraft der Ernährung aneignen konnte und überdies die Gelegenheit habe, dieses Wissen mit anderen zu teilen.

Der MENDS–Ansatz

Ich habe meine klinische und persönliche Erfahrung mit den neuesten Ergebnissen der Mikrobiomforschung integriert und auf dieser Basis das fünfstufige MENDS-Programm entwickelt, das das Rückgrat der Swift-Diät darstellt. Dieses Programm hat nichts wirklich Schwieriges oder Kompliziertes an sich. Wir wissen aber alle, dass die Veränderung alter Gewohnheiten eine große Herausforderung sein kann: »Wo soll ich anfangen? Was muss ich als Erstes ändern?« Mit diesen Fragen im Hinterkopf widme ich ein Kapitel, und zwar Kapitel 7, einem vierwöchigen Swift-Plan, der die Leser an die Hand nimmt und durch die neue Welt äußerst schmackhafter ganzheitlicher Kost führt, und das Tag für Tag und Mahlzeit für Mahlzeit. Die Botschaft könnte nicht ermutigender sein. Mit einigen unkomplizierten Veränderungen unserer Ernährungsweise sowie einigen Änderungen unseres Lebensstils können wir die Zusammensetzung unserer Darmflora verändern. Mit diesen Veränderungen im ersten Monat werden sich das MENDS-Programm und die Swift-Diät in Form einer dauerhaften Gewichtsabnahme und einer nachhaltig verbesserten Gesundheit auszahlen.

M: Mind Your Digestion – Achten Sie auf Ihre Verdauung

Die Verdauung beginnt im Kopf. Aus diesem Grund beginnt mein Programm auch dort. Das hungrige Gehirn sendet Botschaften aus, um die Produktion von Enzymen und Säuren zu orchestrieren, die der Körper zur Verarbeitung der Nahrung verwenden wird. Unser Magen-Darm-Trakt – das »zweite Gehirn« – wimmelt nur so vor Neurotransmittern wie Serotonin und Dopamin. Zu viel Stress kann den Bakterienhaushalt in unserem Darm aus dem Gleichgewicht bringen, was zum Reizdarmsyndrom führen kann, mit dem viele von uns vertraut sind. Und wenn unser hauptsächliches Stresshormon Cortisol außer Kontrolle gerät, fördert das die Entwicklung von Bauchfett – das Letzte, was wir wollen. Es hat den Anschein, als erzielten die Wissenschaftler täglich Durchbrüche, was die wechselseitige Beziehung zwischen Bauch und Gehirn angeht.

Wenn ein gestresstes Gehirn dem Bauch das Leben schwer machen kann, indem es die Verdauung durcheinanderbringt und überschüssige Pfunde anhäuft, kann ein waches und aufmerksames Bewusstsein den Schaden beseitigen und das

Gewicht wieder auf ein gesundes Maß zurückführen. In diesem ersten Abschnitt meines Programms stelle ich Ihnen die Grundlagen einer bewussten Ernährung vor und gebe dem »zephalischen« (Griechisch: »im Kopf«) Verdauungssystem die nötige Zeit, um die zugeführte Nahrung richtig zu verdauen, ohne Irritationen oder Entzündungen auszulösen; um auf die Sättigungsbotschaften Ihres Körpers zu hören und die Mahlzeiten zeitlich so zu koordinieren, dass der Darm Zeit hat, sich selbst zu reinigen und sich für die nächste Nahrungsaufnahme vorzubereiten (Schluss mit Snacks zwischen den Hauptmahlzeiten)!

In diesem ersten Schritt M des MENDS-Programms beschäftige ich mich auch in einem breiteren Sinne mit dem mentalen Aspekt, indem ich über die Ängste und innere Anspannung spreche, die eine Stressreaktion auslösen können und die sich negativ auf eine gesunde Verdauung auswirken und eine Gewichtszunahme begünstigen können. Die erste Angst, die es zu überwinden gilt, lautet, dass eine gesunde Ernährung bedeutet, dass man auf die meisten befriedigenden kulinarischen Erlebnisse verzichten muss. Das stimmt nicht! Die Angst vor dem Hungergefühl ist die größte Angst. Ich werde Ihnen aufzeigen, wie eine bewusste Ernährung in Kombination mit einer verdauungsfreundlichen Nahrung zu Gewichtsverlust ohne Hungergefühl führen kann.

In diesem Kapitel stelle ich Ihnen zudem einige einfache »Bewusstseinspraktiken« vor, die eine zweifache Aufgabe erfüllen: Sie senken nicht nur den Stresshormonpegel, der das Mikrobiom und die Verdauung durcheinanderbringen kann, wenn die Stresshormone außer Kontrolle geraten; sie regen überdies zu einer Konzentration auf das an, was wirklich wichtig ist, um zu gewährleisten, dass Sie Ihr gesundes Gewicht und eine gesunde Verdauung dauerhaft beibehalten können.

E: Eliminate the »Problem« Foods – Verzichten Sie auf problematische Lebensmittel

Ich habe eine Mikro-Gefahren-Liste an Nahrungsmitteln erstellt, die das Mikrobiom stören und Gewichts- und Verdauungsprobleme verursachen. Hier vertrete ich eine ganz harte Linie, die darin besteht, rigoros auf industriell verarbeitete, raffinierte Kohlehydrate wie Frühstückszerealien, Cracker und Nudeln zu verzichten und sie durch begrenzte Mengen an glutenfreiem Vollkorn zu ersetzen, zum Beispiel Quinoa und Buchweizen. Die raffinierten kohlehydrathaltigen Lebensmit-

tel sind doppelt trickreich. Erstens können sie eine systemische Entzündung auslösen, die anschließend zu einer Gewichtszunahme führt. Und die hohe Zahl an
Kalorien kann der Körper kaum verbrennen, mit der Folge, dass die überschüssigen Kalorien in Fettreserven umgewandelt werden. Forscher vermuten, dass unser übertriebener Konsum dieser Art von Kohlehydraten der Hauptgrund dafür ist,
dass unsere Gesellschaft unter Fettleibigkeit und altersbedingten Krankheiten wie
Herzerkrankungen, Demenz und Typ-2-Diabetes leidet.

Der nächste Artikel auf der schwarzen Liste sind ungesunde Fette: Transfette
und zu viel gesättigte und Omega-6-Fettsäuren. Es gibt eine wachsende Zahl an
Forschungsergebnissen, die darauf hinweisen, dass überschüssiges Nahrungsmittelfett, vor allem in Form von gesättigten Fettsäuren, über das Syndrom der Darmdurchlässigkeit Gewichts- und Verdauungsprobleme auslösen kann – darauf gehe
ich an späterer Stelle noch ausführlicher ein. Massenproduzierte Pflanzenöle wie
Mais- und Sojaöl, die oft genetisch modifiziert und so verarbeitet sind, dass sie
schädliche Transfette enthalten, sind ein weiteres großes Problem.

Und nun kommen wir zu den »problematischen Proteinen«. Rotes Fleisch enthält
besonders viel Protein, das problematische Abfallprodukte erzeugen kann, wenn es
von den Darmbakterien aufgespalten wird. Und jegliche Art von industriell verarbeitetem Fleisch enthält üblicherweise Hormonzusätze, Antibiotika und sogar Stresshormone, die von Tieren produziert werden, die in fürchterlicher und beengter
Massentierhaltung gehalten werden. Natürlich dürfen Sie mageres, reines Fleisch
und Geflügel essen, aber nur in begrenzten Mengen. Studien belegen reihenweise,
dass eine überwiegend vegetarische Ernährung die gesundeste Ernährung ist.

Die letzte große Gruppe der problematischen Lebensmittel, die auf meiner
schwarzen Liste viel Raum einnimmt, sind Lebensmittel, die spezifische »irritierende« Stoffe enthalten. Bei einigen Menschen können schwerverdauliche Nah-
rungskomponenten, wie zum Beispiel Gluten in Getreide und Laktose in Milchprodukten, das Verdauungssystem stören und eine Reihe lästiger Symptome verursachen. Ich werde auch darüber sprechen, wie man am besten mit spezifischen Ge-
müse-, Obst- und Hülsenfrüchtensorten umgeht, die ballaststoffreich sind, und
wie man schrittweise die Widerstandsfähigkeit des Darms erhöht, indem man diese Nahrungsmittel allmählich in den Ernährungsplan integriert, um die Mikrobiota wieder ins Gleichgewicht zu bringen.

N: *Nourish the Body and the Belly* – Nähren Sie Körper und Bauch

Wie die Mikrobiom-Forscher bestätigt haben, geht es bei einer darm- und gewichts-freundlichen Ernährung nicht nur um die Vermeidung bestimmter Lebensmittel, die zu Problemen führen können, sondern um eine wesentlich breiter gefächerte Ernährung, die dazu beitragen kann, diese Probleme zu lösen. Nahrungsmittel wie Rucola, Brokkoli, Winterkürbis und Linsen sind die Sterne auf meiner Liste der Mikro-Heiler. Diese nicht stärkehaltigen Gemüse, stärkehaltigen Gemüse und Knollenfrüchte sowie Hülsenfrüchte sind »probiotisch« – das heißt, die Ballaststoffe, die sie enthalten, nähren die verschiedenen Bakterienstämme im Darm, von denen wir wissen, dass sie für die Darmgesundheit und die Gesundheit insgesamt ausgesprochen wichtig sind. Sie decken einfach alles ab: Sie sind ballaststoffreich, kalorienarm und reich an Vitaminen, Mineralien und Pflanzennährstoffen, die durch ihre entzündungshemmende und Antioxidantien fördernde Wirkung Erkrankungen entgegenwirken. Wann immer möglich, wähle ich »wilde Nahrungsmittel« wie Rucola und violette Kartoffeln, die ihren pflanzlichen Vorfahren ähneln oder sogar mit ihnen identisch sind und aus denen nicht aus Gründen der optischen Attraktivität oder ihres süßen Geschmacks alle Nährstoffe herausgezüchtet wurden.

Seit einiger Zeit steigt das Interesse an fermentierten Nahrungsmitteln wie Sauerkraut, Kimchi, Joghurt und Kefir sprunghaft an, die dem Körper ihre eigene Dosis an nützlichen Bakterien liefern, die unserer einheimischen Darmflora hilft, ihre Aufgaben zu erledigen. In diesem Kapitel werden Sie mehr über fermentierte Nahrungsmittel erfahren (was Sie für fermentierte Nahrungsmittel halten, sind oft keine) und lernen, wie Sie diese in ihren täglichen Speiseplan einbauen.

D: *Dietary Supplements* – Präparate zur Nahrungsergänzung

Zwar kann nichts die Veränderung der Ernährung zur Bekämpfung von Gewichts- und Verdauungsproblemen ersetzen, dennoch haben Nahrungsergänzungsmittel durchaus ihren Platz. Probiotische Kapseln, die viele Milliarden Bakterien aus Lebendkulturen enthalten, sind ein wirksames Instrument in meinem ernährungswissenschaftlichen Werkzeugkasten. Indem sie die »einheimische« Mikrobiota unterstützen, können diese »fahrenden« Bakterien dazu beitragen, Darmbeschwerden zu lindern, und es gibt Forschungsergebnisse, die darauf hinweisen, dass sie außerdem gewichtsreduzierend wirken können. Die jüngste kanadische Studie, deren Ergebnissen zufolge eine tägliche Zufuhr probiotischer Nahrungsergänzungs-mittel bei einer von zwei Gruppen an weiblichen Testpersonen innerhalb von sechs Monaten zu einer doppelt so hohen Gewichtsreduzierung im Vergleich zur zwei-ten Gruppe führte, hat bereits einigen die Augen geöffnet. Ich werde hier dar-über sprechen, wie Sie ein cleverer probiotischer Konsument werden und wie Sie die verschiedenen Marken, Bakterienstämme und Dosierungen entziffern lernen.

Ballaststoffzusätze bieten eine gesunde Kombination aus drei Vorteilen: Sie för-dern den Stuhlgang, sie sind der beste natürliche Appetitzügler, den es gibt, und sie besitzen die Fähigkeit, die Mikrobiota zu nähren. In Kapitel 5 bespreche ich mehrere Optionen der Ballaststoffergänzung, einschließlich Flohsamen und Kon-jak-Knollen.

Außerdem werde ich über ein breites Spektrum an Verdauungsenzymen spre-chen, die für Menschen nützlich sein können, die aufgrund ihres Alters oder einer Erkrankung nur schwer Nährstoffe aus ihrer Nahrung ziehen können. Und ich be-spreche die Superstars unter den Nahrungsmittelzusätzen, wie Vitamin D, Omega-3-Fettsäuren und Magnesium, sowie einige Nährwertpräparate und Heilkräuter zur Linderung häufig auftretender Verdauungsbeschwerden.

S: Sustaining Practices – Lebensgewohnheiten für einen nachhaltigen Gesundheitseffekt

Dieses abschließende MENDS-Kapitel (Kapitel 6) widmet sich einfachen und ganz leicht durchführbaren Veränderungen des Lebensstils, mit denen Sie ihren Alltag in Einklang mit ihrem Vorhaben bringen können, eine gesunde Verdauung zu er-zielen und Gewicht abzubauen. Körperbewegung und ausreichend Schlaf sind da-bei Ihre wichtigsten Verbündeten.

Ich werde Ihnen, meinen Lesern, wachsende, neue Forschungsgebiete vorstel-len, die den Zusammenhang zwischen schlechtem oder ungenügendem Schlaf und Übergewicht und Verdauungsproblemen deutlich machen. Diese Studien haben ergeben, dass spätes Zubettgehen und Schlafmangel den Cortisol-, Insulin- und Blutzuckerspiegel ansteigen lassen, was die Darmflora irritiert und zu einem grö-ßeren Appetit führt. Mein einfacher Swift-Plan für optimalen Schlaf, kurz SOS-Plan (*Swift Optimal Sleep*) wird dazu beitragen, dass Sie jede Nacht sieben bis neun Stunden schlafen.

Körperbewegung vertreibt Stress und stressbedingte Verdauungsprobleme, und der erhöhte Kalorienumsatz sowie die Anregung des Stoffwechsels sind für eine gesunde Gewichtsreduzierung und die Wahrung eines gesunden Körpergewichts von maßgeblicher Bedeutung. Ich werde Ihnen eine strukturierte Bewegungsanleitung vorstellen, um auch den Gelegenheitssportler und echte Bewegungsmuffel zu animieren. Hier liegt die Betonung auf den praktischen Aspekten. Die Körperbewegung muss so angenehm sein und so viel Spaß machen, dass Sie bei der Stange bleiben. Außerdem werde ich ein besonderes Augenmerk auf die Zeit legen, die Sie in der Natur verbringen, ob es sich um einen Moment der meditativen Stille oder eine energische Wanderung handelt, und ich werde Ihnen zeigen, auf welche Weise Sie Ihre emotionalen und gewichtsreduzierenden Batterien aufladen können. Und schließlich werde ich ewas tiefer in einige stressreduzierende Techniken eintauchen, die ich in Kapitel 2 vorstelle. In Kapitel 6 biete ich dem Leser oder der Leserin die Möglichkeit, sich mit Yoga sowie mit Qi Gong, einer verwandten Body-Mind-Tradition aus dem alten China, vertraut zu machen. Als ich die Forschungsliteratur über Gewichtsreduzierung, Yoga und Qi Gong las, war ich über die positiven Ergebnisse keineswegs überrascht; vielmehr bestätigten sie, was viele meiner Kunden und ich tagtäglich erleben.

Ob es sich um Schlaf, Körperbewegung oder eine stressreduzierende Mind-Body-Technik handelt, das Organisationsprinzip des Kapitels lautet, einen angenehmen und befriedigenden Tagesrhythmus zu finden. Und wie ich schon erklärt habe, wollen wir im Einklang mit dem zirkadischen Rhythmus des Körpers leben – das, was einige Forscher heute als unsere »Chronobiologie« bezeichnen.

Die Macht der Wirkung des MENDS-Programms liegt im Gesamtpaket. Dabei geht es wahrhaft um die »Verdauung des eigenen Lebens«.

Wie im Großen, so im Kleinen

Was ich an MENDS und dem Mikrobiom-orientierten Ansatz zu Gewichtsverlust und Darmgesundheit besonders liebe, ist nicht nur, dass er funktioniert, sondern *wie* er funktioniert. Die meisten Abnehmprogramme beginnen und enden mit einem ichbezogenen Gefühl: »Ich will so und so aussehen, mich so und so fühlen.«

Diese Motivation ist wichtig, und die Swift-Diät berücksichtigt das auf kluge Art und Weise. Aber wenn Sie das Thema wirklich ernstnehmen, erweitert die Swift-Diät die Selbstwahrnehmung. Ihr Wohlbefinden hängt davon ab, dass Sie eine ganze Gemeinde an Mikroorganismen als Partner haben, die mit Ihnen und nicht gegen Sie arbeiten. Und wie jede andere Art der Gemeinde, kann sie durch Störungen in Aufruhr versetzt oder, um es in der Sprache der Darmgesundheit auszudrükken, *dysbiotisch* werden. Dann muss sie wieder ins Gleichgewicht gebracht werden.

Es gibt ein Sprichwort, das gelegentlich in esoterischer Literatur auftaucht: »Wie im Großen, so im Kleinen.« In anderen Worten: Der Mikrokosmos ist ein Spiegelbild des Makrokosmos. Ich kann mir kein Gebiet vorstellen, auf dem das offensichtlicher ist und buchstäblicher zutrifft, als die Darmgesundheit. Die entzündeten Därme der amerikanischen Bevölkerung, die für Übergewicht und Verdauungsprobleme verantwortlich sind, sind ein Spiegelbild der zuckerhaltigen Junkfood-Kultur, die Bequemlichkeit und Unternehmensprofite über alles stellt. Auf globaler Ebene verbraucht unser Hunger auf Rindfleisch unvorstellbare Mengen der natürlichen Ressourcen der Erde und trägt zum Klimawandel sowie zum Verlust des Ökosystems und der Biodiversität bei, und zwar sowohl der sichtbaren wie der für das menschliche Auge unsichtbaren Vielfalt. Die wichtige Lektion der Ökologie lautet, dass weniger Vielfalt eine geringere Widerstandsfähigkeit gegenüber externen Gefahren bedeutet, und das gilt für alles – ob wir über Wälder, Korallenriffe oder unsere Darmflora sprechen.

Die abnehmende Biodiversität hat Auswirkungen, die über ein gesundes Gewicht und einen gesunden Darm hinausreichen. Haben Sie schon einmal von der »Hygienehypothese« gehört? Dabei handelt es sich um die Idee, dass unser Immunsystem immer weniger in der Lage ist, Gefahren von außen richtig zu erkennen, weil wir immer weniger Mikroben im Boden und im Wasser ausgesetzt sind und unsere eigenen Darmmikroben mit industriell verarbeiteten Lebensmitteln und zu viel Antibiotika reduzieren. Wir besitzen weniger freundliche Bakterien, die uns vor den relativ wenigen schädlichen Bakterien schützen. Das ist unsere beste Erklärung für die in den letzten Jahrzehnten rasant ansteigenden Raten an Autoimmunerkrankungen wie Asthma und Hashimoto-Thyreoiditis. Wir sind »sauberer«, aber wir sind auch kränker. Um nur ein Beispiel zu nennen: Schwedische Forscher haben eine Gruppe von 47 Kindern vom Kleinkindalter bis zum Alter von sieben Jahren beobachtet. Je geringer die Vielfalt ihrer Darmbakterien war, desto größer war die Wahrscheinlichkeit, dass sie Autoimmunerkrankungen oder Allergien wie Asthma, Heuschnupfen und Ekzeme entwickelten.[7] Im Jahr 2013 veröffentlichte die World Allergy Organization ein Positionspapier, das überzeugend darstellte, dass eine reduzierte Biodiversität auf der Makroebene zu einer reduzierten Diversität auf der Mikroebene unseres Verdauungstrakts führt.[8] Wie im Großen, so im Kleinen!

Selbstverständlich werden wir über Nacht keine natürlichen Lebensräume wiederherstellen oder den Klimawandel aufhalten können. Aber indem wir uns bewusst für eine vorrangig pflanzliche Ernährung entscheiden, stimmen wir mit der Gabel ab und drängen die makroskopische Welt jeweils um ein Mikron in die richtige Richtung. Wir können bewusst leben und uns ernähren, im Einklang mit dem Mikrokosmos unserer Darmflora. Und wenn wir auch nicht viel unternehmen können, um uns vor der Umweltverschmutzung zu schützen – zum Beispiel den toxischen Chemikalien in unseren Plastik- und Haushaltsgegenständen –, können wir alles tun, um die inneren Toxine zu stoppen, die sich in unserem Körper anhäufen, wenn wir Nahrung zu uns nehmen, die unseren Darm entzündet.

Vor nicht allzu langer Zeit nahm ich an einer Sitzung teil, in der Ärzte deprimierende Geschichten über hochsensible Patienten präsentierten, die aufgrund von Umweltfaktoren erkrankten, auf die sie keinen Einfluss hatten. Im Raum machte sich eine Atmosphäre der Niedergeschlagenheit breit und schließlich hielt ich es nicht mehr aus. »Einen Moment«, sagte ich, »der durchschnittliche Amerikaner nimmt nur 10 bis 15 Gramm nahrhafte probiotische Ballaststoffe pro Tag zu sich. Wenn wir diesen Anteil erhöhen können, können wir zahlreiche Menschen widerstandsfähiger gegen alle möglichen Toxine machen, denen wir zwangsweise ausgesetzt sind!«

Dabei fällt mir noch eine andere Sitzung aus der jüngsten Vergangenheit ein. Ich hielt vor einer Gruppe von Gesundheitsexperten eine Präsentation über die Bedeutung des Darms für so gut wie alles, von der Gewichtsreduzierung über Energie bis zu einer gesunden Haut. Anschließend kam eine aufgelöste Hautärztin auf mich zu. Sie war sehr verstört, dass es so viel Informationen gab, die sie hätte nutzen können, um ihren Patienten zu helfen, wenn sie nur davon erfahren hätte. Ich sagte ihr, sie solle nicht so hart mit sich ins Gericht gehen. Hier und jetzt konnte sie sich neues Wissen aneignen und diese Konzepte in ihre dermatologische Praxis integrieren. Das bestätigte mich in meiner Überzeugung, dass ich auf dem richtigen Weg war. Selbst äußerst engagierte, wissbegierige Ärzte tappten im Dunkeln. Und ich befand mich in der Position, die Forschungsergebnisse über das Mikrobiom, die in den letzten Jahren explosionsartig zugenommen haben, mit meiner Erfahrung aus 30 Jahren klinischer Ernährungspraxis zusammenführen zu können. Ich konnte diese Wissenschaft in eine praktische Anleitung für Frauen übersetzen, die sich fest vorgenommen hatten, ein gesundes Gewicht und einen gesunden Darm zu haben.

Ursachen für Verdauungsstörungen

- Flaschennahrung statt Muttermilch
- Geburt durch Kaiserschnitt
- Chronischer Stress
- Unterbrechungen des zirkadischen Rhythmus
- Ernährungsbedingte Krankheiten
  - › Infektionen
  - › Verlust der Vielfalt des Mikrobioms
  - › Zu häufige Medikamenteneinnahme (vor allem Säureblocker, Antibiotika, nicht-steroidale Entzündungshemmer etc.)
  - › Schlechte Ernährung
- Bewegungsarmut
- Schlafmangel
- Übertriebene Hygiene

KAPITEL 2

M: Mind Your Digestion – Achten Sie auf Ihre Verdauung

Anna

Anna, eine 50-jährige Rechtsanwältin aus Boston, ist ein disziplinierter, analytischer Mensch. Als sie zu mir kam, hatte sie in dem Bemühen, ihre überschüssigen 9 Kilo Gewicht abzuschütteln, die sich hartnäckig zu halten schienen, sowie ihre Dauererschöpfung (begleitet von gelegentlichen Reizdarm-Symptomen) zu kurieren, die sie in ihren beruflichen und privaten Aktivitäten beeinträchtigte, bereits umfangreiche Recherchen über verschiedene Diäten angestellt. Als wir besprachen, wie wir ihren Ernährungsplan umstellen konnten, wurde sie sehr nervös. Ich glaube, es war ihr gar nicht bewusst, aber jedes Mal, das ich ein bestimmtes Nahrungsmittel ansprach, sagte sie: »Ich habe gelesen, ich sollte diese Art Nahrung aus diesem und jenem Grund vermeiden.« Sie war meine »Vermeide-Kundin«. Nach ungefähr fünf Vermeide-Einwänden machte ich eine Pause und sagte: »Anna, darf ich fragen, ob es irgendetwas oder irgendjemanden in Ihrem Leben gibt, das oder den Sie von Ihrem Leben fernzuhalten versuchen?«

Nun, das wurde eine sehr emotionale Sitzung. Es passiert sehr oft, dass mit dem Thema Gewichtsreduzierung emotionale Themen und Ängste verbunden sind. Wir sprachen über ihr Leben insgesamt – was sie glücklich und zufrieden machte, und was nicht. Ich ermutigte sie, mit einem Therapeuten zu arbeiten, die oder der sie unterstützen konnte, und Mind-Body-Techniken auszuprobieren, um ihr vegetatives Nervensystem zu beruhigen. Außerdem verschrieb ich ihr eine Zwangspause von der Internetsuche nach Artikeln über Ernährung. Statt eine kostbare Stunde am Tag mit der Lektüre von Artikeln über neueste Erkenntnisse über schädliche Nahrungsmittel oder Nährstoffe zu verbringen, konzentrierten wir uns auf eine Strategie der Lebensfreude! Anna tanzte gerne, hatte das aber schon seit Jahren nicht mehr getan. Also meldete sie sich bei ihrem lokalen Fitness-Studio zu Zumba -Kursen an und fand dort nebenbei neue Freunde. Wir arbeiteten daran, Meditation in ihren Tages-

ablauf zu integrieren, was ihr ausgesprochen gut tat. Als sie sich im Verlauf der folgenden Monate allmählich entspannte, konnten wir offener und weniger angstgetrieben miteinander sprechen. Am Ende verlor sie die 9 Kilo, die sie seit Jahren hatte loswerden wollen.

Selbstbefragung

1. Sind Sie in Ihrem tiefsten Inneren davon überzeugt, dass eine dauerhafte Gewichtsabnahme zu schwierig, wenn nicht sogar unmöglich ist?

2. Haben Sie sich je bei dem Gedanken ertappt, dass Sie Nahrung als Feind betrachten, als etwas, das Ihre Gewichts- und Gesundheitsziele torpediert?

3. Ist Ihnen die Verbindung zwischen Ihrer Stimmung, Ihrem Darm und Ihrem Gewicht aufgefallen? Haben Sie bemerkt, dass eine niedergeschlagene Stimmung und Gewichts- und Verdauungsprobleme oft Hand in Hand gehen?

Es mag Ihnen seltsam vorkommen, dass ich den ersten Schritt des MENDS-Programms mit einer Geschichte beginne, die eigentlich gar nicht von Essen handelt. Tatsächlich handelt sie davon, *nicht* über Essen nachzudenken!

Es gibt verblüffende neue wissenschaftliche Erkenntnisse über den direkten Einfluss des Mikrobioms auf das Gehirn, einschließlich der Art und Weise, wie dieses den Appetit und die Verdauung reguliert. Eine Untersuchung ergab, dass der Verzehr von probiotischem Joghurt sogar die Art und Weise veränderte, wie das Gehirn bei einer bildgebenden Hirnstudie aufleuchtete. Aber ich will dieses Kapitel, das sich um den Bewusstseinsaspekt dreht, mit der Besprechung der Vorstellungen beginnen, die sich viele Menschen mit dem Ziel der Wahrung eines gesunden Gewichts von der nachhaltigen Veränderung ihrer Ernährungs- und Lebensgewohnheiten machen, sowie der Emotionen, die mit diesen Vorstellungen verbunden sind. Nehmen wir zum Beispiel Anna. Sie war nicht in der Lage, ihre Gewichts- und Verdauungsprobleme anzugehen, bis sie ihre Ängste abbauen konnte, die zum Großteil in ihrer Beziehung zum Essen wurzelten.

Selbstverständlich hatte ich auch Kunden, die gleich in das Thema Ernährungsplan einstiegen und wissen wollten, was sie essen dürfen und was nicht. Und ich kann Sie, meine Leser, nicht davon abhalten, den Rest dieses Kapitels zu überspringen und sich auf die folgenden zwei Kapitel zu stürzen, die sich genau mit diesen Themen beschäftigen. Ich kann Ihnen aber sagen, was oft mit meinen voreiligen Kunden geschieht: Eine Zeit lang läuft alles prima, aber dann lässt der neue Elan nach und die altvertrauten emotionalen Muster setzen sich wieder durch. Emotionen haben echte physiologische Konsequenzen, und die bestehen in der Ausschüttung von Stresshormonen – wofür das Gehirn verantwortlich ist –, die große Auswirkungen auf den Darm und die Gewichtsreduzierung haben. Das ist wie in dem Lied »Free your mind, and the rest will follow« (»Befreie deinen Geist, und der Rest folgt von alleine«). Das gilt vor allem für die Verdauung!

Die Ängste und Sorgen, die die Selbstverpflichtung auf ein gesundes Gewichtsreduktionsprogramm oft begleiten, sind trickreich, weil sie oft in unserer Psyche begraben liegen. Sie untergraben unser Selbstvertrauen, unsere Fähigkeit, uns als starke Persönlichkeiten zu betrachten, die dauerhafte Veränderungen in ihrem Leben vornehmen können, wobei uns diese Ängste oft gar nicht bewusst sind. Wenn wir sie uns bewusst machen und sie rational untersuchen, verlieren sie üblicherweise an Bedeutung. Wahrscheinlich haben Sie schon einmal eine Version des Leitsatzes »Sprich es aus, und du beherrschst es« der positiven Psychologie gehört. Es funktioniert wirklich.

Angst vor Essen

Anna ist keineswegs meine einzige Kundin, die sich selbst sabotierte, indem sie sich *zu viele* Sorgen über das machte, was sie aß. Dieses Phänomen wurde sogar in Forschungsstudien gemessen. Im Jahr 2013 untersuchte eine Gruppe an neuseeländischen Sozialwissenschaftlern eine Gruppe von 300 Personen, die gefragt wurden, ob der Verzehr eines Stücks Schokoladenkuchen ihnen Schuld- oder Glücksgefühle verursachte. Bei einer erneuten Befragung achtzehn Monate später hatte die Minderheit der Testpersonen, die mit Schuldgefühlen aßen, mehr an Gewicht zugenommen als die Mehrheit, die ihr Essen genossen.[9] Abgesehen davon, dass Schuldgefühle eine äußerst freudlose Angelegenheit sind, sind sie auch ein idealer Nährboden für Gewichtszunahme! In einer ähnlichen Studie werteten amerikanische Forscher Fragebögen aus, die an mehr als 5.000 Testpersonen verteilt worden waren, und fanden dabei sieben unterschiedliche Ess-Stile, die mit exzessivem Essen assoziiert wurden.[10] Einer der sieben Stile, für die Frauen weitaus anfälliger sind als Männer: Angst vor Essen.

Ich weiß, das klingt paradox. Ist Angst vor Essen etwa keine gute Sache, wenn man versucht, abzunehmen? Nein, das ist es nicht. Anstatt den eigenen Willen zu stärken, unterminiert man ihn damit. Die ständige Sorge um das, was Sie essen dürfen, und was nicht, und ob das falsche Essen Ihnen vielleicht schadet, nimmt jede Lebensfreude. Außerdem erhöht sie den Stresshormonspiegel, der Heißhunger auf Süßes auslösen kann. Dieser wiederum führt zu einem Anstieg des Insulinspiegels, der die Umwandlung von Kalorien in Fettreserven begünstigt. Ihr wichtigster Verbündeter in dem Bemühen, eine nachhaltige Gewichtsreduzierung zu erreichen, ist ihr Selbstvertrauen, das sich einstellt, wenn Sie das Leben annehmen und aus vollen Zügen genießen, anstatt es ständig auf Armlänge von sich zu halten. Essen genießen zu können und diesen Genuss mit lieben Menschen zu teilen, sollte ein wichtiger Teil der Lebensfreude sein.

In Annas Fall halfen ihr die Zumba-Klassen dabei, die Ängste zu überwinden, die sie in ihrem Korsett gefangen hielten und ihre Bemühungen zur Gewichtsreduzierung untergruben, die sich in einer ständig länger werdenden Liste an »verbotenen« Nahrungsmitteln erschöpfte. Rebecca, eine weitere Kundin meiner Praxis, die unter der gastroösophagealen Refluxkrankheit (chronisches Sodbrennen mit saurem Aufstoßen von Magensaft) leidet, hatte eine so große Angst vor Essen entwickelt, dass sie die Liste an Nahrungsmitteln, die sie sich erlaubte, auf sechs Dinge reduziert hatte. Allerdings verriet sie mir, dass sie alle paar Monate im Rahmen einer nachmittäglichen Shoppingtour mit ihren Freundinnen mittags essen gehe, und dann – aber auch nur dann – leide sie nicht unter Reflux, egal was sie esse. Ich »verschrieb« ihr daraufhin einmal die Woche ein Mittagessen mit einer Freundin, bei dem sie nicht darauf achten sollte, was angeblich gut oder schlecht für sie war.

Angst vor dem Verzicht auf Genuss

Viele meiner Kunden sind nicht so gute Vermeidetaktiker wie Anna. Tatsächlich lieben sie verführerisch-leckere, weil zuckerhaltige und fette verarbeitete Lebensmittel. Sie finden, das Leben sei schon hart genug; warum sollten sie dann auch noch auf diese süßen Genüsse verzichten? Diese Sorge hat eine reale Basis. Sozialwissenschaftler und andere Beobachter der menschlichen Natur wissen, dass die Willenskraft endlich ist und die meisten Menschen einfach nicht in der Lage sind, sich auf Dauer zu kasteien – einer der Hauptgründe dafür, dass extrem kalorienarme Diäten unabhängig von ihrem kurzfristigen Erfolg selten zu nachhaltigem Gewichtsverlust führen. Wenn Sie sich mit den Rezepten und Speiseplänen der Swift-Diät vertraut gemacht haben, die auf frischem Obst und Gemüse basieren und kaum mehr Zubereitungszeit erfordern als die industriell verarbeiteten Nahrungsmittel, die Sie bisher konsumiert haben, werden Ihre Geschmacksknospen keine Müsliriegel als Mittagessen oder eine tiefgefrorene Vorspeise als Abendessen mehr akzeptieren. Denken Sie zurück an Ihre Kindheit und den intensiven Genuss, im Sommer in einen reifen Pfirsich zu beißen. Gönnen Sie sich diese Sinnesfreuden!

Mein Freund, Marc David, der Gründer des Institute for the Psychology of Eating, erzählt immer die Geschichte eines Kunden, der sich von Fastfood ernährte. Als Marc ihn dazu überredete, langsamer zu essen und sich genau auf jeden Bissen seines BigMacs zu konzentrieren, stellte sein Kunde fest, dass er weder den Geschmack noch die Textur von Hamburgern mochte, und veränderte seine Ernährungsgewohnheiten. (Oh ja, Fastfood ist dafür gemacht, schnell verschlungen zu werden.) Das ist natürlich ein Best-Case-Szenario! Im Verlauf der Jahre haben Sie Ihre Geschmacksknospen möglicherweise dazu erzogen, auf die Verführung von überwürzten, industriell verarbeiteten Lebensmitteln zu reagieren. Nach einigen Wochen, in denen Sie auf diese Bombardierung mit Salz, Zucker und Fett Ihrer Geschmacksknospen verzichten, werden Sie in der Lage sein, das Aroma naturbelassener Nahrungsmittel zu schmecken. Ob Sie den Geschmack von Weintrauben immer einem Schokoladenkeks vorziehen werden? Das kann ich natürlich nicht versprechen. Aber wenn Sie gelegentlich »sündigen« – und das tun wir vorübergehend alle –, dann wird Ihnen dieser Keks wahrscheinlich zu süß sein.

Angst vor dem Hungergefühl

Hunger ist oft das größte Schreckgespenst und einer der Hauptgründe, warum viele Diäten abgebrochen werden. In Kapitel 3 gehe ich ausführlicher auf die Frage ein, wie man dem physischen Hungergefühl mit einer ballaststoffreichen Ernährung entgegenwirken kann. Hunger hat aber auch eine ausgeprägt emotionale Komponente. Die Angst vor Hunger ist tief in unserer Spezies verankert. Über den größten Teil ihrer Existenz hat die Menschheit regelmäßig lebensbedrohende (und oft tödliche) Hungerperioden durchlebt – entweder gab es nicht genug Wild zum Jagen oder es gab Missernten.

Heute droht in den entwickelten Ländern die umgekehrte Gefahr. Wir können nicht das leiseste Hungergefühl aushalten, ohne uns von einer Flutwelle an leeren Kalorien aus Junkfood oder Getränken überrollen zu lassen. Eine schreckliche Vorstellung, mehr als fünf Minuten Fahrzeit und Fußmarsch vom nächsten Coffeeshop entfernt zu sein (in dem Koffein oft mit verzuckerten Sirups und Bergen aus Sahne kombiniert wird). Als Folge daraus kämpfen viele Menschen mit ihrem Gewicht und haben die Fähigkeit verloren, sich in der idealen Zone zwischen Hunger und Sättigung wohlzufühlen. Sie haben Angst, der Hunger könnte jeden Augenblick losschlagen. Oft ermutige ich meine Kunden dazu, das Hungergefühl ganz bewusst auszukosten und in sich hinein zu spüren, wie sich physischer Hunger anfühlt, auf welche Weise er sich qualitativ von emotionalem Hunger oder Hunger unterscheidet, der aus Gewohnheit oder sogar Ermüdung entsteht. Wenn Sie sich hungrig fühlen, Ihr Körper aber eigentlich keine Nahrung braucht, ist es vielleicht eine gute Idee, sich mit etwas zu beschäftigen, das Sie ablenkt, oder Entspannungsübungen zu machen, die ich Ihnen an späterer Stelle in diesem Kapitel vorstellen werde.

Die Hunger-/Sättigungsskala

Hier ein einfaches Instrument, das ich verwende, um meinen Kunden dabei zu helfen, den richtigen Zeitpunkt für eine gesunde Mahlzeit oder Zwischenmahlzeit zu bestimmen, indem sie auf ihre inneren Signale achten. Bestimmen Sie unter Verwendung der nachfolgenden Skala Ihren physischen Hunger. Das Ziel ist, die Wohlfühlzone zwischen Hunger und Sättigung zu erreichen.

Hungerskala

1 Kein physischer Hunger

3 Leichter Hunger / guter Zeitpunkt für eine Mahlzeit

5 Ausgehungert (alles ist recht!)

Sättigungsskala

1 Keine physische Sättigung

3 Angenehm gesättigt / Kopf und Bauch sind zufrieden

5 Völlegefühl / übersättigt

Angst vor Versagen

Die wahrscheinlich häufigste Angst, die in den ersten Sitzungen mit neuen Kunden auftritt, ist die Angst vor dem Versagen. Egal wie groß Ihre Motivation zur Erzielung von Gesundheit und einer gesunden Gewichtsreduzierung ist (bekräftigen Sie diese Motivation ständig!), sollten Sie nicht überrascht sein, wenn Ihnen eine innere Stimme ins Ohr flüstert: »Du hast es das letzte Mal schon nicht geschafft. Aus welchem Grund sollte es dir diesmal gelingen?«

Wissen Sie was? Nehmen Sie Ihre bisherigen Versuche ernst! Betrachten Sie sie nicht als Versagen, sondern als Experimente, die Ihnen wertvolle Informationen darüber geliefert haben, was funktioniert und was nicht, und was Sie in der Zukunft nutzen können. Der Psychologe James Prochaska von der Universität von Rhode Island hat seine akademische Laufbahn der Gewinnung von Erkenntnissen über die Art und Weise gewidmet, wie wir größere Verhaltensänderungen vollziehen. Dabei stellte er fest, dass Menschen, denen es gelingt, große Dinge zu verändern, wie zum Beispiel das Rauchen oder Trinken aufzugeben, erste Phasen der »Kontemplation« und »Vorbereitung« durchliefen, bevor sie für die große Veränderung bereit waren. Und selten gelang es ihnen auf Anhieb. Gelegentlich fielen sie viele Male in alte Gewohnheiten zurück, bevor sie die notwendigen Lektionen lernten und die nötige Eigendynamik entwickelten, um eine dauerhafte Veränderung ihrer Gewohnheiten zu erzielen.

Denken Sie über die Statistiken nach, die uns sagen, dass die Mehrheit der amerikanischen Frauen irgendwann in ihrem Leben versucht hat, abzunehmen. Wenn Sie dieses Buch lesen, verfügen Sie wahrscheinlich über Ihre eigene Datenbank an vergangenen Erfahrungen, auf die Sie sich stützen können. Ändern Sie den Handlungsverlauf. Wechseln Sie von »Warum habe ich versagt?« (im Sinne von: »Was stimmt mit mir nicht?«) zu *»Was habe ich daraus gelernt?«* Es ist Zeit, die Schuldgefühle abzuschütteln, die Ihre Abnehmhistorie überschatten.

Führen Sie Tagebuch

Kaufen Sie sich ein schönes Notizbuch und schreiben Sie Ihre täglichen Erfahrungen mit der Swift-Diät auf. Wählen Sie ein Notizbuch, das Sie ästhetisch anspricht und das so klein ist, dass es in Ihre Handtasche oder Ihren Rucksack passt. Legen Sie es abends neben Ihr Bett und – wenn sich das für Sie bewährt – tragen Sie es tagsüber bei sich. Notieren Sie jeden Morgen Ihr Vorhaben. Machen Sie das eine Woche lang, und anschließend führen Sie es so lange weiter, wie Sie es als nützlich empfinden. Sie könnten zum Beispiel aufschreiben: »Ich werde heute so langsam essen, dass ich jeden Bissen intensiv schmecke.« oder »Heute werde ich das Leben richtig genießen.« Und schreiben Sie auch Ihre Ängste und inneren Widerstände auf – von den allgemeinen, wie zum Beispiel »Ich habe Angst, dass ich wieder einer Fressattacke nachgebe.« bis zu den spezifischen, wie zum Beispiel »Ich habe eine Verabredung zum Mittagessen und mache mir Sorgen über die Verführungen, die möglicherweise auf der Speisekarte lauern.«.

Kunst- (und Ess)therapie

Diese Übung mag ein wenig erfunden klingen, aber ich führe sie mit meinen privaten Kunden und in meinen Workshops seit Jahren durch und sie führt immer wieder zu überraschenden und aufschlussreichen Ergebnissen. Nehmen Sie ein leeres Blatt Papier und einige Farbstifte und versenken Sie sich fünf Minuten in Stille. Schließen Sie zunächst die Augen und denken Sie über den Begriff Essen nach sowie die Bedeutung, die er für Sie hat. Öffnen Sie anschließend die Augen und malen Sie ein Bild oder eine Erinnerung, die Ihnen ins Gedächtnis kam. Ich hatte Kunden und Workshopteilnehmer, die Gefängnisgitter oder eine stressige Szene aus ihrer Kindheit zeichneten, zum Beispiel Eltern, die sich am Esstisch stritten. Ich habe aber auch sehr schöne Bilder von Gemüsegärten gesehen – eine visuelle Darstellung der Art und Weise, wie diese Kunden gerne essen würden. Lassen Sie Ihr Bild auf sich wirken und schreiben Sie anschließend in Ihr Tagebuch, was dieses Bild Ihrer Meinung nach bedeutet. Was sehen Sie darin? Welche Wahrnehmung wollen Sie abschütteln oder sich aneignen? Dieser Entdeckungsprozess ist ein wichtiger Teil der bewussten Formulierung Ihrer Absicht und Ihres Vorhabens, die die Grundlage für eine dauerhafte Gewichtsreduzierung und eine gesunde Beziehung zu Essen darstellt.

Verdauen Sie mit dem Gehirn

Lassen Sie uns nun von der Ebene der bewussten Gedanken zum Gehirn wandern, das diese ermöglicht. Das Gehirn und der Bauch sind so eng miteinander verbunden, dass Wissenschaftler diesen gelegentlich als »zweites Gehirn« bezeichnen. Das verstehen wir intuitiv. Es spiegelt sich sogar in der Sprache wider. Man spricht von »Schmetterlingen im Bauch« oder von einem »Bauchgefühl« oder davon, dass man »seinem Bauch folgen soll«. Wenn wir jedoch etwas von der Physiologie der »Bauch-Hirn-Achse« verstehen und wissen, wie sie sich auf unser Verhalten auswirkt, können wir einfache Veränderungen vornehmen, die uns ermöglichen, in

Einklang mit unserer Verdauung zu arbeiten, anstatt gegen sie, und auf diese Weise unsere Gesundheit verbessern und gleichzeitig abnehmen.

Die Verdauung beginnt im Kopf. Die erste Verdauungsphase bezeichen wir als »zephalisch«. Das Wort »zephalisch« hat griechische Wurzeln und bedeutet so viel wie »aus dem Kopf«. Diese erste Phase macht sich bemerkbar, wenn wir an Essen oder eine leckere Mahlzeit denken. Schon die geistige Vorstellung stimuliert die Produktion von Speichelenzymen im Mund, die die ersten sind, die die Kohlehydrate in unserer Nahrung aufspalten. Der Speichel selbst ist ein Gleitmittel, das dafür sorgt, dass die Nahrung durch den kurzen Muskelschlauch der Speiseröhre rutscht.

Und so funktioniert das System: Die Nahrung gleitet durch die Speiseröhre in den Magen, einen ballonartigen Muskelsack, der diese in ganz kleine Partikel zerlegt, sie zerdrückt und Enzyme und Magensäuren freisetzt. Dann transportiert der Magen die verarbeitete Nahrung, die nun eine zähflüssige Masse – ähnlich einem Smoothie – ist und als Chymus oder Speisebrei bezeichnet wird, in den Dünndarm, in dem der Großteil der Verdauungsarbeit stattfindet. Mit Unterstützung der Bauchspeicheldrüse, die Verdauungsenzyme ausscheidet, sowie der Gallenblase, die die Gallenflüssigkeit beisteuert, spaltet der Dünndarm die Kohlehydrate, Proteine und Fette im Chymus in ihre Basiskomponenten auf.

Wenn der Magen mit seiner unaufhörlichen Pulverisierung und seinen chemischen Bädern einer Fabrik gleicht, dann ist der Dünndarm mit seinen exotisch wirkenden knolligen Strukturen so etwas wie die Unterwasserwelt von Jacques Cousteau und auf ganz eigene Art und Weise schön. Der Dünndarm besteht aus einem rund 6 Meter langen Schlauch, der sich in vielfältigen Schlingen umeinander windet. Seine Oberfläche ist jedoch wesentlich größer, als man vermuten würde. Würde man den Dünndarm platt ausrollen, wäre er so groß wie ein Tennisplatz! Das liegt daran, dass das Gewebe selber runzlig und faltig ist und in viele kleine fingerartige Abschnitte geformt ist, deren Innenwand mit Tentakeln bedeckt sind, die als Zotten bezeichnet werden. Diese Darmzotten fangen die vorbeiströmende Nahrung so ähnlich auf, wie Korallen das Plankton auffangen, von dem sie sich ernähren. Die Darmzotten absorbieren die Nährstoffmoleküle in die Darmwand, von wo aus sie erst in das Blut und das Lymphsystem gelangen und anschließend in jede Körperzelle. Alles, was nicht absorbiert wird, wird in flüssiger Form in den

Dickdarm transportiert. Die Wände des Dickdarms muss man sich wie einen riesigen Schwamm vorstellen, der den größten Teil des Wassers zurück in den Körper sendet. Im Dickdarm werden – wie in Kapitel 1 erwähnt – die unverdauten Ballaststoffe von den Darmbakterien fermentiert und in schützende Substanzen verwandelt, die als kurzkettige Fettsäuren bezeichnet werden. Und schließlich werden die Abfallstoffe auf den Weg durch den letzten Abschnitt des Dickdarms geschickt – den sogenannten Sigmadarm oder Sigmaschlinge –, bevor sie vom Körper ausgeschieden werden.

Das Essverhalten

Wenngleich das Verdauungssystem wie ein in sich geschlossenes Universum wirkt, ist es die Art und Weise, wie wir über Nahrung denken, die den Ton bei der Verdauung angibt. Wie erwähnt, stimuliert die geistige Vorstellung von Essen die Enzyme in unserem Speichel. Aber sie bereitet auch die Darmkontraktionen im gesamten Verdauungstrakt vor. Der Körper scheidet bereits Verdauungsenzyme und Chlorwasserstoffsäure aus, die für eine richtige Verdauung nötig sind, noch bevor Sie den ersten Happen heruntergeschluckt haben. Wenn wir essen, ohne uns auf unseren Hunger oder den Genuss, den uns das Essen bereitet, zu konzentrieren – in anderen Worten, wenn die Speichelenzyme nicht fließen und wir das Essen herunterschlingen, statt uns die Zeit zu nehmen, gründlich zu kauen –, wird die Nahrung in dieser ersten Verdauungsphase nicht ausreichend zersetzt und anschließend im Dünndarm nicht vollständig absorbiert. Stattdessen wird es zum Futter für die Bakterien, die dort leben, die sich daraufhin explosionsartig vermehren. Das führt zur sogenannten Dünndarmüberbesiedlung, die Verdauungsstörungen und Entzündungen auslösen kann. Zwar wollen wir die freundlichen Bakterien in unserem Dickdarm nähren – das ist eine der zentralen Ernährungsbotschaften dieses Buches –, aber nicht die wesentlich geringere Zahl an Bakterien überfüttern, die in unserem Dünndarm leben. Umgekehrt, wenn wir die schädlichen Bakterien in unserem Dickdarm mit schlechter Ernährung überfüttern, können diese vermehrten Populationen in den Dünndarm wandern und dort weiteren Schaden anrichten.

Bewusst und im Einklang mit Ihrem Verdauungssystem zu essen, bedeutet, sich an einige simple Essregeln zu erinnern. Nehmen Sie die kommende Mahlzeit geistig vorweg. Kauen Sie langsam. Es gibt keine wissenschaftlich gültige Formel für das richtige Kauen (man kann es damit auch übertreiben), aber Dr. Klaus Bielefeldt, Direktor der Neurogastroenterologie am Motility Center der Universität von Pittsburgh, nennt als Anhaltspunkt rund zehn Kaubewegungen pro Bissen. Laden Sie sich moderate Portionen auf die Gabel – Sie wissen, wann die Portion zu groß ist – und legen Sie die Gabel zwischen den einzelnen Bissen hin. Wenn Sie etwas langsamer essen (das muss nicht so lange dauern, bis Ihr Essen kalt ist), geben Sie Ihrem Körper die Chance, mit Ihrem Esstempo mitzuhalten. Es dauert ungefähr 20 bis 30 Minuten, bis die Stretchrezeptoren des Magens und die im Darm produzierten Hormone dem Gehirn signalisieren, dass sich der Magen ausgedehnt hat und der Energiebedarf des Körpers gedeckt ist. Das Gehirn interpretiert dies als »Sättigung« oder zumindest als Abwesenheit von Hunger. Wenn Sie Ihr Essen hinunterschlingen, essen Sie über die Sättigungsgrenze hinaus, weil der Körper in so kurzer Zeit nicht die Sättigungsbotschaft aussenden kann, und Sie essen mehr, als Sie benötigen und eigentlich wollen. Das bedeutet: zu viele Kalorien, die eine Gewichtszunahme begünstigen, oder zumindest eine Abnahme verhindern. Außerdem reduziert das die Zahl an Leerräumen im Magen, die dieser braucht, um die Nahrung effizient in kleinere, leichter zu verdauende Partikel zu zersetzen. Zu viel Nahrung und zu wenig Platz im Magen können zu einer schlechten Verdauung und zum Reizdarmsyndrom beitragen!

Hara Hachi Bu

Diese Praxis stammt aus der Okinawa-Kultur und bedeutet ganz einfach, bis zu einer 80-prozentigen Sättigung zu essen. Diese Worte sollten Sie sich zu Herzen nehmen. Hören Sie auf zu essen, sobald das Hungergefühl nachlässt. Der Sinn einer guten Mahlzeit ist, nicht weiterzuessen, bis Sie das Gefühl haben, Sie platzen. Möglicherweise müssen Sie ein bewusstes Essverhalten entwickeln, um Ihr *Hara Hachi Bu* zu finden (siehe Kasten auf S. 55).

Der Essenszeitpunkt

Im vergangenen Jahrzehnt haben sich zahlreiche Ernährungsexperten und Ärzte der Idee angeschlossen, fünf oder sechs kleine Mahlzeiten über den Tag verteilt seien eine gesündere und abnehmfreundlichere Art zu essen. Die Logik erschien sinnvoll: Mehrere kleine Portionen über den Tag verteilt würden den Blutzucker und den Insulinspiegel stabil halten. Leider passt das jedoch nicht zu der Art und Weise, wie der Körper arbeiten will. Wenn wir essen, gelangt die Nahrung nicht durch Schwerkraft in den Darm, sondern durch die Kontraktionsbewegungen der Darmmuskulatur. In den letzten Jahren haben Wissenschaftler herausgefunden, dass der Körper die Zeit, in der wir ihm *keine* Nahrung zuführen, dazu nutzt, ähnliche Kontraktionen durchzuführen, um jegliche Nahrungsreste aus dem oberen Darmtrakt zu entfernen und in den Dickdarm zu senden, wo sie verarbeitet und ausgeschieden werden können.[11] Dieser Prozess dauert ungefähr 90 Minuten. Wissenschaftler bezeichnen das als Selbstreinigung des Darms. Wenn der Verdauungstrakt nicht genügend Leerzeit zwischen zwei Mahlzeiten erhält, besteht das Risiko einer Überbesiedlung des Dünndarms mit Bakterien, die zu Gasen, Blähungen und Schmerzen führen kann.

Ich sporne meine Kunden immer dazu an, nach jeder Mahlzeit einen »heiligen Zeitraum« zu beachten. Einige Ernährungsexperten ziehen den prosaischeren Ausdruck »nach dem Essen sollst du ruhen« vor. Heißt das, Sie sollten sich an die Mahnung Ihrer Mutter oder Großmutter erinnern, »drei Mahlzeiten am Tag« zu essen? Ja, so ungefähr, mit der Ausnahme, dass der heutige Arbeitsrhythmus die Zeit zwischen zwei Mahlzeiten auf wesentlich mehr als vier Stunden ausdehnen kann, nach denen man üblicherweise Hunger bekommt. Eine britische Studie aus der jüngsten Vergangenheit, in deren Rahmen tausend Personen befragt wurden, die beschlossen hatten, auf ihr Gewicht zu achten, ergab, dass fast die Hälfte der Befragten am Spätnachmittag einknickte. Der durchschnittliche Zeitpunkt dieser Abweichung von den guten Vorsätzen: 16.12 Uhr am Nachmittag. Eine gesunde Zwischenmahlzeit am Nachmittag ist unter Umständen also eine hervorragende Idee – das kann Obst oder eine kleine Ration Nüsse sein.

Wichtig ist, dass die meisten Tage einen vorhersehbaren Rhythmus haben, der zu unserer inneren Uhr passt, die in unsere Physiologie eingebaut ist. Forscher sprechen inzwischen von »Uhrgenen«, die über unsere Körperzellen verteilt sind und, zum Beispiel, auf Licht und Dunkelheit reagieren. (Mehr darüber in Kapitel 6, dem letzten MENDS-Kapitel). Die Mahlzeiten zu festen Tageszeiten zu genießen, ist ein wichtiges Ritual, das dem Körper dabei hilft, seine innere Uhr zu regulieren, und dem Tag einen befriedigenden Rhythmus verleiht.

Das zweite Gehirn

Meine kurze Beschreibung der Funktionsweise des Verdauungstrakts gibt Ihnen eine Vorstellung davon, wie ausgefeilt dieses System ist. Alles funktioniert auf genau vorprogrammierte Art und Weise. Der Hunger zum richtigen Zeitpunkt löst die Aufnahme der richtigen Menge Nahrung aus, die von der richtigen Menge an Verdauungssäften zersetzt wird. Tatsächlich ist das eine derart große Aufgabe, dass wir im Verlauf der Zeit einen »denkenden« Bauch entwickelt haben – eine Art »zweites Gehirn«, das die Verdauungsmechaniken in enger Kommunikation mit unserem Gehirn im Kopf steuert, das allerdings unterhalb unserer Bewusstseinsschwelle – solange alles so funktioniert, wie es sollte. Kommt es zu einer Störung in diesem Betriebssystem, merken wir das an den Symptomen: Übelkeit, Verstopfung, Durchfall, Völlegefühl und so weiter.

In den vergangenen 30 Jahren hat die Wissenschaft beeindruckende Detailkenntnisse über das enterische Nervensystem gewonnen, das zum größten Teil im Dünndarm angesiedelt ist. Es enthält so viele Neuronen wie die Wirbelsäule und produziert die gleichen chemischen Stoffe wie das Gehirn: Dopamin, Gamma-Aminobuttersäure (GABA), Acetylcholin sowie 95 Prozent des sogenannten Glückshormons Serotonin. Der Weg, über den diese chemischen Stoffe transportiert werden, ist der Vagusnerv, der das Gehirn mit dem Bauch verbindet; er erstreckt sich von der Schädelbasis bis zur Mitte des Dickdarms. Der Bauch teilt dem Gehirn den Status der Verdauung mit, zum Beispiel, wie voll der Magen ist, und das Gehirn antwortet entsprechend und steigert oder vermindert den Hunger. Die Stresshormone, die vom Gehirn gesteuert werden, bewegen sich über einen ähnlichen Pfad. Aus diesem Grund können wir Erlebnisse haben, die uns »den Magen umdrehen«. Das Gehirn reagiert auf Bedrohungen oder Herausforderungen der Außenwelt und der Bauch empfindet das wie einen Tritt in den Unterleib. Tatsächlich löst Stress oft Verdauungsprobleme aus und leistet mit Sicherheit einen wichtigen Beitrag zur Gewichtszunahme. Ein hoher Cortisolspiegel erhöht die Insulinproduktion des Körpers, und zu viel Insulin veranlasst den Körper, die zugeführten Kalorien in Fett umzuwandeln und zu speichern, anstatt in Energie zu verwandeln, die verbrannt wird.

Die Mikrobiomrevolution, die in den vergangenen Jahren stattgefunden hat, hat deutlich gemacht, dass die »Bauch-Hirn-Achse« eine wechselseitige Beziehung ist. Der Bauch sendet nicht nur Botschaften über den Fortgang der Verdauung an das Gehirn, die Darmbakterien haben einen direkten Einfluss auf unser Fühlen und Denken, das oft auch Dinge betrifft, die überhaupt nichts mit Verdauung zu tun haben. Denken Sie über das folgende Experiment nach, das Stephen Collins, einer der führenden Forscher auf diesem Gebiet, an der kanadischen McMaster University mit Mäusen durchgeführt hat. Er übertrug Darmbakterien von einer Gruppe geselliger Mäuse auf eine Gruppe ängstlicher Mäuse, die daraufhin um einiges wagemutiger wurden.[12] In einem anderen Experiment beruhigten sich Rattenbabys, die einen hohen Stresshormonspiegel aufwiesen, nachdem sie von ihren Müttern getrennt worden waren, nachdem sie mit einem probiotischen Bakterium gefüttert wurden, der üblicherweise in Joghurt vorkommt. Collins Schlussfolgerung: Die Darmbakterien haben Einfluss auf das Verhalten auf Echtzeitbasis.[13] Andere Studien haben gezeigt, dass probiotische Bakterienstämme die Produktion des Neurotransmitters GABA bei Nagetieren auf eine Weise veränderten, die den Effekten von Antidepressiva bei Menschen ähnelten.[14] »Diese Bakterien sind in der Tat hirnverändernde Mikroorganismen«, erklärt der Forscher Mark Lyte von der Texas Tech University. Die Wissenschaft hat den alten Spruch »Du bist, was du isst« um eine ganz neue Dimension erweitert.

Zugegebenermaßen sind das nur Tierversuche. Aber diese Experimente geben uns Hinweise, die die ausgiebige Forschungsliteratur über den menschlichen Organismus verständlich werden lässt, die nämlich zeigt, dass die geistige Gesundheit und die Darmgesundheit eng miteinander verknüpft sind. Störungen der Darmfunktion sind oft der Vorläufer von Depressionen. Kristin Tillisch, Forscherin an der Universität von Kalifornien, Los Angeles (UCLA), drückte es folgendermaßen aus: »Wir hören von Patienten immer wieder, sie hätten nie unter Depressionen oder Angstzuständen gelitten, bis die Verdauungsstörungen auftraten.« Im vergangenen Jahr veröffentlichte Dr. Tillisch eine Studie zur Überprüfung des Therapiekonzepts, die ergab, dass sich die Funktionsweise des menschlichen Gehirns bereits durch eine leichte Veränderung der Zusammensetzung der Darmflora beeinflussen lässt. Im Rahmen der Studie verzehrten die Testpersonen vier Wochen lang zweimal pro Tag probiotischen Joghurt. Die Frauen, die den Joghurt aßen, nahmen Veränderungen an der Art und Weise wahr, wie ihr Gehirn bei einem bildgebenden Magnetresonanzverfahren aufleuchtete, im Vergleich zu den Frauen, die keinen Joghurt aßen.[15] Dabei ließen sich subtile Unterschiede in der Verarbeitung sensorischer Informationen und Emotionen feststellen.

Was das Körpergewicht betrifft, hat Dr. Blaser der Universität von New York festgestellt, dass es amerikanischen Kindern und Jugendlichen, die in einer relativ hygienischen Umgebung aufwachsen und regelmäßig Antibiotika verabreicht bekommen, oft an einem bestimmten Typ Bakterien mangelt, den Menschen seit Jahrtausenden in ihren Mägen beheimaten. Diese Bakterien kontrollieren das Hormon Ghrelin, auch »Hungerhormon« genannt, das im Gehirn das Hungergefühl auslöst. Wer diese Bakterien nicht besitzt, kann folglich seinen Appetit nicht zügeln. Wir können derzeit nur Vermutungen darüber anstellen, wie groß die Rolle dieser Bakterien für die Fettleibigkeitsepidemie ist, die sich in den letzten Jahrzehnten ausgebreitet hat.

Das ist, was wir über den »Dialog« zwischen Gehirn und Darmflora wissen: Die Stresshormone, die vom Gehirn gesteuert werden, können die Darmproduktion von Hormonen und neurochemischen Verbindungen, die mit dem Gehirn kommunizieren unmittelbar verändern, einschließlich der Hormone, die den Appetit regulieren. Indem Stresshormone die Bedingungen innerhalb des Darms verändern, zum Beispiel durch die Menge an Schleim, mit dem die Darmschleimhaut ausgekleidet ist, können sie das Wachstum bestimmter Bakterienstämme gegenüber anderen begünstigen, was sich wiederum auf die chemischen Botenstoffe auswirkt, die das enterische Nervensystem steuern. Stresshormone können auch die Durchlässigkeit der Darmwand erhöhen, mit der Folge, das Bakterienfragmente in die Blutbahn gelangen und eine systemische entzündliche Reaktion auslösen. (Wie ich im vorhergehenden Kapitel erwähnt habe, kann eine Ernährung, die hauptsächlich auf industriell verarbeiteten Lebensmitteln beruht und die guten Bakterien »ver-

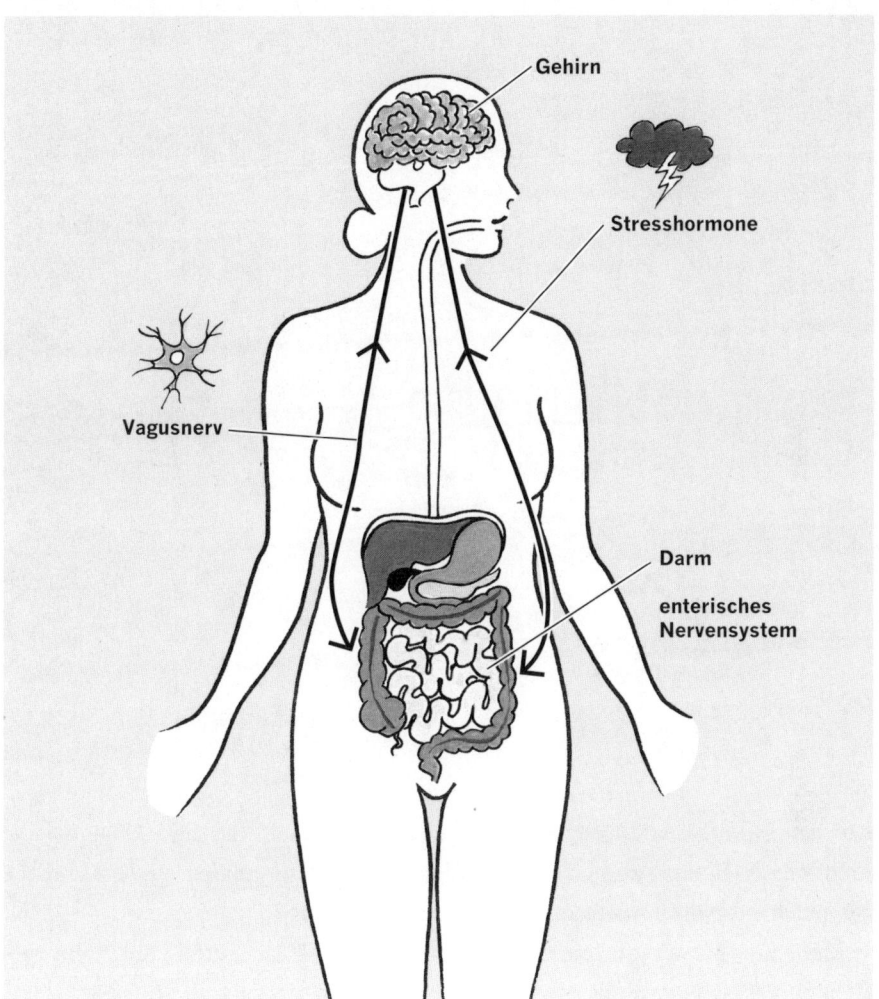

hungern« lässt, die gleiche Reaktion verursachen.) Oder die Darmflora reagiert in der Verkleidung der Wächter des Immunsystems auf unbekannte Bakterien oder Reizstoffe wie Gluten und bekämpft sie als feindliche Invasoren. Dann mobilisieren sie die im Darm eingebetteten Immunzellen, was zu einer ähnlich entzündlichen Reaktion führt, die sich auf praktisch jedes Körperorgan auswirken kann, einschließlich des Gehirns. Erinnern Sie sich daran, dass Depressionen und Angstzustände übliche Symptome einer Glutenunverträglichkeit sind. Depressionen rau-

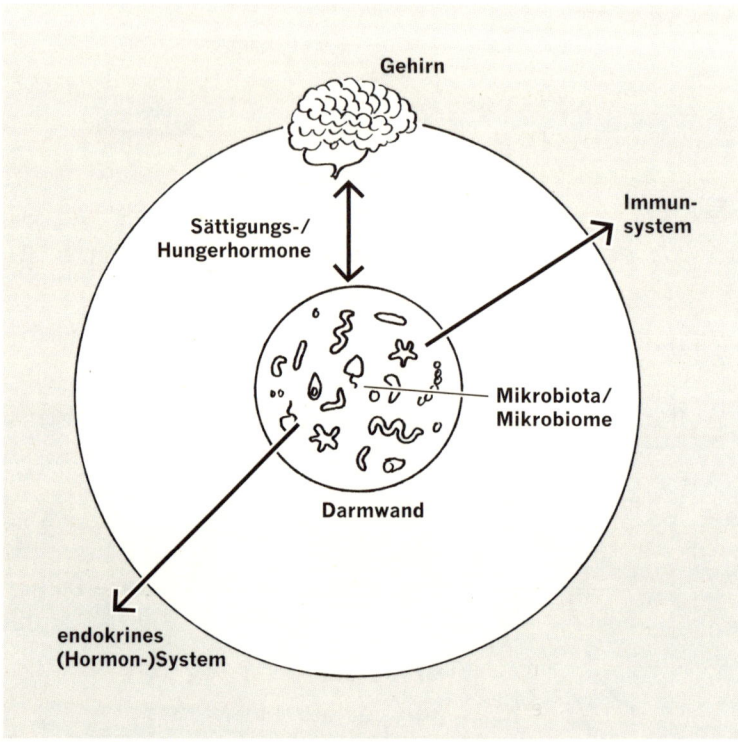

ben den betroffenen Menschen jede Energie und die Motivation, kluge Ernährungsentscheidungen zu treffen, sowie die Lust, Sport zu treiben. Gewichtszunahme und eine erhöhte Wahrscheinlichkeit von Verdauungsproblemen sind die Folge.

Kann man sich diesen Kommunikationsweg als eine Art zentrale Autobahn vorstellen, die das Gehirn mit dem Darm verbindet? Es ist eher eine Ringstraße. Das Mikrobiom ist direkt mit dem Immunsystem, dem endokrinischen (Hormon-)System, dem Gehirn und seiner Stressreaktion und sogar der Haut verbunden. Alles in unserem Körper steht miteinander in Verbindung!

Bewusst essen

Das ist eine Menge Information, die verdaut werden will, nicht wahr? Wenn ich diese Dinge im Rahmen meiner Workshops zum Thema Darmgesundheit präsentiere, fällt mir immer wieder auf, dass meine Teilnehmer den wissenschaftlichen Teil zwar interessant finden (das gilt natürlich nicht für alle), aber wirklich begeistert sind sie von den Techniken zur Stressreduzierung und zur Steigerung ihrer emotionalen Widerstandsfähigkeit, die wir ihnen vermitteln. Schließlich ist das die wirkungsvollste Methode, um Ihr Gehirn und Ihre Verdauung wieder miteinander zu versöhnen.

In Kapitel 6 gehe ich ausführlicher auf einige Details der Mind-Body-Übungen ein, die sich positiv auf Stressreaktionen auswirken und das Bewusstsein fokussieren. Darauf wollen wir uns aber zunächst mit einer einfachen Alltagstechnik geistig und körperlich vorbereiten.

Bauchatmung

Machen Sie diese Übung jeden Tag fünf Minuten, um den energieraubenden Stress zu reduzieren. Setzen Sie sich auf einen bequemen Stuhl oder ein Kissen und setzen Sie sich entspannt, aber aufrecht hin. Wenn Sie möchten, schließen Sie die Augen. Lassen Sie ganz bewusst die Anspannung aus Ihren Schultern entweichen, indem Sie sie einfach fallen lassen. In den folgenden Minuten atmen Sie tief ein und aus, und zwar so, wie es sich für Sie am natürlichsten anfühlt. Vielleicht fällt Ihnen auf, dass Sie mit zunehmender Entspannung vermehrt aus dem Zwerchfell atmen (Sie können sehen, wie sich Ihr Bauch beim Einatmen aufbläht), und weniger aus dem Brustkasten. Die Atemluft dringt bis in die Tiefen Ihrer Lunge vor, stimuliert den Vagusnerv und löst im Körper eine Entspannungsreaktion aus, verlangsamt die Herzfrequenz und senkt den Blutdruck. Spüren Sie die Frische der eingeatmeten und die Wärme der ausgeatmeten Luft.

Diesen ruhigen Seinszustand wollen wir nun im Kontext Ihrer Beziehung zum Essen betrachten.

Im Verlauf der vergangenen Jahrzehnte ist um das Thema »bewusstes Essen« eine ganze Therapiebewegung entstanden, die von begleitenden Organisationen wie dem amerikanischen Zentrum für Geist-Körper-Medizin (Center for Mind-Body Medicine, cmbm.org) und dem Zentrum für bewusstes Essen (Center for Mindful Eating, thecenterformindfuleating.org) unterstützt werden. Diese Bewegung widmet sich dem Kampf gegen Heißhungerattacken und »emotionalem Essen« aus einer buddhistisch inspirierten Perspektive, die den Schwerpunkt auf das Abschalten der Gedanken und die Konzentration »auf das Hier und Jetzt« legt. (Achten Sie darauf, wie bei Ihren Bauchatemübungen auch Ihr Kopf und Ihre Gedanken zur Ruhe kommen, wenn es Ihnen gelingt, sich ganz zu entspannen.) Das ist so wichtig! Für viele Frauen mit Gewichts- und Verdauungsproblemen steht Essen für eine ganze Reihe von Dingen – eine Probe ihrer Willenskraft, eine Erinnerung an vergangenen Demütigungen, oder das Essen weckt traurige oder glückliche Erinnerungen.

Denken Sie an meine Kundin Anna und ihre vielfältigen Befürchtungen, die die Bemühungen, das eigene Gewicht unter Kontrolle zu halten, üblicherweise begleiten. Die Bewusstseinsmethode spornt Sie dazu an, Ihre Aufmerksamkeit auf das Essen vor Ihnen zu richten und »Frieden im Hier und Jetzt« zu empfinden. Mit zunehmender Übung lernen Sie, Ihren Körper dann zu füttern, wenn er physischen Hunger empfindet, und nicht, wenn Ihr Kopf nach irgendeiner emotionalen Entspannung sucht. Es gibt sehr viel wissenschaftliche Literatur, die zeigt, dass Menschen, die in der Lage sind, die Hungersignale ihres Körpers richtig zu interpretieren, ihr Gewicht erfolgreicher steuern als Menschen, deren Essgewohnheiten eher von externer Stimulierung abhängen, zum Beispiel einer Fernsehwerbung oder einer Mahlzeit, die ein Freund soeben im Restaurant bestellt hat – oder irgendeiner fixen Idee über das, was man machen oder lassen sollte, um abzunehmen. Viele von uns müssen üben, ein Körpergefühl zu entwickeln und bewusst zu essen. Es ist in der Tat eine Gewohnheit, die sich durch Übung einstellt.

Hier ein Rat, den die Neurowissenschaftlerin Sandra Aamodt letztes Jahr auf einer hochrangig besetzten TED-Konferenz (Technologie, Entertainment, Design) gab: »Setzen Sie sich zum Essen hin und verzichten Sie auf jede Ablenkung. Spüren Sie in sich hinein, wie sich Ihr Körper fühlt, wenn Sie zu essen beginnen und wenn Sie aufhören zu essen, und lassen Sie Ihren Hunger bestimmen, wann dieser Zeitpunkt gekommen ist.« Klingt das in Ihren Ohren zu einfach? Dr. Aamodt sagt, sie habe ihr Leben lang mit Gewichtsproblemen und einem mangelnden Selbstwertgefühl gekämpft. Als sie schließlich begriffen habe, dass Essen kein Mittel darstellt, um ihre Selbstachtung zu steigern, sondern dass es einfach nur Nahrung für ihren Körper ist – nicht mehr und nicht weniger –, seien ihre Neurosen verschwunden.

Wenn Menschen wie Anna und Sandra Aamodt dem Essen eine zu große Bedeutung beimaßen, achten viele meiner Kunden zu wenig darauf, was sie essen. Sie essen »bewusstlos« und stopfen sich im Verlauf des Tages mit allem Möglichen voll. Die Methode der bewussten Nahrungsaufnahme, die sich auf das sinnliche Erlebnis des Essens konzentriert, kann die kontraproduktiven Angewohnheiten beider Gruppen verändern. In einer Pilotstudie, die von Forschern der Universität von San Francisco durchgeführt wurde, konnten die übergewichtigen Frauen aus einer Gruppe fettleibiger weiblicher Testpersonen, die vier Monate lang bewusstes Essen und Meditation praktizierten, ihren Cortisolspiegel senken und ihr Körpergewicht beibehalten. Die anderen Frauen der Gruppe, die keine Schulung in bewusstem Essen erhalten hatten, konnten ihre erhöhten Cortisolspiegel nicht senken und nahmen weiter zu.[16]

In meinen Workshops verbringe ich schon einmal 15 Minuten damit, meine Teilnehmer den Geschmack einer Traube richtig auskosten zu lassen. Zunächst betrachten sie die Traube und achten bewusst auf die Speichelansammlung in ihrem Mund – die erste Welle der »zephalischen« Verdauung. Dann nehmen sie die Traube in den Mund und spüren sie für ungefähr eine Minute. Eine Frau erzählte mir vor kurzem, sie habe sich noch nie zuvor die Konsistenz der Traubenschale bewusst gemacht. Dann kauen die Teilnehmer die Traube langsam und spüren ihre spezifische Süße und das Geräusch, das sie im Mund macht, wenn sie zerplatzt. Bei meinem letzten Workshop sagte eine andere Teilnehmerin, sie habe festgestellt, dass diese simple Übung eine »sinnliche Erfahrung« sei. Alle waren vollständig auf den Moment konzentriert!

Das machen Sie zuhause natürlich nicht jeden Tag. Nachfolgend stelle ich Ihnen jedoch eine Übung vor, die Sie bei jeder Mahlzeit durchführen können. Sie bremst Ihr Esstempo, und das ist gut für Ihre Verdauung und Appetitkontrolle (weil die Sättigungshormone Zeit haben, ihre Aufgabe zu erledigen) und auch für den Genuss.

Essen: eine sinnliche Übung

- Atmen Sie dreimal entspannt ein und aus.
- Konzentrieren Sie sich auf Ihre Sinne:
- Denken Sie an Ihre Mahlzeit.
- Augen (betrachten Sie Ihre Mahlzeit).
- Nase (atmen Sie den Duft Ihrer Mahlzeit ein).
- Mund (kauen Sie gründlich).
- Legen Sie alle paar Bissen die Hände in den Schoß und machen Sie einige Atemzüge.

Die emotionale und spirituelle Weisheit der Gewichtsreduzierung

So nützlich und befreiend wie die neue Mikrobiom-Wissenschaft auch ist, lassen sich die Themen Abnehmen und gesunde Verdauung nicht auf die Darmflora, Sättigungshormone und ballaststofffreie Nahrungsmittel reduzieren. Essen hat eine ausgesprochen emotionale und sogar spirituelle Dimension. Wie könnte es auch anders sein? Sie brechen aus alten Schienen und Gewohnheiten aus und testen sich selbst in neuen Situationen und – wollen wir ehrlich sein – riskieren ein Scheitern. Sie stellen sich der herausfordernden Vorstellung, hungern zu müssen, sowie intensiven Befürchtungen und Hoffnungen im Hinblick auf Ihre Figur und Ihre Gesundheit.

Ich habe mit Kunden gearbeitet, die aus Einsamkeit, Stress, Langeweile oder reiner Gewohnheit essen. Diese Liste an Gründen ist keineswegs erschöpfend; ich bin sicher, Sie können einige weitere hinzufügen. Der gemeinsame Nenner ist, dass sich die betroffenen Frauen in einigen wichtigen Aspekten ihres Lebens *unter-* beziehungsweise *mangelernährt* fühlten. Zur Kompensation dieses Mangels stopften sie Essen in sich hinein.

Visualisierungsübung

Schließen Sie die Augen und denken Sie an Hunger. Was macht Sie hungrig? Wonach sehnen Sie sich? Ist Ihr Appetit auf Essen hier wirklich die treibende Kraft? Oder steht Essen für irgendeinen unerfüllten Hunger in Ihrem Leben – Hunger nach Liebe, Respekt, Gesellschaft? Egal, welches Bild vor Ihrem geistigen Auge auftaucht, halten Sie es in Ihrem Tagebuch fest und kehren Sie in den folgenden Tagen und Wochen immer wieder zu diesem Bild zurück.

Eine meiner Kundinnen, Emma, Studentin in Harvard, leidet sowohl an Verdauungs- als auch Gewichtsproblemen. Sie war völlig von den überschüssigen 7 Kilo besessen, die sie mit sich herumschleppte, und versank in Selbstzweifeln und Schuldgefühlen. So einfache Dinge wie eine »tägliche positive Selbstaussage« haben bei ihr Wunder gewirkt. In einem unserer Beratungsgespräche via Skype sagte ich: »Emma, ich möchte, dass Sie eine positive Aussage über all die Veränderungen treffen, die Sie in Ihrer Ernährung vorgenommen haben.« Sie antwortete: »Nun, diese Ernährung hilft mir, mich wirklich gut zu fühlen.« Ich bekam buchstäblich eine Gänsehaut, als ich Emma diesen Satz sagen hörte. Ich konnte hören, dass diese einfachen Worte eine immense Bedeutung für sie hatten. Ich sagte ihr: »Jedesmal, wenn Sie sich niedergeschlagen fühlen oder sich über die Zahl auf Ihrer Waage aufregen, dann wiederholen Sie diesen Satz: »Diese Ernährung hilft mir, mich wirklich gut zu fühlen.« Auf diese Weise hatten wir eine tägliche positive Selbstaussage für sie formuliert – eine einfache Art und Weise, um ihre inneren Ressourcen der Selbstberuhigung und Unterstützung zu mobilisieren. Ich bin davon überzeugt, dass ihr Gewichtsverlust zum großen Teil auf die ständige laute Wiederholung dieser inneren Selbstbestätigung zurückzuführen war.

Atmung als Selbstbestätigung

Wiederholen Sie den folgenden Satz so oft, wie Sie möchten – täglich, oder wann immer Sie sich gestresst fühlen oder glauben, die Kontrolle zu verlieren: »Meine Atmung ist die Quelle meiner inneren Ruhe.« Versuchen Sie, sich eine weitere Selbstbestätigung auszudenken, die sich auf Ihre Lebensumstände bezieht und einen beruhigenden und selbststärkenden Effekt hat, wenn Sie sich auf diesen Satz konzentrieren und ihn immer wieder aufsagen.

In dem Buch *Zen Mind, Beginner's Mind*, das so viele Menschen der westlichen Welt in die Zen-Philosophie einführte, schrieb Shunryu Suzuki: »Die geistige Einstellung des Anfängers ist die des Mitgefühls.« Das ist die Haltung, die ich mir am Ende dieses ersten MENDS-Kapitels von Ihnen wünsche: großherzig und offen, ohne falschen Optimismus oder selbstzerstörerischen Ehrgeiz oder Verzweiflung. Falscher Optimismus ist die Währung der meisten Diäten und Bücher zum Thema Abnehmen, die propagieren, eine Zeit lang weniger Kalorien zu sich zu nehmen und nach einem mehrphasigen Diätplan immer nur bestimmte Nahrungsmittel zu essen. In anderen Worten: Ignorieren Sie Ihren Hunger und schon sind Sie alle Probleme los. Verzweiflung tritt ein, wenn diese Diäten vorhersehbarerweise immer wieder versagen und Sie am Ende davon überzeugt sind, dass es an Ihnen liegen muss, wenn sie keinen Erfolg haben.

In unserer Kultur neigen Frauen zu übertriebener Selbstkritik, stellen oft alle anderen voran und ignorieren ihre eigenen Bedürfnisse. In unserer Gesellschaft herrscht der stete Druck, perfekt sein zu müssen. Perfektionsstreben ist der Feind des Mitgefühls und der Selbstverzeihung. Aus diesem Grund liebe ich die fernöstlichen Konzepte, weil wir die Übungen nicht perfekt machen müssen. Wir müssen sie einfach nur fortgesetzt durchführen, und wenn wir das tun, werden wir mit der Zeit automatisch besser. Wir nehmen uns nicht vor, perfekt Diät zu halten. Stattdessen bekennen wir uns zu der Übung einer gesunden Ernährung und eines gesunden Lebensstils, der uns trotz der unvermeidlichen gelegentlichen Rückfälle mit der Zeit immer mehr in Fleisch und Blut übergeht. Möge MENDS Ihre Anleitung zu echter Nährung sein.

Die Erinnerung an Ihr Vorhaben

Schreiben Sie auf eine Karteikarte oder irgendeine andere, schönere Karte in wenigen Sätzen, warum Sie dauerhaft abnehmen wollen. Das kann alle möglichen Gründe haben, von der Notwendigkeit, gesund zu bleiben, damit Sie mit ihren Kindern oder Enkeln spielen können, bis zu dem Wunsch, wieder in Ihre Kleidergröße 36 oder 38 zu passen. Machen Sie sich keine Gedanken darüber, ob Ihre Motivation lobenswert ist oder nicht. Wenn sie Ihnen wichtig ist, dann ist sie das! Stecken Sie diese Karte in Ihre Hand- oder Brieftasche und holen Sie sie immer dann hervor und lesen die Botschaft, wenn Sie das Gefühl haben, Ihre Willenskraft lasse nach. Bleiben Sie bei Ihrem Vorhaben und hören Sie auf Ihre Intuition.

Liebesbrief

Schreiben Sie im Geiste der Selbstakzeptanz einen kurzen Liebesbrief an Ihren Körper. Und dann lassen Sie Ihren Körper einen Liebesbrief an Sie schreiben. Drücken Sie alle Ihre Gefühle aus, die Sie gegenüber Ihrem Körper empfinden – gute und vielleicht weniger gute. Möglicherweise entdecken Sie, dass es das erste Mal seit langem ist, das Sie Ihren Körper mit einem weniger kritischen Blick betrachten. Einige meiner Kunden schrieben Dinge, wie diese: »Mein Gewicht ist nicht das, was ich mir wünschen würde« oder »Mein Bauch ist eine Katastrophe, aber ich habe eine gute Knochenstruktur« oder »Ich habe schöne Augen.« Sie verzeihen ihrem Körper und sich selbst dafür, nicht genug auf ihre Gesundheit und ihr Wohlbefinden geachtet zu haben. Manchmal schreibt der Körper Dinge zurück, wie zum Beispiel: »Ich bin für dich da. Wir nehmen diese neue Herausforderung gemeinsam an.«

KAPITEL 3

E: Eliminate the »Problem« Foods – Verzichten Sie auf problematische Lebensmittel

Susan

Susan ist eine professionelle Fotografin und alleinerziehende Mutter, die den größten Teil ihres Erwachsenenlebens unter dem Reizdarmsyndrom gelitten hat – Blähungen, Durchfall, Verstopfung, aber auch Reflux und Sodbrennen. Dazu kam ein hartnäckiges Übergewicht. Als sie nach ihrem Umzug vor zwei Jahren in die Region von Berkshire stärker auf ihre Ernährung zu achten begann und in den Sommermonaten mehr frische Produkte und Obst kaufte, dachte sie, ihre Probleme würden sich bessern. Stattdessen wurde alles nur noch schlimmer. Abgesehen von ihren bisherigen Problemen fühlte sie sich nun auch noch ständig erschöpft, ohne jede Energie, und als ob das noch nicht genug wäre, bekam sie regelmäßig einen juckenden Hautausschlag. Außerdem hatte sie oft Beklemmungszustände, was ziemlich merkwürdig war, weil sie sich selbst immer eher für eine abenteuer- und unternehmenslustige und künstlerische Person gehalten hatte. Schließlich brachte eine Internetrecherche über ihre Symptome den entscheidenden Hinweis auf eine mögliche Glutenüberempfindlichkeit. Da ging Susan plötzlich ein Licht auf. Nach ihrem Umzug in die neue Gegend hatte sie eine neue Bäckerei entdeckt, in der sie frisches Vollkornbrot kaufte, das sie für gesund hielt, so lange sie es damit nicht übertrieb. Susans Selbstdiagnose wurde von ihrem Arzt jedoch verworfen, als die Zöliakie-Tests (Zöliakie ist eine schwere Form der Glutenunverträglichkeit), denen sie sich unterzog, negativ ausfielen. Ihr Arzt verschrieb ihr eine Salbe für die Ekzeme und empfahl ihr die Einnahme von Antidepressiva gegen die Antriebslosigkeit und die Beklemmungszustände. Glücklicherweise stieß Susan in einer Buchhandlung auf mein Buch über eine gesunde Verdauung mit dem Titel »The Inside Tract«, und kontaktierte mich. Gemeinsam erstellten wir eine »Ausschlussdiät« zur Wiederherstellung einer gesunden Verdauung und zur Gewichtsabnahme, die vollständig auf Gluten und die meisten Milchprodukte verzichtete. (Sie war identisch mit Woche 1 und 2 des Swift-Plans *in Kapitel 7.) Nach einem Monat führten wir diese Nahrungsmittel vorsichtig wieder ein, und ja, ihre Reaktion auf Gluten war tatsächlich für die Entzündung verantwortlich, die die Ursache ihrer Probleme war. Ohne das Gluten erzeugte ihre auf Vollwertprodukten basierende Ernährung die positive Gewichtsveränderung und die Regenerierung ihrer Verdauung, auf die sie bereits seit längerem gehofft hatte. Auch ihre Hautprobleme, die Abgeschlagenheit und die Angstzustände verschwanden mit der Zeit. Selbst das Reflux-Problem wurde besser. Susan fühlte sich wie neu geboren.*

Selbstbefragung

1. Ist Ihnen aufgefallen, dass »gesunde« Nahrungsmittel wie Vollkornbrot Ihnen gelegentlich alles andere als körperliches Wohlbefinden verursachen?

2. Haben Sie gemerkt, dass Sie Ihren Darm durcheinanderbringen können, wenn Sie zu viel sehr ballaststoffreiche Nahrungsmittel wie Blumenkohl oder schwarze Bohnen essen?

3. Stammt mehr als die Hälfte Ihrer täglichen Kalorienzufuhr aus industriell verarbeiteten Lebensmitteln?

Ich bin von Haus aus keine Pessimistin. Wenn ich die Wahl hätte, würde ich viel lieber über die fantastischen Dinge sprechen, die die richtigen Nahrungsmittel für Ihre Gesundheit und Ihr Gewicht bewirken können, als darüber, was die falschen Nahrungsmittel anrichten können. Aber als Ernährungsexpertin weiß ich, dass Ernährung eine zweischneidige Angelegenheit ist. Sie müssen die problematischen Nahrungsmittel entweder ganz streichen oder ihren Verzehr zumindest rigoros beschränken, um Ihrem Stoffwechsel und Ihrer Verdauung Zeit zu geben, sich zu regenerieren. Das ist das »E« für »Eliminieren« im MENDS-Programm. Gleichzeitig nehmen Sie Nahrungsmittel in Ihren Speiseplan auf, die Ihre Widerstandsfähigkeit stärken und gegen Krankheiten schützen und einen weniger belasteten, reineren Stoffwechsel fördern. Das ist Thema des folgenden Kapitels, »*N: Nourish the Body and the Belly* – Nähren Sie Körper und Bauch.«

Susans Geschichte macht deutlich, wie die falsche Nahrung die Verdauung und das Leben nachhaltig beeinträchtigen können. Susan leidet an einer Überempfindlichkeit gegen eine Nahrungsmittelkomponente, eine Proteinzusammensetzung, die als Gluten bezeichnet wird und in Weizen sowie den meisten Getreideprodukten vorkommt, die wir üblicherweise konsumieren. Wie Sie sich vielleicht aus dem ersten Kapitel erinnern, dient das Mikrobiom als erste Verteidigungslinie des Immunsystems im Darm. Wenn die Darmbakterien eine Nahrungsmittelkomponente nicht als Freund erkennen, signalisieren sie den in der Darmwand eingebetteten Immunzellen, dass es sich um einen Feind handelt, und veranlassen sie, diesen zu bekämpfen. Das Ergebnis ist – Sie haben richtig geraten – eine entzündliche Reaktion, die die Darmfunktion beeinträchtigen (Susans Reizdarmsyndrom) und praktisch überall im Körper zu Problemen führen kann (ihre Haut- und Gewichtsprobleme).

In Susans Fall und im Falle vieler Hunderter, wenn nicht Tausender meiner Kunden bestand die Lösung darin, systematisch die Nahrungsmittel zu bestimmen, die für diese Probleme verantwortlich waren, und sie aus dem Speiseplan zu streichen. In diesem Kapitel habe ich eine Liste an potenziell problematischen Nahrungsmitteln erstellt – die ich als »feindliche Stoffe« bezeichne, die die Verdauung und die Gewichtskontrolle beeinträchtigen können, die beide über den Darm und die Darmflora funktionieren.

Wie Sie sich aus Kapitel 1 erinnern, kann das Mikrobiom Verdauungs- und Gewichtsprobleme aber auch auf eine andere Art und Weise auslösen, die sich der Aufmerksamkeit zunächst entzieht (in Susans Fall hatte die Glutenallergie nichts Subtiles an sich; Susan war völlig am Ende). In diesem Fall haben wir es nicht mit einer spezifischen Substanz zu tun, die den Darm irritiert, sondern eher mit einem Ungleichgewicht in der Nahrungszusammensetzung insgesamt sowie den Mengen, in denen wir bestimmte Nahrungsmittel konsumieren. Wenn wir die falschen Nahrungsmittel in den falschen Mengen essen, füttern wir die Bakterien, die uns zu Lasten der guten Bakterien schaden können. Das ist ein anderes Problem als eine Überempfindlichkeit gegenüber bestimmten Nahrungsmitteln, unter der Susan litt, aber die Folgen sind dieselben – eine chronische, schleichende Entzündung, die Darmprobleme, Gewichtsprobleme und eine Reihe weiterer Probleme verursachen kan.

Was macht ein Nahrungsmittel zu einem feindlichen Stoff? Bei der Betrachtung der Liste fallen uns drei wichtige und sich überschneidende Gründe auf:

1. Zu wenig Ballaststoffe, um das Mikrobiom zu nähren.
2. Zu viele nährstoffarme Kalorien, die eine entzündliche Gewichtszunahme begünstigen.
3. Eine spezifische Nahrungsmittelkomponente, wie zum Beispiel Gluten, die das Verdauungssystem irritiert oder eine systemische Entzündung hervorruft, oder beides.

Feindliche Stoffe
Nr. 1: Nahrungsmittel mit hoher Kohlehydrat–Dichte

Jahrelang waren Ernährungsexperten und Autoren populärer Diätbücher auf der Suche nach dem Heiligen Gral der perfekten Ernährung, das heißt, des perfekten Verhältnisses zwischen Kohlehydraten, Proteinen und Fett. Am Ende herrscht allerdings ein wissenschaftlicher Konsens, der bestätigt, was ich schon immer praktiziert habe: Es kommt nicht so sehr auf den exakten Prozentsatz der Kalorien an, sondern eher auf die Qualität der Kalorien. Wobei die Gesamtzahl der konsumierten Kalorien natürlich wichtig ist. (Wenn Sie pflanzliche Kost in den von mir empfohlenen Portionen zu sich nehmen, müssen Sie keine Kalorien zählen. Einige Ernährungsexperten bezeichnen das als »nicht diätetische Ernährungsmethode.«) Als medizinische Anthropologen die Ernährung von indigenen Völkern aus der ganzen Welt untersuchten, stellten sie fest, dass einige sich sehr kohlehydrathaltig ernähren (Wurzelgemüse und Obst) und andere sehr fettreich (Nüsse und Fleisch), wobei das keinen Unterschied zu machen schien. Was diese traditionellen Völker gemeinsam hatten, war die Tatsache, dass sie kein Übergewicht kannten und nicht an ernährungsbedingten Alterskrankheiten litten, die die meisten von uns irgendwann bekommen: Herzkrankheiten, Typ-2-Diabetes, Fettleibigkeit.

Was machen die heutigen, noch existierenden Naturvölker und unsere steinzeitlichen Vorfahren richtig, was wir so falsch machen? Wie Ian Spreadbury, ein brillanter Wissenschaftler der kanadischen Queen's University in einem vor kurzem publizierten einflussreichen Aufsatz schrieb, scheint der größte Unterschied darin zu bestehen, dass die Naturvölker ihre Kohlehydrate – die hauptsächliche Energiequelle des Körpers – in Form von Samenkörnern, Pflanzen und Früchten aufnehmen.[17] Wir modernen Menschen mahlen die Körner zu Mehl und raffinieren den natürlichen Zucker aus Zuckerrohr, Zuckerrüben und Mais zu hochkonzentriertem weißen Zucker. In diesem industriellen Verarbeitungsprozess geht der Großteil der Ballaststoffe verloren; dafür bekommen wir hochkalorige und schnell verdauliche Nahrungsmittelbomben.

Spreadbury nennte diese Kohlenhydrate »zelllos«, weil die Zellwände der Pflanzen im Rahmen der Verarbeitung zerstört wurden, bevor wir sie kochen oder verzehren. Als Folge werden sie schnell verdaut und vom Körper absorbiert und treiben den Blutzucker sowie den Insulinspiegel in die Höhe, was – wie in Kapitel 1 besprochen – zu einer systemischen Entzündung und Gewichtszunahme führen kann. Spreadbury hat diese Idee in einer Messgröße festgehalten, die er als »Kohlehydrate-Dichte« oder auch »Energiedichte«, ähnlich der Glykämischen Last, bezeichnet hat, von der Sie vielleicht schon einmal gehört haben (siehe nachfolgender Kasten).

Die Nahrungsmittel-Messgrößen

Energiedichte: Messgröße für die Menge an Kohlehydraten in 100 Gramm eines bestimmten Nahrungsmittels. Zucker, Mehl und raffinierte Getreideprodukte haben eine hohe Energiedichte. Diese Messgröße entwickelt sich zu einer wichtigen Methode zur Bestimmung, ob ein Nahrungsmittel Entzündungen und Fettleibigkeit begünstigt.

Glykämischer Index (GI): Messgröße für die Geschwindigkeit, mit der der Blutzucker nach dem Verzehr eines bestimmten Nahrungsmittels ansteigt. Technisch ausgedrückt lässt sich damit schätzen, wie viel jedes Gramm eines verfügbaren Kohlehydrats (gesamte Kohlehydrate minus Ballaststoff) in einem Nahrungsmittel nach dessen Verzehr den Blutzuckerspiegel ansteigen lässt, im Vergleich zum Verzehr reiner Glukose, die einen GI von 100 besitzt.

Glykämische Last (GL): Leitet sich aus dem GI ab und gilt weithin als nützlichere Messgröße als der GI, da sie den tatsächlichen Kohlehydratanteil des Nahrungsmittels berücksichtigt, was der GI nicht macht. Einige Obstsorten – zum Beispiel Wassermelone – haben einen hohen GI, aber eine geringe GL. Je niedriger die GL, desto besser!

Was heißt das in der Praxis? Reispuffer aus braunem Reis wirken so gesund und gewichtsfreundlich, weil sie pro Stück nur rund 70 Kalorien haben, von denen die meisten allerdings Kohlehydrate sind. Das heißt, Reispuffer aus braunem Reis haben eine hohe Energiedichte. Eine Süßkartoffel mittlerer Größe hat ungefähr 100 Kalorien und ist ebenfalls reich an Kohlehydraten, aber sie enthält viele Ballaststoffe und Wasser, so dass ihre Energiedichte um einiges geringer ist. *Eine geringe Energiedichte ist besser*, weil es länger dauert, bis die Kohlehydrate in Blutzucker aufgespalten sind. Einige beliebte Diäten verbannen Obst, weil es ziemlich viel Zucker enthält. Doch selbst Ananas, das Paradebeispiel einer hoch glykämischen Obstsorte, hat eine geringere Energiedichte als ein Bratling aus braunem Reis, weil sie überwiegend aus Ballaststoff und Wasser besteht.

Nun verstehen wir auch eine wichtige Harvard-Studie aus dem Jahr 2011, die ergab, dass der ausgiebige Konsum bestimmter Nahrungsmittel, wie zum Beispiel Kartoffelchips und Pommes frites, ein sicheres Rezept für Gewichtszunahme ist.[18] Die Junkfood-Liebhaber verschlangen »dichte Kohlehydrate«, und das zeigte sich an ihren Rettungsringen.

Wenn Nahrungsmittel mit einer hohen Energiedichte auf meiner schwarzen Liste also ganz oben stehen, verteufele ich nicht allgemein alle Kohlehydrate. Wie ich im nächsten Kapitel ausführlicher erklären werde, enthalten die nicht stärkehaltigen Gemüsesorten, die die Eckpfeiler der Swift-Diät bilden, ballaststoffreiche Kohlehydrate (und viel Wasser). Was rigoros aus dem Speiseplan gestrichen werden sollte, sind die schnell verdaulichen, industriell verarbeiteten Nahrungsmittel mit einer hohen Energiedichte. Ich glaube, die meisten von uns haben akzeptiert, dass ein Keks oder Frühstückszerealien aus Getreide, aus denen alles Nahrhafte herausraffiniert wurde und die Tonnen von Zucker enthalten, nicht die ultimative Weisheit einer gesunden Ernährungsweise sind, und zwar weder für das Mikrobiom noch für irgendein anderes Körpersystem. Wie sieht es jedoch mit den Vollkornprodukten aus, zum Beispiel leckeres Mehrkornbrot, das Sie im Supermarkt oder in einem Reformhaus kaufen? Zugegeben, die ballaststoffreichen Getreidekeime und ihre Schale, die im Mehl enthalten sind, machen dieses Brot zu einer besseren Wahl als das luftige, weiche Weißbrot. Das Mehl selbst ist aber – um es mit Spreadburys Worten zu sagen – »zelllos« und seine Energiedichte ist hoch, daher wird auch Vollkornbrot schnell verdaut und absorbiert.

Das Swift-Fazit: Vollwertige Nahrungsmittel wie Gemüse, Obst und Hülsenfrüchte, deren Zellwände intakt sind, sind »gute Kohlehydrate« mit einer geringen Energiedichte. Sie brauchen keinen GL/GI-Rechner neben Ihrem Teller; vermeiden Sie einfach alle verarbeiteten, raffinierten Kohlehydrate. Das Bewusstsein für die richtigen Kohlehydrate und die Beachtung ihrer Qualität (geringe Energiedichte) sowie der richtigen Menge (nicht zu viel und nicht zu wenig), ist der erste Schritt auf dem Weg zu einem gesunden Gewicht!

Die Insulin-Connection

Von den drei Makronährstoffen, die unsere Ernährung ausmachen – Kohlehydrate, Fett und Proteine – regen nur die Kohlehydrate den Körper in erheblichem Maße zur Produktion von Insulin an. Das sind die Hormone, die den Zucker vom Blut in die Körperzellen begleiten, wo er in Energie umgewandelt und verbrannt oder als Fett gespeichert wird. Sowohl Proteine als auch Fette lassen sich in Energie umwandeln, aber sie haben unterschiedliche Aufgaben. Der Körper verwendet Proteine, um die Zellen zu bilden, die eine Struktur darstellen (Organe, Muskeln, Knochen), und die Zellen (Enzyme, Hormone etc.), die die ganze Show dirigieren. Fett ist der Rohstoff für die Zellmembranen und bestimmte Hormontypen.

Für die meisten Menschen gilt, dass sie mit einer Veränderung ihrer Ernährung die größten Resultate erzielen, wenn sie leere Kohlehydrate (hohe Kohlehydrate-Dichte) durch gute Kohlehydrate ersetzen. In anderen Worten: wenn sie die industriell verarbeiteten, raffinierten Kohlehydrate durch ballaststoffreiche, unraffinierte Kohlehydrate ersetzen. So können sie mit einem Schlag die Kalorien reduzieren, die sie ihrem Körper zuführen, und die Insulinmenge senken, die ihr Körper produzieren muss, um diese Kalorien in Energie umzuwandeln. Das Ergebnis: eine effektivere Kalorienverbrennung, so dass weniger Kalorien als Fett gespeichert werden. Ein Beispiel: Eine Harvard-Studie, bei der die Ernährung von fast zweitausend Costa Ricanern untersucht wurde, ergab, dass der Ersatz einer Portion Bohnen durch eine Portion weißen Reis pro Tag das Risiko der Entwicklung des Stoffwechselsyndroms (Diabetes-Vorstufe) um 35 Prozent senkt.[19]

Erinnern Sie sich daran, wie die Gewichtszunahme traditionell erklärt wurde: Man nimmt zu, wenn dem Körper mehr Kalorien zugeführt werden, als er verbrennt. Inzwischen hat sich herausgestellt, dass Nahrungsmittel mit einer hohen Energiedichte eine Gewichtszunahme begünstigen, indem sie außerdem beeinflussen, wie effizient wir die Kalorien verbrennen. Im Jahr 2012 veröffentlichte mein Freund Dr. David Ludwig vom Bostoner Kinderkrankenhaus in der Fachzeitschrift *The Journal of the American Medical Association* die Ergebnisse einer beeindruckenden Studie, in deren Rahmen drei Testgruppen untersucht wurden, nachdem sie in einer ersten Phase 10 bis 15 Prozent ihres Körpergewichts verloren hatten.[20] Dr. Ludwig ließ die Gruppen drei unterschiedliche Diäten durchführen, die allesamt die gleiche Zahl an Kalorien enthielten. Die Gruppe, deren Teilnehmer die nach konventioneller Auffassung gesunde Kost aßen, die viele Kohlehydrate aus Vollkornprodukten enthielt, verbrannten weniger Kalorien pro Tag als die Testpersonen der Gruppe, deren gering glykämische Kohlehydrate zumeist aus Hülsenfrüchten und Gemüse stammten, und die Testpersonen der Gruppe, die eine kohlehydratarme Diät auf Basis von Proteinen und Fett verfolgten. (Die letztgenannte Gruppe erzielte die besten Ergebnisse, aber Dr. Ludwig hatte gesundheitliche Bedenken gegen die aggressive Reduzierung von Kohlehydraten, weil das eine zu einseitige Ernährung mit viel Proteinen und Fett bedeutet. Darauf gehe ich in Kürze näher ein.) Die Ergebnisse lassen vermuten, dass Menschen, die sich hauptsächlich von Getreideprodukten ernähren – auch wenn es Vollkornprodukte sind –, ein größeres Risiko aufweisen, mühselig verlorene Pfunde schnell wiederzugewinnen. Und das passiert leider den meisten Menschen. Traurig, aber wahr.

Der staatliche Gesundheitssektor wacht diesbezüglich nur langsam auf. Die Ernährungsempfehlungen »My Plate« des US-Landwirtschaftsministeriums aus dem Jahr 2011 raten immer noch dazu, die tägliche Ernährung zu 30 Prozent aus Getreideprodukten zu bestreiten. Das ist eindeutig zu viel, wenn Sie auf eine gesunde Verdauung und ein gesundes Gewicht achten wollen oder müssen. Vergleichen Sie diese Empfehlung jedoch mit der Nahrungspyramide, die die Regierungsbehörde 1992 veröffentlichte. Die unterste und damit breiteste Stufe der Pyramide machten damals Getreideprodukte aus, und zwar jede Form von Getreide, wobei die Empfehlung sechs bis elf Portionen Brot, Frühstücksflocken, Nudeln und Reis pro Tag lautete!

Die Empfehlungen für deutsche Verbraucher sehen ähnlich aus: Auch der DGE-Ernährungskreis der Deutschen Gesellschaft für Ernährung (www.dge.de) empfiehlt 33 Prozent Kohlehydrate aus Getreideprodukten und 33 Prozent Obst und Gemüse. Die Ernährungsempfehlungen für Frankreich lauten ein bis zwei Portionen Fleisch oder Fisch *pro Tag*. Lediglich die Schweiz empfiehlt, Obst und Gemüse den meisten Platz in der Nahrungspyramide einzuräumen.

Die Darmflora unter dem Mikroskop

Lassen Sie uns das Ganze auf mikroskopischer Ebene betrachten. Wenn wir uns so ernähren, dass wir viele Nahrungsmittel mit einer hohen Energiedichte zu uns nehmen, überfüttern wir den Dünndarm, in dem der Zucker aufgespalten und über die Darmwand in die Blutbahn geschickt wird. Wenn wir zu schnell zu viel Zucker konsumieren, lösen wir Insulinschübe und Heißhunger auf noch mehr Zucker aus. Und das führt zur Gewichtszunahme. Allerdings ist das noch nicht alles: Darüber hinaus enthalten wir unserem Körper die ballaststoffreiche pflanzliche Kost, die die Darmflora zu ihrem Erhalt benötigt. Stephen O'Keefe, Gastroenterologe an der Universität von Pittsburgh, bezeichnet das als »ein Verhungern mitten im Überfluss«. Wie im ersten Kapitel erwähnt, nimmt die Zahl der Bifidobazillen und der Lactobazillen in unserem Darm ab, wenn sie nicht genug Nahrung bekommen, so dass sie nicht genug organische Säuren fermentieren können, die die Darminnenwand auskleiden und schützen und auf diese Weise den Verdauungstrakt vom übrigen Körper abschirmen. (Ein führender Mikrobiom-Forscher der Universität von Stanford, Justin Sonnenburg, fand heraus, dass die guten Bakterien so hungrig werden können, dass sie die Darminnenwände angreifen!)[21] Wenn weniger organische Säuren produziert werden, verändert sich der ph-Wert des Darms, was das Wachstum schädlicher Bakterien und Pilze begünstigt. Mikroskopisch kleine Partikel dieser Bakterien und Pilze gelangen durch die angegriffene Darmwand, geraten in die Blutbahn und verursachen eine systemweite Entzündung. Und dies wiederum kann sowohl Insulinresistenz und Gewichtszunahme verursachen als auch Ermüdung sowie eingeschränkte geistige Leistungsfähigkeit.

Darmdurchlässigkeit ist wahrscheinlich die bestuntersuchte Form der Mikrofettleibigkeit, allerdings betrachten Wissenschaftler darüber hinaus noch eine ganze Reihe an Wegen, über die bestimmte Bakterientypen das Gewicht beeinflussen können. Zum Beispiel hat man festgestellt, dass bestimmte Bakterientypen auf effizientere Weise eine höhere Zahl an Kalorien aus der Nahrung ziehen können, als andere. Menschen, die also über mehr Bakterien dieses Typus verfügen, sind anfälliger für eine Gewichtszunahme.

Die Paläo-Perspektive

Laut Forschern wie Leach und Sonnenburg wird es uns umso besser gehen, je mehr unser Verdauungstrakt dem Verdauungstrakt von heutigen Naturvölkern ähnelt und je mehr Energie wir daraus beziehen, dass die Darmbakterien die Ballaststoffe unserer Nahrung aufspalten und fermentieren. Paläo-Wissenschaftler schätzen, dass unsere Vorfahren mindestens 70 Gramm Ballaststoffe pro Tag zu sich nahmen – das ist deutlich mehr, als die derzeitige staatliche Ernährungsempfehlung vorsieht – und rund 30 Prozent ihrer Kalorien aus der Fermentierung im Darm bezogen. Aus Studien über die heute noch existierenden Naturvölker wissen wir zudem, dass ihr Verdauungssystem keine der Entzündungen oder Gewichts- und Gesundheitsprobleme erzeugt, die mit den modernen hoch raffinierten Nahrungsmitteln, der bequemen Fertig- und Halbfertigkost und den Instantprodukten einhergehen. Um nur ein Beispiel aus der Forschungsliteratur zu nennen: Eine von Dr. O'Keefe durchgeführte Studie brachte die große Vielfalt an Darmbakterien, die sich bei Menschen aus ländlichen Regionen Afrikas finden, im Vergeich zu der wesentlich geringeren Vielfalt an Darmbakterien bei Testpersonen einer Vergleichsgruppe an Afroamerikanern mit einer erheblich höheren Rate an Darmkrebs in Verbindung.[22]

An diesem Punkt fällt Ihnen vielleicht die Paläo-Diät ein, die in ihren verschiedenen Varianten viel Interesse und einen lebhaften Buchabsatz erzeugt hat. Die Paläo-Diät muss wissenschaftlich noch genau untersucht werden, aber einige kleinere klinische Studien haben bereits ansehnliche Resultate erzielt, was die Reduzierung des Bauchfetts und die Senkung des Risikos von Herz-Kreislauf-Erkrankungen angeht. Theoretisch bin ich dafür. In der Praxis empfehlen viele der modernen Verfechter der Paläo-Diät allerdings riesige Fleischportionen. Da die heutigen Paläo-Experten keine so kreativen Experimentierer sind wie ihre steinzeitlichen Vorfahren, verlassen sie sich oft in erster Linie auf tierische Eiweiße, um den Mangel an Kalorien auszugleichen, der mit dem Verzicht auf Getreideprodukte einhergeht. Vor einigen Jahren änderten zwei führende Wissenschaftler, die dazu beigetragen hatten, die Paläo-Diät populär zu machen, ihre bisherige Haltung und sagten, eine echte Paläo-Pyramide hätte vor allem Obst und Gemüse zur Grundlage, und kein Fleisch.[23] Und wie ich gleich erklären werde, kann zu viel Fleisch zu Verdauungs- und anderen Gesundheitsproblemen führen. Die Swift-Diät ist »flexitarisch«, das heißt, sie enthält reichlich pflanzliche Kost, ergänzt durch eine begrenzte Menge an tierischen Proteinen und Vollwertgetreide wie Quinoa und Buchweizen, die eine angenehme Vielfalt an Geschmack, Konsistenz und Nährwert bieten. Vielleicht interessiert es Sie zu erfahren, dass der größte Teil der jüngeren anthropologischen Detektivarbeit ergeben hat, dass die Steinzeitmenschen selbst nur eine begrenzte Menge an Hülsenfrüchten und Körnern aßen. Sie ernährten sich hauptsächlich von gestampften wildwachsenden Gräsern.

Eine Frage des Zeitpunkts

Genau betrachtet ist das Problem mit der hohen Energiedichte eine Frage der Zeitplanung. Unsere getreidebasierte Landwirtschaft ist erst rund zehntausend Jahre alt. Das an sich ist kein Problem für die Mikrobiota, weil sie sich in wenigen Tagen an jedwede Nahrung anpasst. Allerdings stellt sie ein Problem für den menschlichen Stoffwechsel dar, der in vielen hunderttausend Jahren der ballaststoffreichen Ernährung kein System entwickelt hat, das mit den Abfallstoffen aus Vollkornbagels und »Lean Cuisine« umgehen kann. Vielleicht dauert das noch einmal zehntausend Jahre. In der Zwischenzeit müssen wir unsere Ernährung ein wenig umstellen, um unsere Gesundheit zu erhalten und überschüssige Pfunde loszuwerden. Und diese Umstellung beginnt mit dem Verzicht auf industriell verarbeitete Nahrungsmittel mit einer hohen Energiedichte.

Nr. 2: Zucker: Die weniger süße Wahrheit

Zucker ist der absolute Renner, was Energiedichte angeht. Er liefert dem Körper blitzschnell Energie und wird im Gegensatz zu komplexeren stärkehaltigen Nahrungsmitteln sehr schnell abgebaut. Das Ergebnis ist Stoffwechselchaos:

- Zucker senkt den Energiepegel

- Zucker löst Heißhunger auf noch mehr Zucker und Süßigkeiten aus
- Zucker beeinträchtigt das Immunsystem
- Zucker liefert den Stresshormonen Nahrung
- Zucker begünstigt die Bildung von Fettreserven
- Zucker lässt den Cholesterin- und Triglyzeridspiegel ansteigen
- Zucker stört die Insulinregulierung
- Zucker beeinträchtigt die gesunde Verdauung

Und Zucker findet sich überall und in allen Varianten: Normaler Zucker (Saccharose) und die ultrasüße industrielle Version – der fruktosereiche Maissirup – finden sich in so gut wie jedem industriell verarbeiteten Nahrungsmittel des Landes.[24] Der amerikanische Pro-Kopf-Zuckerkonsum beträgt 21 Kilo Fruktose pro Jahr; das entspricht 18 Kilo Tafelzucker. Im Schnitt nehmen wir pro Tag rund 15-20 Teelöffel Zucker zusätzlich zu uns. Dieser zusätzliche Zucker beeinträchtigt unseren Stoffwechsel auf vielfältige Weise. Er wird mit Bluthochdruck, einem erhöhten Blutfettspiegel und Insulinresistenz in Zusammenhang gebracht. In Rahmen einer Studie, die im Februar 2014 in dem Fachjournal *JAMA Internal Medicine* vorgestellt wurde, berechneten Harvard-Forscher, dass Menschen, die mehr als 21 Prozent ihrer täglichen Kalorienmenge aus zusätzlichem Zuckerkonsum beziehen, im Vergleich zu Menschen, die wengier als 10 Prozent ihrer Kalorien aus Zucker beziehen, ein doppelt so hohes Risiko aufweisen, an einer Herzkrankheit zu sterben. Dennoch lechzt unsere Gesellschaft weiterhin nach Zucker. Dieselbe Studie schätzte, dass der amerikanische Bürger generell rund 15 Prozent seiner täglichen Kalorien aus zusätzlichem Zucker bezieht.

Süßes Wissen

1. Machen Sie sich mit der Terminologie vertraut. Die chemische ID der meisten Zuckersorten endet auf »ose«: Dextrose, Galaktose, Glukose, Fruktose, Laktose, Maltose, Mannose, Sukrose.
2. Wenn Sie genau hinsehen, werden Sie verschiedene Tarnungen von Zucker entdecken. Um auf den Lebensmitteletiketten den versteckten Zucker

zu finden, müssen Sie sich mit den offensichtlichen und weniger offensichtlichen »Decknamen« vertraut machen, hinter denen er sich verbirgt:
Agavennektar, Roggenmalz, Rübenzucker, Zuckerrohrmelasse, brauner Zukker, Zuckerrohrsaft, Zuckerrohr, Karamel, Carobsirup, Kastorzucker, Kokoszucker, Puderzucker, Maissirup, Dattelzucker, Demerarazucker, Dextrin, ver-
dampfter Zuckerrohrsaft, Fruktose, Fruchtsaftkonzentrat, Glukosesirup,
fruktosereicher Maissirup, Honig, Invertzucker, Malzsirup, Maltodextrin,
Ahornsirup, Melasse, Rohzucker, Reissirup, Zuckerrübensirup und Turbina-
do- oder Rohrohrzucker.

3. Übersetzen Sie die Zahlen. Achten Sie auf die Gesamtzahl an Gramm Zukker pro Portion und übersetzen Sie sie in Teelöffel, um eine bessere Vorstellung der Menge zu erhalten. Die nackte Wahrheit lautet, dass 4 Gramm
Zucker einem Teelöffel entsprechen. Zum Beispiel bedeuten 28 Gramm
Zucker in einer Portion Frühstückszerealien sieben Teelöffel!

4. Werden Sie zu einem versierten Etikettenleser und misstrauen Sie den
Angaben. Zuckerangaben sind trügerisch. Zum einen unterscheiden die
Angaben zum Nährstoffwert nicht zwischen natürlichem Zucker und
industriell zugesetztem Zucker. Ein Beispiel ist ungesüßter Naturjoghurt
ein Produkt, das von Haus aus rund 15 Gramm Zucker enthält, dem aber
kein weiterer Zucker zugesetzt wurde. Die 15 Gramm Zucker stammen aus
der Laktose – Milchsäure –, die ein natürlicher Bestandteil des Produkts
ist. Zwar empfehle ich, die gesamte Zuckerzufuhr zu senken, aber Sie
sollten mit dem weitgehenden Verzicht auf industriell verarbeitete
Nahrungsmittel mit ihren Bergen an industriell zugesetztem Zucker
beginnen.

5. Vorsicht vor Zuckeralkoholen beziehungsweise Polyolen. Diese süßen Zu-
satzstoffe sind oft in »zuckerfreien« Kaugummis, Bonbons, Zahnpflege-
produkten und Medikamenten enthalten. Auf sie kann ein Reizdarm besonders empfindlich reagieren. Hier einige der häufig enthaltenen Zuckersorten dieser Art: Erythrit, Glycerol, hydriertes Stärkehydrosylat, Isomalt,
Lactit, Maltit, Mannit, Polydextrose, Sorbit und Xylit.

6. Vorsicht auch mit pflanzlichen Süßstoffen, wie zum Beispiel Stevia, Lo Han Guo, Mirakelfrucht (auch Wunderbeere genannt) und zahllosen anderen, die auf dem wachsenden Süßstoffmarkt angepriesen werden. Stevia zum Beispiel, das zwar als natürlicher Süßstoff beworben wird, liefert einen Zuckerschub, der um das Dreihundertfache süßer ist als regulärer Zucker. Am besten entwöhnen Sie Ihre Geschmacksknospen von zu viel Zucker, als zu einer industriell verarbeiteten pflanzlichen Alternative zu greifen.

Der Zuckerschub

Diese ernüchternden Statistiken über den nationalen Zuckerkonsum machen ein riesiges Problem deutlich: Zucker kann süchtig machen. Sie halten das für eine Übertreibung? Mein Freund Kelly Brownell, der vor kurzem zum Dekan des Studienprogramms Public Policy der Duke University ernannt wurde, glaubt das nicht. Er entwickelte die bekannte Yale-Food-Addiction-Skala und vergleicht die Sucht nach industriell stark verarbeiteten Nahrungsmitteln mit anderen potenziell pathologischen Süchten wie Sex- oder Spielsucht (yaleruddcenter.org/resources/upload/docs/what/addiction/foodaddictionscale09.pdf). Dr. Robert Lustig, Endokrinologe an der University of California, San Francisco, der die Wirkung von Zucker auf das Gehirn und den Darm untersucht, vertritt die Auffassung, die Regierung solle Zucker genauso regulieren wie Alkohol und Tabak, da Zucker genau wie Alkohol und Tabak dieselben Belohnungszentren im Gehirn aktiviere.[25] In beiden Fällen könne ein exzessiver Konsum katastrophale Folgen haben.

Ob es die Kunden meiner privaten Praxis oder die Teilnehmer meiner Workshops sind, stets ist das Verlangen nach Süßem das größte Hindernis. Ich habe viele Kunden, die ihr gesamtes Leben als Erwachsene einen harten Kampf gegen Übergewicht gefochten haben und nach nur *einer Woche* reiner Ernährung den Heißhunger auf Süßes loswurden. Wenn Sie aufhören, überzuckerte Nahrungsmittel zu konsumieren, hört auch das Verlangen danach auf.

Um die physiologischen Gründe, aus denen Menschen sich schlecht ernähren, besser zu verstehen, führte Dr. David Ludwig ein einfallsreiches Experiment durch, das im Jahr 2013 veröffentlicht wurde.[26] Er verabreichte einer Gruppe von zwölf Teilnehmern bei zwei verschiedenen Gelegenheiten Milchshakes mit zwei unterschiedlichen Rezepturen. Die Testpersonen glaubten, beide Shakes schmeckten ihnen gleich gut, ihre Gehirne spiegelten jedoch etwas anderes wider. Der Hirnscan zeigte nach dem Konsum des Milchshakes, der den Süßstoff mit dem höheren glykämischen Index enthielt, einen Anstieg der Aktivität in den Hirnbereichen, die den Heißhunger und die Belohnung regulieren. Das steht im Einklang mit früheren Studien, die ergaben, dass das Lustzentrum des Gehirns stärker aufleuchtet, wenn einer Testperson ein Stück Schokoladenkuchen präsentiert wird, als wenn ihr ein Teller mit Gemüse angeboten wird. Diese Aktivierung fiel bei übergewichtigen Menschen noch deutlicher aus. Es überrascht auch nicht, dass der süßere Milchshake entsprechende Auswirkungen auf den Stoffwechsel hatte. Vier Stunden nach dem Konsum des Milchshakes war der Blutzuckerspiegel der Testpersonen stark gesunken und die Testpersonen fühlten sich hungriger, als wenn sie den Milchshake mit dem geringen glykämischen Index getrunken hätten.

All das ist letztlich überhaupt keine Überraschung. Über viele hunderttausend Jahre haben wir uns als eine Spezies weiterentwickelt, die die relativ wenigen Quellen an unverarbeitetem Zucker in der Natur – Früchte, Wurzeln und Honig – als Nährstoffschutz gegen das Verhungern suchten. Unser Appetit auf Zucker ist uns von der Evolution einprogrammiert. Wie der ehemalige Beauftragte der amerikanischen Lebensmittelbehörde Food and Drug Administration (FDA), Dr. David Kessler, in seinem Buch *The End of Overeating* beschreibt und der mit dem Pulitzerpreis ausgezeichnete Reporter Michael Moss in *Salt Sugar Fat* noch erweitert hat, hat sich die Lebensmittelindustrie diese unsere Anfälligkeit zunutze gemacht, um uns stark zuckerhaltige Getränke, Kekse und Cracker im Wert von vielen Milliarden Dollar zu verkaufen.

Fruktose und Sukrose: Die bitteren Fakten

Zucker in Form von Fruktose (Fruchtzucker) findet sich in einigen der gesündesten Nahrungsmittel, die die Natur zu bieten hat: Früchte, Wurzelgemüse und Honig. Im Körper verhält sich Fruktose anders als der andere wichtige Zucker, die Glukose. Wenn Fruktose verdaut wird, gelangt sie direkt in die Leber, ohne den Körper zur Produktion von Insulin anzuregen, und das ist üblicherweise gut. Das eigentliche Problem mit Fruktose ist, dass sie das Potenzial besitzt, den sensiblen Darm zu irritieren. Fruktose gehört zu der Gruppe an Kohlehydraten, die die Darmbakterien *zu gut* nähren können – darauf gehe ich an späterer Stelle in diesem Kapitel noch ausführlicher ein. In der Pflanzenwelt tritt die Fruktose in Obst stets gemeinsam mit Glukose auf. Bestimmte Früchte, zum Beispiel Feigen, Äpfel und Birnen, sind jedoch reich an Fruktose, enthalten aber relativ wenig Glukose. Sie können im Darm überfermentiert werden und ein Reizdarmsyndrom verstärken. Das wird als Fruktoseintoleranz oder Malabsorption bezeichnet.

Richtig hässlich wird es jedoch, wenn die im Mais enthaltene Fruktose industriell zu stark fruktosehaltigem Maissirup verarbeitet und verarbeiteten Nahrungsmitteln und Getränken zugesetzt wird. In dieser konzentrierten, hochkalorigen, von ihren verdauungsentschleunigenden Ballaststoffen befreiten Form und um alle gesundheitsfördernden Nährstoffe beraubt, wird die Fruktose zum Feind. In der Leber wird sie zumeist in Fett umgewandelt, was den Cholesterin- und Triglyzeridspiegel im Blut ansteigen lässt – ein Prozess, den die Wissenschaftler als *Lipogenese* bezeichnen. Bei rund sieben Millionen Amerikanern führt das zu einer Fettleber. In einer kleinen klinischen Studie zeigte sich, dass die Testpersonen, die den hoch fruktosehaltigen Maissirup konsumierten, mehr Bauchfett ansetzten, als die Testpersonen, die die gleiche Kalorienmenge in Form von Glukose zu sich nahmen.[27] Die Forschungsarbeit von Dr. Lustig und Dr. Richard Johnson der University of Colorado weist darauf hin, dass stark fruktosehaltiger Maissirup auch auf andere Weise zur Gewichtszunahme beiträgt. Er stört das Leptin, ein Sättigungshormon, das von unseren Fettzellen produziert wird und dem Gehirn mitteilt, wenn der Sättigungsgrad erreicht ist und wir genug gegessen haben. Andere Wissenschaftler argumentieren, auch Tafelzucker verwirre unsere Hungersignale.[28] Ein schwacher Trost. Unbestreitbar ist, dass zugesetzter Zucker, Fruktose oder Sukrose, der in Erfrischungsgetränken, Sportgetränken und gesüßten Tees enthalten ist, eine doppelt negative Wirkung hat. Zum einen fördert er die Leptinresistenz, die dazu führt, dass wir kein Sättigungsgefühl entwickeln, und zum anderen werden flüssige Kalorien in jeder Form vom Körper nicht so exakt registriert wie Kalorien in fester Form. Wir kompensieren sie bei unserer nächsten Mahlzeit nicht effektiv. Außerdem versetzt Fruchtsaft, der zwar nahrhafter ist als ein Erfrischungsgetränk oder eine Flasche gesüßter Eistee, dem Körper einen vergleichbaren Zuckerschub. Wenn Obst beim Auspressen seiner Ballaststoffe beraubt wird, bleibt flüssiger Zucker übrig. Wenn Sie also Fruchtsaft trinken, dann empfehle ich »homöopathische Dosen« – das heißt nur geringe Mengen und am besten mit Wasser oder Mineralwasser verdünnt. Lassen Sie die Zahlen für sich sprechen. Zwischen 1965 und 2002, einem Zeitraum, in dem der Prozentsatz von übergewichtigen und fettleibigen Amerikanern rasant anstieg, verdoppelte sich auch der Prozentsatz an Kalorien, die wir täglich in Form von gesüßten Getränken konsumierten, und zwar von 11,8 auf 21 Prozent.[29]

Ich fordere Sie nicht auf, sich für ihre Lust auf Süßes zu schämen; sie diente unseren Vorfahren zum Überleben. Ehren Sie sie, aber mäßigen Sie Ihren Konsum. Wie Sie sehen werden, enthält die Swift-Diät keine verarbeiteten Nahrungsmittel mit künstlich zugesetztem Zucker, da diese den Appetit auf noch mehr Zucker anregen und unser Geschmacksempfinden für natürlich süße Nahrungsmittel verderben. Das tun übrigens auch kalorienarme oder kalorienfreie künstliche Süßstoffe. Erstens gibt es keinerlei Belege dafür, dass sie zum Gewichtsverlust beitragen. Eine Studie aus dem Jahr 2013 ergab, dass Ratten, die mit Joghurt gefüttert wurden, der entweder Saccharin oder Aspartam enthielt, mehr an Gewicht zunahmen, als Vergleichsratten, deren Joghurt mit normalem Zucker gesüßt war.[30]

Arrivederci, Süßstoffe!

Nachfolgend eine Übersicht über die in der EU zugelassenen Süßstoffe:

Süßstoff	Süßkraft	Lebensmittelkennung
Acesulfam-Kalium (synthetisch)	ca. 200x süßer als Zucker	E-950
Aspartam (synthetisch)	ca. 200x süßer als Zucker	E-951
Aspartam-Acesulfam-Salz (synthetisch)	ca. 350x süßer als Zucker	E-962
Cyclamat (synthetisch)	ca. 40x süßer als Zucker	E-952
Neohesperidin (natürlich)	ca. 400-600x süßer als Zucker	E-959
Saccharin (synthetisch)	ca. 600x süßer als Zucker	E-954
Sucralose (synthetisch)	ca. 500-600x süßer als Zucker	E-955
Steviosid (natürlich)	250-300x süßer als Zucker	E-960
Thaumatin (natürlich)	ca. 2.500x süßer als Zucker	E-957

Quelle: Deutsche Gesellschaft für Ernährung, www.dge.de

Die Tatsache, dass sich die Zahl an Amerikanern, die künstliche Süßstoffe verwenden, zwischen 1987 und 2000 verdoppelt hat – derselbe Zeitraum, in dem der durchschnittliche Taillenumfang der amerikanischen Bürger drastisch zunahm –, gibt mir nicht das Vertrauen, dass die Täuschung des Geschmackssinns mithilfe von chemischen Stoffen eine gute Abnehmstrategie ist. Die Nahrungsmittelsicherheit ist in diesem Zusammenhang ein noch größeres Thema. Eine Studie aus dem Jahr 2013, die von einem Forscher des National Institutes of Health mitinitiiert wurde, ergab, dass der beliebte Süßstoff Splenda (Sukralose) Stoffe absondert, die bei Erhitzung das berüchtigte krebserregende Dioxin erzeugen! Bei Ratten reduzierte Splenda überdies die guten Darmbakterien.[31]

Die Umerziehung der Geschmacksknospen beginnt mit dem, was ich als »Zuckerauszeit« bezeichne. Wir ersetzen die weiße Gefahr durch intensive Aromen von Früchten, Kräutern und Gewürzen, seien sie ätherisch wie Rosmarin und Thymian oder süß wie Zimt und Vanille (aber mit wundervoll wenigen Kalorien). Auch Chai, gewürzter indischer Tee, ohne zusätzlichen Zucker, ist eine beruhigende süße Alternative.

Nr. 3: Fette: Schlecht und schwer verdaulich

Die Betrachtung von Nahrungsmittelfetten hat sich seit den Tagen, in denen Ärzte und Ernährungsgurus *wussten*, dass sie die großen Übeltäter sind, die Herzkrankheiten und Gewichtszunahme verursachen, radikal gewandelt. Der Staatsfeind Nummer eins, die gesättigten Fettsäuren, sind zumindest teilweise rehabilitiert; dafür geraten massenproduzierte Pflanzenöle wie Canolaöl und Maisöl, die bis vor kurzem als gesunde Alternativen zur an gesättigten Fettsäuren reichen Butter galten, zunehmend in die Kritik.

Die Fettfamilie

Gehen wir einen Schritt zurück. Fettsäuren, die Bausteine der Fette, die wir zu uns nehmen, treten in drei Haupttypen auf: einfach ungesättigt, mehrfach ungesättigt und gesättigt. Diese Bezeichnungen beziehen sich auf die chemische Struktur der Fette, das heißt, die Art und Weise, wie der Wasserstoff in der Fettsäure mit der Kohlenstoffkette verbunden ist. Wir wollen uns hier aber nicht mit Biochemie aufhalten. An dieser Stelle wollen wir uns auf die Frage konzentrieren, ob und wann eine Veränderung des Fettkonsums angebracht ist. Im folgenden Kapitel werden Sie dann mehr über Fett im Zusammenhang mit Ernährung erfahren.

- Einfach ungesättigte Fettsäuren finden sich reichlich in Oliven, Olivenöl, Avocados, Erdnüssen und den meisten Nüssen und Samen/Kernen sowie den daraus gewonnenen Ölen.

- Mehrfach ungesättigte Fettsäuren sind in einer Reihe von pflanzlichen Nahrungsmitteln und in Fischen enthalten, die sich von Pflanzen (Algen) ernähren. Zwei Familien dieser ungesättigten Fettsäuren, Omega 3 und Omega 6, werden als »essenzielle« Fettsäuren bezeichnet, weil unser Körper sie nicht selbst produzieren kann. Wir müssen sie daher mit der Nahrung aufnehmen. (Gesenkter Daumen für alle massenerzeugten Omega-6-überladenen Pflanzenöle.)

- Gesättigte Fettsäuren finden sich in hohen Konzentrationen in tierischen Nahrungsmitteln, zum Beispiel Fleisch und Milchprodukten, sowie in tropischen Ölen, zum Beispiel Kokosöl, Palm- und Palmkernöl.

- Transfette sind natürlicherweise in kleinen Mengen in einigen tierischen Nahrungsmitteln enthalten, sowie in sehr großen Mengen in industriell verarbeiteten Nahrungsmitteln, zum Beispiel in »teilgehärteten« Ölen wie Mais- und Sojaöl, die mit Wasserstoff versetzt werden, um ihre Haltbarkeit zu verlängern. (Gesenkter Daumen für industrielle Transfette!)

Wie Ihr Bauch auf (gesättigte) Fette reagiert

Die Lektion aus der neuen Mikrobiom-Forschung bestätigt nur, was eine alte Ernährungsweisheit schon sagt: alles in Maßen.[32] Ja, wir können gesunde Fette wie Omega-3-Fette und ungesättigte Fette loben, und das mache ich im nächsten Kapitel. Alle Mikrobiom-Studien zeigen jedoch immer wieder, dass vor allem Nahrungsmittelfette, und hier besonders tierische Fette, das Reizdarmsyndrom fördern.[33] Und das geschieht folgendermaßen: Von diesem Fett ernähren sich einige potenziell schädliche Bakterien, die den Dünndarm besiedeln. Diese zumeist negativen Bakterien besitzen eine Außenmembran, die einige sehr unangenehme

Moleküle beziehungsweise Endotoxine enthalten (soll heißen, körpereigene Gifte). Wenn sich diese Bakterien aufgrund des Konsums schlechter Fette und Nahrungsmittel mit einer hohen Kohlehydrate-Dichte stark vermehren, dringen Fragmente dieser Membran durch die Wand des Dünndarms und gelangen in die Blutbahn, wo sie eine entzündliche Reaktion auslösen, die zur Insulinresistenz und Gewichtszunahme führen kann.

Die Forschung hat gezeigt, dass die Darmflora von Menschen, die große Mengen an gesättigten Fetten zu sich nehmen, sowie von fettleibigen Menschen, zum größten Teil aus diesen gramnegativen Bakterien besteht, die diese entzündungsauslösenden Endotoxine produzieren.[34] Eine Studie ergab, dass der Verzehr von 300 Kalorien in Form von Sahne – das ist rund das Sechsfache der Menge, die eine Tasse Kaffee enthält, die Zahl dieser Bakterien sprunghaft ansteigen ließ.[35] Das heißt nicht, dass ein geringes Maß an gesättigten Fetten in Ihrer Ernährung schlecht ist; tatsächlich brauchen wir eine bestimmte Menge an gesättigten Fetten, um die Zellmembranen intakt zu halten. Der exzessive Konsum ist, was den Darm vergiftet.

Einige Wissenschaftler vermuten inzwischen, dass die Ernährung möglicherweise das Risiko einer Herzerkrankung beeinflusst – und zwar vor allem durch die Art und Weise, wie sie sich auf die Zusammensetzung der Mikroben in unserem Darm auswirkt. Dieses Jahr postulierte eine Gruppe italienischer Wissenschaftler, »der Weg zu einem gesunden Herzen führt vermutlich durch eine gesunde Darmflora.«[36] Und was das herkömmliche Argument betrifft, gesättigte Fette verursachten Herzkrankheiten, weil sie den Cholesterinspiegel im Blut erhöhen, soll nur so viel gesagt sein, dass zahlreiche ältere Forschungsergebnisse neu untersucht wurden und es inzwischen keinerlei Konsens darüber gibt, welche Mengen an gesättigten Fetten beziehungsweise Cholesterin zur Entwicklung von Herzkrankheiten beitragen.[37] Egal wie das abschließende Urteil ausfällt, ist Ihr Fetthaushalt in Ordnung, wenn Sie sich nach der Swift-Diät ernähren, die wenig gesättigte tierische Fette und in ausgewogenem Maße gesunde Fette enthält, über die ich im nächsten Kapitel ausführlicher sprechen werde.

Massenproduzierte Pflanzenöle

So wie die menschliche Zivilisation gelernt hat, die Kalorien wilder Gräser zu Mehl zu konzentrieren, hat sie auch gelernt, das Fett aus Pflanzen zu pressen und daraus Öl zu gewinnen. Wir achten höchstwahrscheinlich auf die Menge Olivenöl, die wir über unseren Salat gießen, aber wir achten nicht auf die Ströme an massenproduziertem Pflanzenöl – zumeist Soja- und Maisöl –, das in industriell verarbeiteten Lebensmitteln enthalten ist und das in den USA ungefähr 12,7 Milliarden Kilo ausmacht. Trotz all der Energie, die der staatliche Gesundheitssektor auf die Warnungen vor den Gefahren gesättigter tierischer Fette verwendet hat, sind Pflanzenöle, vor allem besagtes Soja- und Maisöl, wahrscheinlich die größere Gefahr für unsere Gesundheit.

Das Problem ist das Ungleichgewicht zwischen Omega 6, dass wir mit diesen Ölen in großen Mengen aufnehmen, und Omega 3, das vor allem in Süßwasserfisch, Wild und einigen Nüssen und Samen vorkommt. Heute konsumieren wir, anders als unsere steinzeitlichen Vorfahren, weitaus mehr Omega-6-Fett als Omega-3-Fette. Und wie immer, wenn sich unsere Ernährung zu weit von unserer ursprünglichen, Jahrtausende alten Ernährungsform entfernt, ist das Ergebnis eine entzündliche Reaktion. Die Natur hat diese beiden Fette so eingerichtet, dass sie sich gegenseitig kontrollieren. Ein übertriebener Konsum von Omega-6-Fetten führt dazu, dass sich die Fettsäuren in entzündungsfördernde Hormone verwandeln, die den Darm irritieren und eine Gewichtszunahme begünstigen.[38]

Es kommt aber noch schlimmer. Damit die an Omega-6-Fetten reichen Pflanzenöle nicht ranzig werden, sei es in der Flasche oder in verarbeiteten Nahrungsmitteln wie Chips und Industriebackwaren, pumpt die Lebensmittelindustrie Wasserstoff in die Öle, wodurch Transfette entstehen. Diese können das überschüssige Cholesterin im Blut »bewaffnen« und dessen Umwandlung in arterienverstopfende Ablagerungen – sogenannte Plaque – begünstigen. Anders als bei gesättigten Fetten hat unser Körper nicht gelernt, mit Transfetten umzugehen; der Prozess der Teilhärtung wurde erst zu Beginn des 20. Jahrhunderts erfunden. Und alles deutet darauf hin, dass Transfette der menschlichen Physiologie auf vielfältige Weise schaden können. Zwar ist die genaue Kausalität noch nicht bestimmt, aber es lässt sich eine enge Verbindung zwischen dem Konsum von Transfetten und einem erhöhten Krankheitsrisiko nachweisen. In der viel beachteten Nurses' Health

Study (1˙), zeigte sich, dass ein Anstieg des Konsums von Transfetten um 2 Prozent das Risiko einer Herzerkrankung um alarmierende 93 Prozent ansteigen ließ!

Die Probleme mit Soja- und Maisöl beginnen lange, bevor die Pflanzen in den Lebensmittelfabriken verarbeitet werden. Die überwiegende Mehrheit dieser Kulturpflanzen wurde genetisch modifiziert, um den andernfalls toxischen Mengen an Pestiziden zu widerstehen. Wir konsumieren nun regelmäßig Pflanzen, die bestimmte Proteine enthalten, denen das Humansystem noch nie zuvor ausgesetzt war, bevor die Industrieagrarwirtschaft sich daran machte, die Natur zu »verbessern«. Wie hoch das Gesundheitsrisiko genau ist, das von genmodifizierten Anbaupflanzen ausgeht, ist Thema wissenschaftlicher Debatten. Aus Gründen der Gesundheit, des Gewichts und auch aus jedem anderen erdenklichen Grund, den ich mir vorstellen kann, rate ich dazu, auf diese Art industriell verarbeitete Nahrungsmittel sowie genmodifizierte Nahrungsmittel allgemein ganz zu verzichten. Werfen Sie einen eingehenden Blick auf die Gentechnik-Einkaufsliste von Greenpeace (http://195.202.179.11/staytuned/NORMALE/IMGS/gentechnik_einkaufsliste.pdf).

Nr. 4: Problematische Proteine

Die Verdauung von Proteinen nimmt mehr Stoffwechselenergie in Anspruch als die Verdauung von Fett oder Kohlehydraten, daher erzielt man mit eiweißbasierten Diäten im Vergleich zu anderen Diäten oft einen größeren kurzfristigen Erfolg. Dr. Ludwig hat festgestellt, dass der Stoffwechsel bei einer eiweißbasierten Diät sogar noch nach der Verdauung einer Mahlzeit weiterarbeitet. Über die Gründe dafür können wir derzeit nur spekulieren. Ich empfehle daher jedem, Protein *aus pflanzlichen Quellen* zu essen, zum Beispiel aus Hülsenfrüchten, sofern der eigene Körper diese Verdauungsherausforderung gut bewältigt. (Zu diesem Thema komme ich gleich.)

Ursprünglich galten eiweißreiche Diäten als nierenbelastend, der derzeitigen Theorie zufolge gilt das jedoch nur als problematisch, falls jemand unter einer eingeschränkten Nierenfunktion leidet. Protein aus einer oder zwei Portionen hoch-

---

(1˙) Umfassende und bedeutende Langzeitstudie der Harvard Medical School in Boston über die menschliche Gesundheit mit Schwerpunkt auf der Gesundheit von Frauen und deren Krebsrisiko. (Anm. d. Übers.)

wertigem Geflügel oder Fisch pro Tag ist in Ordnung. Fettes rotes Fleisch ist aus gesundheitlicher Perspektive jedoch heikel, und das hat natürlich mit dem Mikrobiom zu tun.

Fleisch: Gift für den Stoffwechsel?

Die Forschungsliteratur enthält zahllose Studien über die Ernährungs- und medizinische Historie unterschiedlichster Gruppen an Testpersonen und kommt zu dem beunruhigenden Schluss, dass Menschen, die viel rotes Fleisch verzehren, statistisch betrachtet eine geringere Lebenserwartung haben, als Menschen, die wenig rotes Fleisch essen. Denken Sie jedoch daran, dass diese Studien Korrelationen feststellen. Ihre Ergebnisse besagen, dass ein Verhalten und eine Bedingung im gleichen Zeitraum geschehen, aber das heißt nicht automatisch, dass zwischen beidem ein Kausalzusammenhang besteht. Und das Fleisch, das hier betrachtet wurde, war Standard. Die Tiere bekamen das übliche industriell verarbeitete Futter. Vielleicht wären die Ergebnisse bei hochwertigem Fleisch anders ausgefallen. Dennoch haben Wissenschaftler einige potenziell toxische Substanzen in rotem Fleisch gefunden, die zusammengenommen erklären, warum es im menschlichen Körper eine andere und schädlichere Wirkung entfaltet als Geflügel oder Fisch, und vor allem, warum es möglicherweise zu einem erhöhten Darmkrebsrisiko beiträgt.[39] Denn die Darmbakterien, die sich von Fleisch ernähren, verwandeln die im industriell verarbeiteten Fleisch enthaltenen Nitrite in potenziell karzinogene Substanzen. Wie sich herausstellt, können sie auch aus nicht verarbeitetem Fleisch schädliche N-Nitrosoverbindungen erzeugen.

Dämpfen und garen statt brutzeln und braten

Die Entdeckung, dass man Fleisch, Fisch und Geflügel kochen und braten kann, ist im Großen und Ganzen eine gute Sache für die Menschheit gewesen, weil sie dazu beigetragen hat, dass unser Gehirn an Größe zugenommen und uns vor zahllosen schädlichen Bakterien und Parasiten gerettet hat. Aber auch diese Erfindung hat einen Preis. Wenn wir Fleisch bei hohen Temperaturen erhitzen, setzen wir uns bösartigen chemischen Experimenten aus. Vor allem, wenn wir grillen oder braten, erzeugen wir eine potenziell karzinogene Familie an Substanzen, die als heterozyklische aromatische Amine (HCAs) bezeichnet werden. Außerdem erzeugen wir damit auch noch eine weitere Klasse an Molekülen, sogenannte Glykierungsendprodukte (AGEs) – Abfallstoffe, die entstehen, wenn sich bestimmte Stoffe im Fleisch mit Protein und Fett verbinden. Das ist ein natürlicher Prozess, der in uns und den Tieren stattfindet, die wir essen: Wenn Sie ein Stück Fleisch offen liegen lassen, dann verfärbt es sich nach einer Weile bräunlich – dank der Akkumulation von AGEs. Die Gelenksteife, die wir im Alter spüren, ist ein weiteres Beispiel. In unserem Bindegewebe lagern sich AGEs ab. Und wenn wir Fleisch verzehren, vor allem, wenn dieses bei großer Hitze gekocht oder gebraten wird, erhöhen wir den AGE-Spiegel in unserem Körper, womit die Anfälligkeit für Herzkankheiten, Demenz und Typ-2-Diabetes steigt. Wir beschleunigen damit unseren eigenen Altersprozess![40] (Rotes Fleisch weist einen höheren AGE-Gehalt auf als Geflügel, dessen AGE-Gehalt wiederum höher ist als der von Fisch. Durchwachsener Speck, der sogenannte Bacon, schießt hier in negativer Weise den Vogel ab.)

Die Lösung für die Probleme, die sowohl HCAs als auch AGEs darstellen, ist einfach: Ersetzen Sie Fleisch möglichst oft durch Fisch und reduzieren Sie die Kochtemperatur. Wenn Sie grillen, stellen Sie die Grilltemperatur niedriger und erhöhen Sie leicht die Grill-, Brat-, Back- oder Schmorzeit. Die Verwendung von Grillmarinade kann die Bildung von HCA um bis zu 96 Prozent senken. Und wenn Sie säurehaltige Zutaten wie Essig oder Zitrone für Ihre Marinade verwenden, können Sie die Bildung von AGEs reduzieren. Zubereitungsmetoden, die Wasser beinhalten, zum Beispiel Dampfgaren oder Pochieren sind noch sicherer. Kulinarische Medizin für die Heilmethode!

Die Kehrseite der Bakterien

Im Jahr 2012 machten die Darmbakterien Schlagzeilen, als Forscher der Cleveland Clinic einen brandneuen Risikofaktor für die Entwicklung von Herzkrankheiten entdeckten. Die Bakterien fermentieren zwei Nährstoffe, Karnitin und Cholin, die beide in rotem Fleisch enthalten sind und in geringeren Mengen auch in Milchprodukten und Fisch, und verwandeln sie in den toxischen Stoff Trimethylaminoxid (TMAO). Ein hoher TMAO-Spiegel im Körper kann das Cholesterin im Blut »bewaffnen« und die Wahrscheinlichkeit einer Schädigung der Herzkranzgefäße erhöhen.

Ammonium ist eines der häufigsten Zersetzungsprodukte der Proteine im Darm, und ein zu hoher Ammoniumwert steht im Verdacht, die überaus wichtigen Zellen zu schädigen, die die Darmwand auskleiden. Dies könnte zur Erklärung der hohen

Darmkrebsrate in westlichen Ländern beitragen und die niedrigeren Darmkrebsraten in Gegenden erklären, in denen die Menschen eine breitere Vielfalt an pflanzlichen Ballaststoffen und weniger Fleisch essen. Nüchtern betrachtet, ist es dem Mikrobiom egal, was wir essen. Es reagiert auf jede verdauungstechnische Herausforderung, mit der wir es konfrontieren. Aber wenn wir die falschen Bakterien mit der falschen Nahrung füttern, spüren wir die Konsequenzen. Tatsächlich zeigte eine brandaktuelle Studie vielversprechende erste Ergebnisse bei der Behandlung von Typ-2-Diabetes mit veganer Ernährung oder, wie es die italienischen Wissenschaftler beschrieben, einer makrobiotischen Diät ohne tierisches Eiweiß.[41] Die Forscher führen die erzielten Verbesserungen auf die prebiotischen Ballaststoffe der makrobiotischen Ernährung zurück, die das Gleichgewicht der Darmflora verbesserten.

Antibiotika in Fleischrindern

Für einige von uns hat das Schädlichste, das wir mit dem Verzehr von Hamburgern zu uns nehmen, nichts mit Protein und alles mit der Art und Weise der industriellen Fleischverarbeitung zu tun. Achtzig Prozent der Antibiotika in den USA werden an Tiere verfüttert oder ihnen injiziert, was zur wachsenden Krise antibiotikaresistenter Krankheiten beitragen könnte – in welchem Maße, weiß allerdings niemand. Laut der amerikanischen Seuchenschutzbehörde Center for Disease Control and Prevention sterben jedes Jahr rund 23.000 Menschen an Krankheiten, die auf antibiotikaresistente Bakterien zurückzuführen sind. Die Fleischproduzenten betrachten die routinemäßige Gabe von Antibiotika als billige Methode, um zu verhindern, dass Rinder, Schweine, Hühner und Truthähne krank werden, wenn sie in ihren Ställen zusammengepfercht sind und Körner fressen, die mit ihren eigenen Exkrementen kontaminiert sind. Der Industriebegriff dafür ist CAFO (Konzentrierte Tierfütterung). Diese regelmäßigen niedrigen Antibiotikadosen fördern auch die Gewichtszunahme bei Rindern, was Ihnen zu denken geben sollte, wenn Sie bei dem ersten Anzeichen einer Grippe an Antibiotika denken. Es gibt sogar einige interessante Forschungsergebnisse, die darauf hinweisen, dass sich die Stresshormone, die diese Tiere in ihrem kurzen, unglücklichen Leben produzieren, auf die Menschen auswirken, die deren Fleisch verzehren. Denken Sie immer daran, dass wir in gewisser Hinsicht das sind, was die Tiere fraßen und wie sie gehalten wurden!

Stimmen Sie mit der Gabel ab

Abgesehen davon, dass die Art und Weise, wie die meisten Tiere in diesem Land gehalten und geschlachtet werden, ein dringendes Problem der öffentlichen Gesundheit darstellt, ist sie zudem ein moralisches und ökologisches Desaster. Die Mehrheit der Kulturpflanzen, die in den USA angebaut werden, dienen ausschließlich als Viehfutter – das meiste davon sind genmodifizierter Mais und Sojabohnen. Die Metangase, die das Vieh produziert, sowie ihre Exkremente, tragen in erheblichem Maße zum Klimawandel bei. Gleichzeitig werden die Wälder, die als »grüne Lungen« fungieren und die Treibhausgase absorbieren und damit dem Klimawandel entgegenwirken, in großem Stil abgeholzt, um Platz für Viehweiden zu machen oder für Farmen, die die Pflanzen anbauen, mit denen das Vieh gefüttert wird. Alles Wissenswerte zu diesem Thema können Sie auf der Website http://www.bund. net/themen_und_projekte/landwirtschaft/lebensmittelpolitik/fleischatlas/?pk_ campaign=Mitglieder&pk_kwd=Massentierhaltung nachlesen.

Das ist kein schönes Bild. Allerdings können Sie es Mahlzeit für Mahlzeit mit Ihren Kaufentscheidungen verbessern. Um Fleisch aus artgerechter Tierhaltung zu kaufen, besuchen Sie die Website www.neuland-fleisch.de und achten Sie auf das Neuland-Gütesiegel, wenn Sie Fleisch kaufen. Das Fleisch ist magerer, und weil die Tiere mit Gras und nicht mit Körnern gefüttert werden, ist der Omega-3-Gehalt des Fleisches höher. Nach meiner persönlichen Überzeugung können und sollten wir uns in erster Linie von pflanzlicher Kost ernähren – nicht nur zum Wohl Ihres Mikrobioms und Ihrer Gesundheit insgesamt, sondern auch zum Wohle unseres Planeten. Im Kern des Konzepts des »Nährens« steht die Erweiterung unseres Aufmerksamkeitsradars von »ich« zu »wir.« Anders ausgedrückt: Stimmen Sie mit der Gabel ab.

Nr. 5: Gluten (und andere) Reizstoffe in Getreide

Der Ausdruck Gluten stammt aus dem Lateinischen (*gluten* = Leim) und wie er vermuten lässt, verleiht Gluten Getreideprodukten die vertraute kaufeste Konsistenz. Zwar könnten Pizzabäcker ihren Teig ohne Gluten kaum so kneten und ziehen, bis er die klassische Pizzaform hat, dennoch ist Gluten keineswegs unverzichtbar, und das ist ein Glück, weil es dem Körper und Bauch eine Menge Probleme verursacht.

Laut (konservativen) Statistiken leidet 1 Prozent der Amerikaner an Zöliakie, einer schweren Form der Glutenunverträglichkeit. Weitere 6 Prozent leiden an einer Nicht-Zöliakie-Glutensensivität (NCGS), was darauf hinweist, dass Gluten ein großes Problem darstellt. Nach meiner Erfahrung, die zahlreiche Kollegen teilen, fühlen sich viele unserer Kunden besser und sehen auch besser aus, wenn sie auf Gluten verzichten. Bei der explosionsartigen Verbreitung von glutenfreien Nahrungsmitteln, die in den letzten Jahren auf den Markt gekommen sind, sowie einer zunehmenden Bekanntheit glutenfreier Vollkorngetreidesorten wie Amaranth, Buchweizen und Quinoa sowie den vertrauteren wie wildem Reis und (zertifiziert glutenfreien) Getreideflocken – ausgenommen Weizen, Roggen und Gerste – ist eine glutenfreie Ernährung kein so großes Opfer mehr.

Vor langer Zeit

Die Gluten-Story beginnt wie viele Detektivgeschichten der Ernährung mit der Agrarrevolution vor rund 10.000 Jahren. Als die Steinzeitfrau begann, gemahlene Weizenkörner oder Mehl zu essen, nahm sie neben den stärkehaltigen Kohlehydraten, die die meisten Kalorien enthalten, Proteine auf, die in der Pflanze zum Zwecke des Pflanzenwachstums gespeichert waren. Weil sich der menschliche Darm in der Entwicklungsgeschichte des Menschen bis zu diesem Zeitpunkt nicht so weiterentwickelt hat, dass er mit Gluten umgehen konnte, konnte die Steinzeitfrau es nicht vollständig verdauen, und 10.000 Jahre später können das viele von uns immer noch nicht.

In den vergangenen 40 Jahren hat die moderne Agrarwirtschaft die traditionelle Weizenpflanze selektiv zu ihrer heutigen Version hochgezüchtet, das heißt, sie ist kürzer, widerstandsfähiger und ertragreicher. Der Anteil an Gluten ist dabei entweder größer geworden, oder seine Reaktionsfähigkeit im Körper hat zugenommen. Oder beides. Darüber wird nach wie vor diskutiert. Offensichtlich ist, dass unsere Gesellschaft insgesamt mehr Weizen und Getreide allgemein konsumiert, was eine Herausforderung für den Darm und die Gesundheit insgesamt darstellt. Im selben Zeitraum büßte der Darm der amerikanischen Bevölkerung aufgrund schlechter Ernährung, des ständigen Konsums geringer Dosen an Antibiotika sowie aller Gründe, die ich am Ende des ersten Kapitels aufgezählt habe, an Widerstandsfähigkeit ein. Alles zusammen hat zur aktuellen Zöliakie-Epidemie und verwandten Verdauungsstörungen geführt.

Gluten und die Mikrobiota

Die Wissenschaftler feilen noch an den Details, aber es sieht so aus, als spiele die Mikrobiota für die Gluten-Weizen-Allergie eine maßgebliche Rolle.[42] In unseren ersten Lebensjahren tragen die Darmbakterien dazu bei, unser sich in der Entwicklung befindliches Immunsystem dazu zu erziehen, zwischen Freund und Feind zu unterscheiden. Eine Entbindung per Kaiserschnitt oder eine erste Ernährung mt Flaschenmilch statt Muttermilch oder häufige Antibiotikatherapien können allesamt dazu beitragen, dass die Darmflora nicht die nötige Vielfalt entwickelt, um das Immunsystem des Darms richtig »einzustellen«, damit es nicht auf Substanzen wie Gluten überreagiert. (Erinnern Sie sich an die Geschichte meiner eigenen Gluten-Überempfindlichkeit aus dem ersten Kapitel. Ich hatte, was ein schlechtes Mikrobiom betraf, einen echten Dreier gelandet!)

Wir wissen, dass die Zöliakie und verwandte Störungen eine genetische Komponente haben. Die Gene allein bieten jedoch keine hinreichende Erklärung. Es ist wahrscheinlich, dass eine dysbiotische oder unausgewogene Mikrobiota dazu beitragen kann, die »stillen« Gene, die für die Reaktion auf Gluten verantwortlich sind, in jeder Lebensphase zu mobilisieren. Eine Darminfektion kann die Verdauungsökologie stören. Oder, wie bereits besprochen, eine Ernährung, die hauptsächlich aus industriell verarbeiteten Nahrungsmitteln besteht, bietet den Bakterien, die die Darmwand schützen, nicht genug Nährstoffe, so dass die Darmwand durchlässig wird. Das führt dazu, dass Mikroben oder Nahrungsproteine in die Blutbahn geraten, wo sie eine entzündliche Reaktion des Immunsystems auslösen können.

Zöliakie und »das Spektrum«

Was wir sicher wissen, ist, dass sich die Epidemie der Gluten-Unverträglichkeit am besten als ein Spektrum an miteinander verbundenen Störungen betrachten lässt. Dazu gehört die Zöliakie, die Nicht-Zöliakie-Glutensensivität (NCGS) sowie Weizenallergien und -überempfindlichkeiten. Nachfolgend wollen wir jede einzelne dieser Intoleranzen näher untersuchen.

Die Zöliakie ist seit der Antike unter diesem Namen bekannt und ihre Symptome wurden damals schon eingehend studiert. Allerdings entdecken die Ärzte erst Mitte des vergangenen Jahrhunderts, dass das in der Nahrung enthaltene Gluten bei einigen Menschen Verdauungstörungen verursacht – Verstopfung, Durchfall,

Blähungen und Unterleibsschmerzen – und die Fähigkeit des Darms beeinträchtigt, Nährstoffe aufzunehmen.

Außerdem wurde festgestellt, dass die Zöliakie, genau wie rheumatische Arthritis und Typ-1-Diabetes, eine Autoimmunerkrankung ist; das heißt, aus bisher unbekannten Gründen greift das Immunsystem den eigenen Körper an. Im Falle der Zöliakie reagiert das Immunsystem heftig auf Gluten und verwandte Proteine in Weizen, Roggen und Gerste. Es entwickelt Antikörper, die nicht nur die vermeintlich feindliche Gluten-Proteine angreifen, sondern auch die darmeigene Verdauungsmaschinerie – die Mikrovilli im Dünndarm.

Nicht–Zöliakie–Glutensensivität (NCGS)

Doch wie sieht es mit meiner Kundin Susan und anderen aus, die unter ähnlichen Problemen leiden? Susans Zöliakie-Test war negativ; es fanden sich keine Gluten-Antikörper und eine Endoskopie ergab keine Schädigung der Mikrovilli. Befand sie sich, wie ihr Arzt vermutete, einfach im Irrglauben, Gluten sei verantwortlich für ihre Beschwerden? Wie die medizinische Wissenschaft vor kurzem festgestellt hat, lautet die Antwort nein. In den vergangenen Jahren haben führende Gastroenterologen, wie Dr. Alessio Fasano des MassGeneral-Kinderkrankenhauses und Dr. Umberto Volta der Universität von Bologna, Forschungsergebnisse veröffentlicht, die unser Verständnis dieser Form der Glutenintoleranz verbessert haben.

Sowohl bei der Zöliakie als auch bei NCGS tritt Gluten ins System ein und versetzt den Darm in Aufruhr. Im Falle der Zöliakie fühlt sich das Immunsystem derart bedroht, dass es nach schwerer Artillerie schreit und Antikörper produziert, die Amok laufen und eine Autoimmunstörung verursachen. Nicht so das NCGS. Hier sind es die Immunzellen des Darms selbst, die auf das Gluten reagieren und die Ausschüttung von Vielzweck-Immunzellen auslösen – Cytokine genannt –, die in der Blutbahn zirkulieren und überall, wo sie auftauchen, Entzündungen hervorrufen.

Oft ist der Darm betroffen – denken Sie an Susans Reizdarm-ähnliche Symptome –, aber gelegentlich machen sich die Beschwerden nicht in der Verdauung bemerkbar, sondern außerhalb des Darms, zum Beispiel in Form von Gelenkschmerzen, Hautproblemen wie Ekzemen, Insulinresistenz und der häufigen hormonellen Störung PCOS (polyzystisches Eierstocksyndrom). Dr. Fasano sagt dazu: »Das

Verdauungssystem ist kein Las Vegas. Was im Darm passiert, bleibt nicht im Darm.« Wenn man bedenkt, dass die Insulinresistenz einer der Haupttreiber für Gewichtszunahme (und übrigens auch für PCOS) ist, überrascht es nicht, dass viele meiner glutenintoleranten Kunden auch wegen ihrer Gewichtsprobleme zu mir kommen.

Sie erinnern sich aus dem vergangenen Kapitel, dass das Gehirn und der Darm eng miteinander verknüpft sind und im ständigen Dialog stehen, der von Hormonen und Neurotransmittern geführt wird. Die NCGS-getriebene Entzündung kann diese Kommunikation stören und zu Anomalitäten in der Hirnfunktion führen, die als Depression oder Angstzustände empfunden werden. Es gibt verschiedene Hinweise darauf, dass hinter geistigen Störungen wie Autismus, Aufmerksamkeitsstörung und Hyperaktivität (ADHS) sowie Schizophrenie möglicherweise eine Glutenintoleranz steckt. Einige Theoretiker, zum Beispiel der Neurologe David Perlmutter, Autor des Buches *Grain Brain*, glauben, glutenbedingte Entzündungen förderten den altersbedingten Verlust kognitiver Fähigkeiten und sogar das Auftreten der Alzheimer-Krankheit. Die Hinweise sind nicht abschließend; alle diese Erkenntnisse sind mitten in der Enwicklung begriffen.

Egal, wie der weitere Verlauf aussieht, wissen wir nun, dass die häufigere Form der Glutenintoleranz keine »Zöliakie Light« ist. Menschen, die von Zöliakie betroffen sind, leiden mit Sicherheit unter einer schwerwiegenden Darmschädigung und können daher die benötigten Nährstoffe nicht richtig aufnehmen. Doch auch NCGS kann dazu führen, dass Vitamine und Mineralien nicht richtig aufgenommen werden, was zu Symptomen führt, die sich an jeder Stelle des Körpers äußern können. Nach den Worten der maßgeblichen amerikanischen Autorität auf dem Gebiet der Zöliakie, Dr. Tom O'Bryan, ergab eine umfangreiche schwedische Studie, die »glutenbedingte Störungen« untersuchte, dass Menschen mit NCGS – einer entzündlichen Reaktion ohne sichtbare Darmschäden und ohne Gluten-Antikörper – ein im Vergleich zu Zöliakie-Patienten 72 Prozent höheres Risiko aufwiesen, jung zu sterben![43] Die Zahlen sind alarmierend, aber die Heilung ist einfach – lassen Sie einfach das Gluten weg.

Weizenallergien und Überempfindlichkeiten

Gluten ist jedoch nicht das einzige Allergen! Einige Forscher haben inzwischen den Verdacht, dass ein erheblicher Prozentsatz der Menschen, deren Symptome bei einer glutenfreien Ernährung verschwinden oder sich zumindest bessern, nicht auf Gluten reagiert, sondern auf andere Komponenten der Weizenpflanze. (Weizen hat schätzungsweise 95.000 Gene, rund das Fünffache der menschlichen Gene; es gibt also viele Kandidaten.)

Wir wissen, dass zumindest eine Handvoll dieser Nicht-Gluten-Proteine bei einigen Menschen eine allergische Reaktion auslösen kann. Eine allergische Reaktion unterscheidet sich von chronischen Autoimmunkrankheiten wie Zöliakie. Wie ich an späterer Stelle dieses Kapitels noch ausführlicher beschreiben werde, werden andere Immunzellen aktiviert, und das üblicherweise viel schneller. Oft lösen sie innerhalb von Sekunden oder Minuten nach Verzehr des betreffenden Nahrungsmittels eine Reaktion aus. Zwar können diese Symptome gefährlich und sogar lebensbedrohlich sein, aber sie lassen sich üblicherweise relativ schnell durch einen vollständigen Verzicht auf das allergieauslösende Nahrungsmittel beseitigen.

Eine Weizenallergie kann von der Reaktion des Körpers auf irgendeine andere Weizenkomponente ausgelöst werden, zum Beispiel durch schnell fermentierende Kohlehydrate mit der Bezeichnung Fruktane. Hier ist das Immunsystem nicht direkt betroffen. Reizdarm-ähnliche Symptome können auftreten, wenn man Nahrungsmittel wie Weizen konsumiert, die für einen empfindlichen Darm schwer zu verdauen sind. Mehr über diese potenziell problematischen Kohlehydrate – Ballaststoffe wie die Fruktane und Zuckerformen wie die Laktose – an späterer Stelle in der Liste an feindlichen Stoffen.

Viele Probleme, eine Lösung

Als klinische Expertin ist meine Praxis so etwas wie ein lebendes Labor. Ich bin Zeugin dramatischer Verbesserungen und sogar der völligen Beseitigung verschiedener Symptome gewesen, sobald Gluten und glutenhaltige Getreide aus dem Speiseplan gestrichen wurden. Manchmal tritt diese Besserung oder Heilung über einen Zeitraum von mehreren Monaten auf, manchmal schon nach kurzer Zeit – nach wenigen Wochen oder sogar Tagen. Die Speisepläne, die ich in Kapitel 7 vorstelle, und die Rezepte aus Kapitel 8 sollten diesen Wandel so einfach wie möglich machen.

Das hängt jedoch immer von den individuellen Umständen ab. Für Menschen, die an Zöliakie leiden, liegt die Heilung in einer penibel beachteten lebenslangen glutenfreien Ernährung. Jemand mit einer leichten Überempfindlichkeit möchte vielleicht ausprobieren (nach dem Vier-Wochen-Swift-Plan), wie viel Gluten sein Körper verträgt. »Urgetreide« mit einem geringeren Glutengehalt gewinnen zunehmend an Beliebtheit.

Und schließlich sollten Sie daran denken, dass wir bei der Swift-Diät nicht nur problematische Lebensmittel einschränken oder ganz auf sie verzichten, sondern – wie im nächsten Kapitel behandelt wird – vor allem gesunde »heilende« Nahrungsmittel (ich bezeichne sie als »MicroMenders«) zu uns nehmen, die uns und unseren Darm widerstandsfähiger machen, damit er besser mit potenziell problematischen Nahrungsmitteln umgehen kann.

Glutenbedingte Beschwerden

Glutenbedingte Beschwerden: Dachbegriff für ein breites Spektrum an Beschwerden und Symptomen, die von Gluten verursacht werden.

Zöliakie (auch einheimische Sprue und glutensensitive Enteropathie): eine abnormale Immunreaktion auf Gluten, die den Dünndarm beschädigt und die Nährstoffaufnahme beeinträchtigt.

Nicht-Zöliakie-Glutensensivität (NCGS): beschreibt die Anwesenheit von glutenbedingten Symptomen, die nicht die medizinischen Kriterien für eine Zöliakie erfüllen. Die Symptome können sich auf der Haut zeigen, im Nervensystem, im Darm oder in anderen Organen.

Nicht-Zöliakie-Weizensensitivität (NCWS): eine neue Diagnose für Symptome, die denen der NCGS ähneln, aber nicht von Gluten, sondern anderen in Weizen enthaltenen Proteinen ausgelöst werden.

Weizenallergie: eine allergische Reaktion auf diese Nicht-Gluten-Proteine im Weizen. Die Reaktion geht vom Immunsystem aus, das die Antikörper produziert, die die Proteine angreifen.

Gluten-Orientierung: Swift-Tipps

1. **Wo kommt Gluten vor:** Gluten ist in den folgenden Getreidesorten und Getreideprodukten enthalten (Mehl, Brot, Getreideflocken, Cracker, Nudeln etc.):

   Weizen: Bulgur, Couscous, Dinkel, Hartweizen, Einkorn, Emmer (Zweikorn), Grieß, Weizenschrot, Kamut (Khorasan-Weizen – ein natürlicher Hartweizenhybrid), Seitan (Weizenfleisch), Grünkern, gekeimter Weizen, Weizenkörner, Weizenkleie, Weizenkeime, Weizengras

   Roggen

   Gerste und Gerstenmalz

   Triticale (eine Kreuzung zwischen Weizen und Roggen)

2. **Aufgepasst:** Gluten kann in so gut wie jedem verarbeiteten Nahrungsmittel enthalten sein und sogar in solchen, in denen Sie es am wenigsten vermuten würden, zum Beispiel Malz, Sojasauce, natürliche und künstliche Aromen. Die Liste ist endlos! Und wenn Sie besonders empfindlich auf Gluten reagieren oder an Zöliakie leiden, müssen Sie auch Ihre Nahrungsmittelzusätze, Medikamente, Kosmetika und Artikel der persönlichen Hygiene überprüfen.

3. **Informieren Sie sich bei zuverlässigen Quellen:** Um herauszufinden, in welchen Produkten überall Gluten enthalten ist, überprüfen Sie zuverlässige Quellen, wie zum Beispiel die Liste der Deutschen Zöliakie Gesellschaft (DZG), www.dzg-online.de (für Mitglieder kostenlos) oder laden Sie sich die neueste App der DZG herunter, um eine ganz aktuelle Liste über alle versteckten Glutenquellen zu erhalten.

4. **Probieren Sie glutenfreie Vollwertgetreidesorten aus:** Nachfolgend eine Liste an glutenfreien Getreidesorten und Pseudogetreidesorten. Denken Sie aber daran, ihre jeweilige Vollkorn- beziehungsweise Vollwertversion zu kaufen (zum Beispiel zertifizierten glutenfreien Haferschrot statt Instant-Flocken):

   Amaranth

   Buchweizen (kasha)

Hafer (zertifiziert glutenfrei)

Hirse

Mais

Montina (indisches Reisgras)

Quinoa

Reis (alle Typen)

Sorghum

Teff

Wildreis

5. **Verzichten Sie auf glutenfreie Kommerzprodukte:** Der Markt für glutenfreie Produkte ist stark gewachsen. Wir geben Milliarden für glutenfreie Produkte aus, die aus der Nährwertperspektive höchst fragwürdig sind. Achten Sie darauf, dass Ihre glutenfreien Produkte den gleichen gesundheitlichen Lackmustest bestehen, den Sie auch an alle anderen Nahrungsmittel anlegen. Prüfen Sie den Nährstoffgehalt und alle sonstigen Angaben, um zu gewährleisten, dass Sie keine Produkte kaufen, die große Mengen Zucker, Salz und schädliche Fette enthalten.

6. **»Glutenfrei-Symbol«:** Die DZG führt das »Glutenfrei-Symbol« als eingetragenes Warenzeichen in Deutschland und vergibt es an nationale Hersteller und Vertriebe glutenfreier Lebensmittel. Bevor ein Lizenzvertrag abgeschlossen werden kann, ist eine Gluten-Analyse der betreffenden Produkte erforderlich (Quelle: www.dzg-online.de/informationen-zur-lizenzierung-bei-der-dzg.808.0.html).

Nr. 6: Laktose/Milchprodukte: Buttermilch

Die häufigste Nahrungsmittelintoleranz der Welt ist die Laktoseintoleranz. Laktose ist der Milchzucker, der in allen Milchprodukten enthalten ist, die aus der Milch von Kühen, Ziegen und Schafen hergestellt werden. Der Körper der meisten Menschen, einschließlich der meisten Amerikaner asiatischer Herkunft sowie der Afroamerikaner, produziert immer weniger Laktase – das Enzym, das zur Verdauung von Laktose nötig ist, sobald er von der Muttermilch entwöhnt ist.[44] Mit zunehmendem Alter tragen Nahrungsmittel, die Laktose enhalten, zu den bekannten Reizdarm-Symptomen bei: Unterleibsschmerzen, Blähungen, Verstopfung und Durchfall.

Eine nicht diagnostizierte Überempfindlichkeit gegenüber Laktose, Fruktose und Gluten ist die häufigste Ursache dieser Symptome, die den Gastroenterologen eine volle Praxis bescheren. Tatsächlich vermuten einige klinische Experten, dass die Glutenintoleranz oft den Boden für die üblicherweise weniger schwere Überempfindlichkeit gegenüber Laktose und anderen Nahrungsmittelelementen bereitet.[45] Sie erhöht das Risiko, dass Milchzuckerkomponenten durch den Dünndarm in den Dickdarm gelangen, dessen Bakterien diese in schädliche Nebenprodukte zersetzen. Diese Komponenten und ihre Stoffwechselnebenprodukte können aus dem Darm entweichen und in die Blutbahn gelangen und systemische Symptome wie Kopfschmerzen und Hirnnebel auslösen. (Einige Forscher sind allerdings vom Gegenteil überzeugt, nämlich dass eine Darmempfindlichkeit auf Nicht-Gluten-Stoffe in Milch, Weizen und bestimmten Früchten und Gemüsesorten fälschlicherweise für eine Glutenintoleranz gehalten wird.) Für den laktoseintoleranten Verbraucher ist die aufmerksame Lektüre der Inhaltsstoffe von Nahrungsmitteln, Nahrungsmittelzusätzen und Medikamenten ein Muss, um die möglicherweise in milchproduktbasierten Inhaltsstoffen lauernde Laktose zu vermeiden!

In den ersten zwei Wochen des Swift-Plans verzichte ich daher völlig auf Milchprodukte, führe sie aber in den folgenden Wochen allmählich wieder ein – einschließlich fermentierter Milchprodukte wie Joghurt und Kefir, die im Verlauf der Zeit die Widerstandsfähigkeit des Darms steigern können. Ich musste lächeln, als ich vor kurzem auf einen neuen Artikel stieß, der vom Nestlé-Forschungszentrum in der Schweiz stammte, in dem die These aufgestellt wurde, als die ersten sesshaften Stämme der Prähistorie in der Region, die wir heute als Naher Osten bezeichnen, Nutztierhaltung betrieben und entdeckten, wie man Milch zu Käse und Joghurt fermentiert, hätten sie ihre Därme effektiv mit den milchsäurereproduzierenden Bakterien versorgt, dank derer sich Milch leichter verdauen lässt.[46]

Nr. 7: Die FODMAP-Gang

Und nun der verzwickte Teil. Bestimmte ballaststoffreiche Obst- und Gemüsesorten, die uns dabei helfen, unsere Darmgesundheit zu erhalten, können bei manchen Menschen allerdings genau die Verdauungsstörungen auslösen, die sie eigentlich beseitigen sollen. Erinnern Sie sich an den berühmten Satz der Schauspielerin Mae West: »Zu viel von einer guten Sache kann wunderbar sein«? Nun, das gilt nicht, wenn Ihr Mikrobiom aus dem Gleichgewicht geraten ist.

Ungefähr im Jahr 2005 prägten zwei australische Ernährungswissenschaftler ein Akronym, das eine Sammlung an Ballaststoffen und Zuckerformen umfasst, die im Darm Beschwerden auslösen können, indem sie die Nahrung zu schnell und zu aggressiv fermentieren: FODMAP (»Fermentierbare Oligosaccharide, Disaccharide, Monosaccharide und Polysaccharide oder Polyosen«, und ja, es wäre praktischer gewesen, wenn daraus gleich FOODMAP – »Nahrungsmittelwegweiser« – geworden wäre.) Diese bakterielle Überfermentierung erzeugt eine unangenehme Menge Gas im Darm und die kann die Fähigkeit des Darms beeinträchtigen, den Wasserhaushalt des Körpers zu bewahren. Entweder es wird zu viel Wasser zurück ins System

---

Alles was Sie schon immer über FODMAPs wissen wollten

FODMAP bezieht sich auf kohlehydrathaltige Nahrungsmittel, die sich von den Darmbakterien leicht fermentieren lassen. Sie können Gase und Blähungen erzeugen oder deren Bildung unterstützen. Viele von ihnen liefern aber auch wichtige und nützliche präbiotische Ballaststoffe. Für die meisten Menschen ist der langfristige Verzicht auf diese Nahrungsmittel daher nicht ratsam.

Hinweis: »Saccharid« bedeutet Zucker.

F = Fermentierbar

O = Oligosaccharide (Fruktane und Galaktane)

D = Disaccharide (Laktose)

M = Monosaccharide (Fruktose und Galaktose)

A = und (engl. *and*)

P = Polysaccharide oder Polyosen (Zuckeralkohole): Isomalt (Zusatzstoffkennung E 953), Maltit (E 965), Mannit (E 421), Sorbit (E 420), Xylit (E 967)

geschickt, was zu Blähungen führt, oder in schwereren Fällen zu Durchfall. Oder es wird zu wenig Wasser zurückgeleitet, und das verursacht Verstopfung. Die Beschränkung von FODMAP-haltigen Nahrungsmitteln gewinnt zunehmend an Einfluss unter Ernährungsexperten und Gastroenterologen, und das aus gutem Grund. In einer umfangreichen Studie konnten mehr als 70 Prozent der Testpersonen ihre Reizdarmsymptome mithilfe einer FODMAP-armen Ernährung lindern.[47] Zu Beginn des Jahres 2014 erklärten führende Experten im Rahmen der Konferenz Gut Microbiota for Health World Summit in Florida, die traditionelle Betrachtungsweise des Reizdarmsyndroms als überwiegend psychologisch bedingte Störung müsse durch eine neue Betrachtungsweise ersetzt werden, die die Rolle der Darmflora in den Mittelpunkt stellt.

Nahrungsmittel mit einem hohen FODMAP-Anteil: Die Swift-Liste

Fruktosereiche Süßstoffe: fruktosereicher Maissirup, Agave, Honig

Zuckerfreie Produkte, die Polyosen/Zuckeralkohole enthalten: Kaugummi, Minzbonbons, Bonbons etc.

Glutenhaltige Getreidesorten und -produkte: Weizen, Roggen, Gerste

Obst: Äpfel, Birnen, Kirschen, Mangos, Nektarinen, Pfirsiche, Pflaumen, Wassermelone, Zwetschgen; Trockenfrüchte und Fruchtsäfte

Gemüse: Artischocken, Blumenkohl, Frühlingszwiebeln (nur der weiße Teil), Kaiserschoten, Knoblauch, Lauch, Pilze, Rosenkohl, Rote Bete, Sellerie, Spargel, Zuckererbsen, Zwiebeln

Nüsse: Cashewnüsse, Pistazien

Milchprodukte und Milchproduktalternativen: laktosehaltige Milch und Milchprodukte, Weichkäse, Sojamilch und Sojajoghurt

Getränke: Zichoriengetränke (Kaffeeersatz aus Zichorie, die reich an Inulinfasern ist), Rum

Sonstige: Inulin, Zichorie und andere Oligofruktosen und Galacto-Oligosaccharide – Zutaten, die Nahrungsmitteln und Nahrungsmittelzusätzen zugesetzt werden

Lassen Sie uns diese Liste näher betrachten. Zwei wichtige FODMAP-Kategorien – Laktose in Milchprodukten sowie Fruktose in stark fruktosehaltigem Maissirup und in Obstsorten wie Äpfel, Birnen und Wassermelonen, die einen besonders hohen Fruktosegehalt aufweisen – haben wir bereits besprochen. Nun kommen wir zu den Fruktanen, die mit der Fruktose verwandt sind, die in glutenhaltigen Getreidesorten wie Weizen, Gerste und Roggen enthalten sind. Sie stellen für uns kein Problem dar, weil wir sie bereits aus dem Swift-Speiseplan gestrichen haben.

Fruktane (Fruktoseketten) beinhalten allerdings auch die präbiotischen Ballaststoffe in Gemüsesorten, die unsere mikrobischen Partner im Darm nähren. Hier eine auszugsweise Liste dieser Gemüsesorten: Artischocken, Erbsen, Knoblauch, Rosenkohl und Zwiebeln. Die nächste Kategorie, die Galaktane, betreffen einige

---

FODMAP-Basics

1. Vermeiden Sie unbedingt den übelsten FODMAP-Kandidaten: stark fruktosehaltigen Maissirup.

2. Nahrungsmittel werden in der FODMAP-Welt in gering, mittel und hoch eingestuft, je nach der Menge der fermentierbaren Kohlehydrate, die sie enthalten.

3. Jeder Mensch reagiert anders auf FODMAP-Nahrungsmittel. Das gleiche Nahrungsmittel, das bei Ihnen Verdauungsstörungen auslöst, wird von Ihrer besten Freundin möglicherweise bestens vertragen.

4. Es kommt auf den gesamten »FODMAP-Gehalt« an. Eine geringe Menge an bestimmten Nahrungsmitteln mit einem hohen FODMAP-Gehalt ist möglicherweise kein Problem; allerdings kann sich die Häufung im Verlauf der Zeit als Problem erweisen.

5. Essen Sie Obst, wenn es gerade reif ist – weder unreif noch überreif.

6. Die Swift-Diät (erste und zweite Woche) verzichtet auf die FODMAPS, die sich bei meinen Kunden als besonders problematisch erwiesen haben.

Die FODMAP-Forschung kommt ständig zu neuen Erkenntnissen. Am besten laden Sie sich die FODMAP-App herunter: http://med.monash.edu.au/news/2012/fodmap-app.html und besuchen regelmäßig meine Website: kathieswift.com, um immer auf dem neuesten Stand zu sein.

weitere Nahrungsmittel, die unsere besten Freunde unter den Darmbakterien nähren: Hülsenfrüchte, wie zum Beispiel Linsen, schwarze Bohnen und Soja. Auf einige dieser Nahrungsmittel kommen wir im nächsten Kapitel zu sprechen. In den Swift-Plan werden sie unter Berücksichtigung der Empfindlichkeiten eines sensiblen Darms aufgenommen. Im Verlauf der dritten und vierten Woche der Swift-Diät erhöhe ich schrittweise die Menge an diesen gesunden präbiotischen Nahrungsmitteln, indem ich die schmackhaftesten und gesündesten Saisonprodukte verwende.

Die letzte FODMAP-Kategorie sind die Polyosen; das sind Zuckeralkohole, wie zum Beispiel Sorbit und Xylit, die in zuckerfreien Kaugummis und Bonbons enthalten sind. Streichen Sie sie ganz von Ihrer Liste, genau wie die Zuckerersatzstoffe, über die wir bereits gesprochen haben. Zuckeralkohole sind natürlicherweise allerdings auch in Obstsorten wie Nektarinen und Pflaumen und in Gemüsesorten wie Blumenkohl, Kaiserschoten und Pilzen enthalten. Diese Vollwert-Polyosen können im Verlauf in den Swift-Speiseplan aufgenommen werden.

Gase: gute, schlechte und schädliche

Gute Gase

Rülpsen, Aufstoßen, Flatulenz und Darmwinde oder Darmblähungen sind Teil der *normalen* Verdauung vollwertiger Nahrungsmittel im Rahmen einer pflanzlichen, ballaststoffreichen Ernährung. Die durchschnittliche gesunde Person lässt täglich zahlreiche Male (zehn bis zwanzig Mal) eine Darmblähung entweichen.

Swift-Lösungen

Entspannen Sie sich, wir alle tun das! Sie können das in einer Yoga-Klasse oder bei irgendeiner anderen sportlichen Betätigung vielleicht sogar mit Humor nehmen.

Schlechte Gase

Hier eine Reihe möglicher Ursachen einer *exzessiven* Bildung von Gasen, darunter:

- Eiliges Herunterschlingen von Speisen oder Getränken. Essen und trinken Sie langsamer (vielleicht ist es hilfreich, wenn Sie sich eine Zeit lang die Uhr beim Essen stellen, um sich selbst zu überprüfen).

- Sie sprechen zu viel beim Essen. Versuchen Sie, anderen beim Essen nach-denklich zuzuhören und das zu genießen, was andere mitzuteilen haben.
- Essen, wenn Sie unter Druck stehen. Entspannen Sie sich, machen Sie eine Pause, atmen Sie, und gewinnen Sie innerlich, wenn nötig, etwas Distanz von der stressigen Situation.
- Lebensmittelallergien und -intoleranzen:
  › Weizen (Gluten und Fruktane)
  › Milchprodukte (Laktose)
  › Glutenhaltiges Getreide
  › Die FODMAP-Gang
  › Rotes Fleisch und Eier (reich an Schwefelverbindungen, die Gase erzeugen können)
- Kohlensäurehaltige Geränke. Trinken Sie Tafelwasser.
- Kaugummikauen oder Bonbonlutschen. Vermeiden Sie beides, sowohl die zuckerfreien als auch die gezuckerten Varianten produzieren Gase.
- Zu viel Trinken während einer Mahlzeit. Beschränken Sie sich auf eine moderate Menge an Getränken, die Sie während der Mahlzeit zu sich nehmen.
- Schlecht sitzende dritte Zähne. Gehen Sie zum Zahnarzt!
- Schwach entwickelte Bauchmuskeln. Kräftigen Sie Ihre Bauchmuskulatur mit einfachen, sicheren Übungen, zum Beispiel, indem Sie ihre Abdominalmuskulatur mehrmals am Tag anspannen, indem Sie den Bauch einziehen. Falls Sie die Bauchmuskelübungen als zu anstrengend empfinden, denken Sie über ein unterstützendes Mieder nach.

Schädliche Gase

Ein zu starkes Wachstum der Bakterien, die den Dünndarm besiedeln, chronische Nebenhöhlenentzündungen und andere medizinische Probleme können die Ursache für übertriebene Blähungen, Aufstoßen und Gase sein. Sollten diese Probleme anhalten, suchen Sie einen Arzt auf.

Nr. 8: Nahrungsmittelzusätze und –chemikalien

Rund 70 Prozent der Nahrungsmittel, die die amerikanische Bevölkerung verzehrt, lassen sich als hoch verarbeitet einstufen. Lebensmittelchemiker haben echte Nahrungsmittel auseinandergenommen, einige Inhaltsstoffe daraus entfernt und stattdessen im Labor neue entwickelt, die den Nahrungsmitteln dann hinzugefügt wurden. Betrachten Sie die mittleren Gänge Ihres Supermarkts oder die Speisekarte Ihres lokalen Fastfood-Restaurants als ein einziges gigantisches wissenschaftliches Experiment. Die ehemalige *New-York-Times*-Reporterin Melanie Warner, die die Kolumne *Pandora's Lunchbox* schrieb, liefert eine gallig-witzige Beschreibung der 105 Inhaltsstoffe, die sich im Sweet Onion Chicken Teriyaki Sandwich der Sandwich-Kette Subway befinden, von denen 55 ihren Worten nach »trokkene, staubige Substanzen« sind, zu denen Dinge wie Calciumguanylat (Zusatzstoffkennung E 629) und Calcium-Dinatrium-EDTA (E 385) gehören. Subways Slogan? »Iss frisch!«

Ein anderer geheimnisvoller Inhaltsstoff ist Azodicarbonamid, das Subway seinem Brot beimischt, um es kaufester zu machen. Keine Überraschung, da es üblicherweise allem beigemischt wird – von Schuhgummi bis zu Yogamatten –, das Elastizität benötigt. Zu Beginn des Jahres 2014 mobilisierte und organisierte die Food-Babe-Bloggerin Vani Hari (foodbabe.com) den Verbraucherprotest, um das Unternehmen dazu zu bewegen, auf diesen Inhaltsstoff zu verzichten. In Europa und Australien war er wegen des Verdachts einer möglichen Verbindung zu Atemproblemen, zum Beispiel Asthma, für den menschlichen Verzehr bereits verboten.

So irritierend und scheußlich, wie diese Lebensmittelzusätze klingen, ich mache mir allerdings genauso viele Sorgen über einige der toxischen Chemikalien, die auf unsere Nahrungsmittel gesprüht werden oder in unseren Nahrungsmittelbehältern und Haushaltsgegenständen verarbeitet sind. Sowohl Triphenylzinn-Verbindungen (TPT) in Pestiziden als auch Tributyltin (TBT) in Vinylprodukten haben sich bei Laborratten als Stoffe erwiesen, die Fettleibigkeit begünstigen. Bruce Blumberg, der diese Stoffe an der University of California, Irvine, untersucht, bezeichnet sie als »obesogen« (fettleibigkeitsfördernd) und betrachtet sie als einen versteckten Faktor, der eine große Rolle in der Fettleibigkeitsepidemie spielt. Andere toxische Substanzen sind noch weiter verbreitet: Bisphenol A (BPA) in Plastikflaschen und Blechdosen; Perfluoroctansäure (PFOA) in Teflon und Mikrowellenpopcorn-Tüten; Phthalate in Shampoos. Dies alles sind »endokrine Störer«, die die Sexhormone von Labortieren beeinträchtigen. Welche Wirkung sie auf Menschen haben, ist bisher ungeklärt. Der öffentliche Druck erzwang jedoch den Verzicht auf BPA in Babyflaschen und den Suppendosen der Marke Campbell's. Stimmen Sie mit Ihrem Portemonnaie, Ihren Blogs und Tweets ab!

Swift-feindliche Inhaltsstoffe

Lesen Sie die Lebensmitteletiketten und vermeiden Sie Nahrungsmittel, die die folgenden Zusätze und Inhaltsstoffe enthalten (informieren Sie sich auch auf der Website das-ist-drin.de, auf der Sie eine Liste der E-Lebensmittelzusatzstoffkennungen finden):

- Künstliche Aromen und Farbstoffe
- Künstliche Süßstoffe (Acesulfam-K, Aspartam, Neotam, Saccharin, Sucralose, Tagatose)
- Azodicarbonamid (ADA) – (in Yogamatten und Hunderten von Nahrungsmittelprodukten)
- Benzoesäure, Dibenzoylperoxid und Natriumbenzoat
- Bromiertes Pflanzenöl (BVO)
- Butylhydroxyanisol (BHA) und Butylhydroxytoluol (BHT)
- Karamellfarbstoff, der 4-Methylimidazol (4-Mel) enthält
- Carrageen
- Stark fruktosehaltiger Maissirup
- Hydrolisiertes Pflanzeneiweiß (HPP und HVP)
- Monosodiumglutamat (MSG), auch als Natriumglutamat bezeichnet
- Nitrate und Nitrite, einschließlich Sodiumnitrat, Potassiumnitrat, Sodiumnitrit und Potassiumnitrit
- Olestra
- Teilgehärtete Öle (Transfette)
- Polyosen beziehungsweise Zuckeralkohole (Erythrit, hydrierte Stärke, Hydrolysat, Isomalt, Lactit, Maltit, Mannit, Polydextrose, Sorbit und Xylit)

- Kaliumbromat
- Propylgallat
- rBGH und rBST – synthetische Rinder-Wachstumshormone in Milchprodukten
- Sulfite, einschließlich Kaliumbisulfit, Kaliummetabisulfat, Natriumbisulfit, Natriumdithionit, Natriummetabisulfit, Natriumsulfit, Schwefeldioxid und schwefelige Säure

Nr. 9: Alkohol: In Maßen gesund

Alkoholkonsum, vor allem in großen Mengen bis hin zum sogenannten »Komasaufen«, kann die Darmdurchlässigkeit und das Durchsickern von Stoffen begünstigen, die außerhalb des Verdauungstrakts nichts verloren haben.[48] Alkohol verstärkt bei Frauen mit einem erhöhten Brustkrebsrisiko zusätzlich das Erkrankungsrisiko. Und wie die meisten Nahrungs- beziehungsweise Genussmittel, die »feindliche Stoffe« enthalten, wirkt sich Alkohol negativ auf eine gesunde Verdauung und die Gewichtskontrolle aus. Viele der Frauen, die zu mir kommen, weil sie auf gesunde Weise abnehmen wollen, können sich die leeren Kalorien von ein oder zwei Drinks am Tag nicht leisten. Ich denke dabei an meine Kundin Sharon aus den Berkshires, eine Profimusikerin auf dem Gebiet der Klassik, die 9 Kilo von ihrem selbst definierten Zielgewicht entfernt war. Sie ernährte sich nach dem gemeinsam erstellten Speiseplan und machte die besprochenen Körperübungen, aber sie hatte die Gewohnheit, zur Entspannung jeden Abend ein bis zwei Gläser Wein zu trinken – das waren die 250 bis 300 Kalorien pro Tag, die ihren Erfolg verhinderten. Wir einigten uns darauf, dass sie ihren Weinkonsum auf ein bis zwei Gläser pro Woche beschränken würde. Das bewährte sich, wie auch bei vielen anderen meiner Kunden, und das ist auch die maximale Menge an Alkohol, die in meinem Swift-Plan berücksichtigt ist. Sie können die beiden Gläser über die Woche verteilen, oder beide am Samstagabend bei einem Abendessen mit Freunden trinken.

Alkohol-Almanach

Ein alkoholisches Getränk, definiert als:

0,33 Liter oder ein normales Bier (5 Prozent Alkohol) *oder*

0,1 Liter Wein (12 Prozent Alkohol) *oder*

4 cc Schnaps (40 Prozent Alkohol)

Alkoholbedingte Gesundheitsprobleme

Darmprobleme: Zu viel Alkohol macht den Darm durchlässig, verschlimmert Reflux-Symptome und beeinträchtigt die Darmkontraktion.

Brustkrebs: Zahlreiche Experten raten Frauen mit einem erhöhten Brustkrebsrisiko, ganz auf Alkohol zu verzichten.

Gewicht: Alkohol bedeutet zusätzliche Kalorien, enthemmt und kann übertriebene Esslust fördern.

Schwangerschaft: Sie sollten ganz auf Alkohol verzichten.

Nr. 10: Verdächtige Nahrungsmittel

Ein Bericht, der vor kurzem in einem anerkannten Fachjournal erschien, weist darauf hin, dass die Nahrungsmittelreaktionen bei Erwachsenen und Kindern sprunghaft angestiegen sind.[49] Zu diesen Reaktionen gehören sowohl Nahrungsmittelallergien als auch Nahrungsmittelintoleranzen. Inzwischen wissen Sie, dass die Ursachen zumindest teilweise in einer reduzierten Mikrobiota zu suchen sind.

Nahrungsmittelallergien können sehr schnell zu ernsten oder sogar lebensbedrohlichen Situationen führen. Das Immunsystem kann so aus den Fugen geraten, dass es selbst auf die kleinste Mengen des problematischen Nahrungsmittels reagiert. Die Symptome können innerhalb von Sekunden bis zu wenigen Stunden auftreten und mehrere Organe gleichzeitig betreffen. Wenn Schalentiere Ihre Lippen oder Ihren Mund anschwellen lassen und Sie Atemprobleme oder sogar einen anaphylaktischen Schock erleiden, lernen Sie sehr schnell, Schalentiere zu vermeiden, und werden von nun an einen Inhalator mit sich führen, falls Sie sich unwissentlich dem Allergen aussetzen. Einige Menschen sind so allergisch, dass selbst der Kuss einer Person, die das betreffende Nahrungsmittel verzehrt hat oder der Aufenthalt im selben Raum, in dem das Nahrungsmittel zubereitet wird, bereits lebensbedrohlich sein kann. Aus gutem Grund verbieten amerikanische Schulen strikt, erdnusshaltige Nahrungsmittel an Schüler auszugeben.

Die Allergischen Acht: Häufige Nahrungsmittelallergien

Acht Lebensmittel sind für die überwiegende Zahl an allergischen Reaktionen verantwortlich:

1. Eier
2. Erdnüsse
3. Fisch
4. Milch

5. Nüsse
6. Schalentiere
7. Soja
8. Weizen

Wesentlich weiter verbreitet als Nahrungsmittelallergien sind jedoch die subtileren Nahrungsmittelintoleranzen, die weitaus schwieriger festzumachen sind, weil die körperliche Reaktion oft erst mit Verspätung eintritt. So dauerte es zum Beispiel Jahre, bis ich herausfand, dass ich kein Gluten vertrage. Ich gebe zu, dass die Terminologie hier verwirrend ist. »Nahrungsmittelintoleranz« und »Nahrungsmittelüberempfindlichkeit« werden zunehmend als Synonyme verwendet. Die Allergie- und Immunologie-Experten arbeiten noch an einer genauen Definition und den jeweiligen Nuancen. Allgemein gesprochen ist *Nahrungsmittelintoleranz* ein Sammelbegriff für eine Reihe von Nahrungsmittelreaktionen, die zahlreiche Ursachen haben können, so wie wir im Falle der Gluten- und Laktoseintoleranz besprochen haben. Eine Nahrungsmittelintoleranz kann von ganz unterschiedlichen Dingen ausgelöst werden, einschließlich chronischem Stress, Nahrungsmittelzusätzen wie Sulfiten oder dem Geschmacksverstärker Glutamat, und natürlich einer dysbiotischen Darmflora!

Körpersprache

Hier einige Anzeichen und Symptome, die von Nahrungsmittelreaktionen verursacht werden können:

- Darmprobleme: Gase, Schmerzen, Blähungen, Verstopfung, Durchfall
- Chronisch verstopfte Nase oder Nasensekretion, chronischer Husten, Niesen
- Erschöpfung und Abgeschlagenheit
- Dünne Haare oder Haarausfall
- Schlaflosigkeit, Durchschlafschwierigkeiten und Einschlafprobleme
- Gelenkschmerzen
- Stimmungsschwankungen, Beklemmungszustände, Depression, Reizbarkeit, Konzentrationsmangel, Hirnnebel
- Muskelschmerzen
- Hautveränderungen: dunkle Augenringe, Ausschlag, Ekzeme, Gürtelrose
- Gewichtszunahme

Die scheinbar unzusammenhängenden Anhaltspunkte verbinden

Einige meiner Kunden achten nicht genug auf die Verbindung zwischen dem, was sie essen, und wie sie sich fühlen. Sie riskieren, sich ihr Leben von einem Nahrungsmittel beeinträchtigen zu lassen, auf das sie leicht verzichten könnten. Einige meiner Kunden sind übervorsichtig und machen sich zu viele Gedanken über das, was sie essen, und verzichten misstrauisch auf gute Nahrungsmittel, bis sich ihre Ernährung auf einen eintönigen Speiseplan mit wenigen vermeintlich »sicheren« Nahrungsmitteln reduziert hat. In beiden Fällen ist die Lösung eine »Ausschlussdiät« aus heilenden Nahrungsmitteln. Der in Kapitel 7 vorgestellte Swift-Plan ist eine Allzweck-Ausschlussdiät; Sie können aber auch selbst mit einem Ernährungsberater experimentieren, um Ihre spezfischen Empfindlichkeiten zu bestimmen. Denken Sie daran, dass Sie nicht mit Nahrungsmitteln experimentieren, auf die Sie hoch allergisch reagieren, es sei denn, Sie arbeiten eng mit einem Allergologen zusammen.

Nachfolgend einige Regeln, die Ihnen dabei helfen werden zu bestimmen, ob eine Nahrungsmittelintoleranz für Ihre Beschwerden verantwortlich ist. Verwenden Sie diese Richtlinien, wenn Sie den *Verdacht* haben, dass ein bestimmtes oder bestimmte Nahrungsmittel die Ursache ist:

- Testen Sie immer nur ein Nahrungsmittel gleichzeitig.
- Essen Sie das betreffende Nahrungsmittel zu drei verschiedenen Gelegenheiten, zwischen denen mindestens drei Tage liegen sollten, um Symptome zu entdecken, die mit zeitlicher Verzögerung auftreten.
- Schreiben Sie jedesmal auf, wie Sie sich nach dem Verzehr dieses Nahrungsmittels fühlen. Möglicherweise erweist es sich als harmlos und die Reaktion wurde von irgendetwas anderem verursacht, zum Beispiel einem gestressten Magen oder Schlafentzug. Möglicherweise ist das Nahrungsmittel aber auch schuld an Ihren Beschwerden. Dann streichen Sie es aus Ihrem Speiseplan!

Die Hitliste der feindlichen Stoffe

1. Nahrungsmittel mit hoher Energiedichte
2. Zucker und künstliche Süßstoffe
3. Massenproduzierte Pflanzenöle
4. Problematische Proteine (vor allem in industriell verarbeiteten Fleischprodukten)
5. Weizen und andere glutenhaltige Getreide
6. Laktose
7. Die FODMAP-Gang
8. Heikle Nahrungsmittelzusätze und -chemikalien
9. Alkohol
10. Verdächtige Nahrungsmittel

KAPITEL 4

N: Nourish the Body and the Belly – Nähren Sie Ihren Körper und Ihren Bauch

Lauren

Viele meiner Kunden und Kundinnen kommen zu mir als selbsterklärte Zuckerjunkies. Meine Kundin Lauren, die als Office Managerin für eine Versicherungsgesellschaft im Westen von Massachusetts arbeitet, witzelt, als Kleinkind seien ihre ersten Worte »Saft« und »Keks« gewesen, und nicht »Mama« und »Papa«. Als sie noch jünger war, schaffte sie es, ihr Gewicht unter Kontrolle zu halten, aber im Verlauf ihrer 15-jährigen Ehe und unter den Anforderungen ihrer Doppelrolle als voll berufstätige Mutter einer Tochter hatte sie 27 Kilo zu ihrem »Hochzeitsgewicht« dazugewonnen. Als sie 40 wurde, litt sie unter gelegentlichen Verdauungsbeschwerden, vor allem anhaltenden Blähungen und von Gasen verursachten Schmerzen, sowie einem Hautekzem. Eindeutig taten ihr die mit leeren Kalorien angefüllten Süßigkeiten und süßen Backwaren nicht gut, und ihr aus dem Gleichgewicht geratener Darm tat ein Übriges, um ihre Beschwerden zu verschlimmern. Ich setzte Lauren auf den gleichen 4-Wochen-Swift-Plan, den ich in Kapitel 7 dieses Buches vorstelle und der viel Gemüse, wenig glutenfreies Getreide und genau so viel Früchte enthält, um ihren Appetit auf Zucker zu stillen. Lauren hatte die Angewohnheit, spätabends zu essen, so dass ich für sie ein neues Familienritual entwarf. Jeden Abend nach dem Abendessen würden Lauren, ihr Mann und ihre sechs Jahre alte Tochter ein Stück Obst genießen. (Das konnten Ananas, Beeren, Zitrusfrüchte oder irgendein anderes Obst sein, so lange es keine schokoladenüberzogenen Erdnüsse wie M&M waren.) Anders als bei ihren bisherigen Abnehmversuchen hatte ihr Mann eingewilligt, sich dieser Diät anzuschließen, zumindest für vier Wochen. Das gab Lauren das Gefühl, einen Partner bei diesem Vorhaben an ihrer Seite zu haben. Beide ernähren sich inzwischen seit einem Jahr nach der Swift-Diät und Lauren hat 23 Kilo verloren – 4 fehlen noch. Überflüssig zu erwähnen, dass sich ihr Hautbild verbessert hat und ihre Verdauungsprobleme abgenommen haben.

Selbstbefragung

1. Ist das preiswerte »Familienrestaurant« zum Standardabendessen geworden? Gehen Sie unter der Woche üblicherweise schnell irgendwo essen oder holen sich Essen aus einem Restaurant?

2. Sind Ihnen ein Großteil der in einem gut sortierten Supermarkt angebotenen Gemüsesorten fremd?

3. Befinden sich in Ihrer Vorratskammer mehr verpackte Nahrungsmittel als frisches Obst und Gemüse im Kühlschrank?

Lauren steht für viele meiner Kundinnen, mit denen ich im Verlauf der Jahre gearbeitet habe. Sie hatte einige hartnäckige Verdauungsprobleme – Reizdarm-ähnliche Symptome, die verschwanden, als wir das Gluten aus ihrem Speiseplan eliminierten. Aber ihre Beschwerden waren nicht so groß wie die von Susan, die wir im vorhergehenden Kapitel kennengelernt haben. Laurens Verdauungsbeschwerden waren ärgerlich, aber nicht lebensverändernd. Sie waren ein Weckruf. Ihre Art und Weise sich zu ernähren, passte weder zu der Person, die sie sein wollte, noch zu dem Leben, das sie führen wollte. Ihre Ernährung strotzte nur so vor Nahrungsmitteln voller feindlicher Stoffe, vor allem solcher mit einer hohen Energiedichte, mit denen sie ihren Drang nach Süßem befriedigte. Zwar war sie wahrscheinlich bis zu einem gewissen Grad allergisch auf Gluten, das größere Problem war jedoch, dass sie »allergisch« auf ihre amerikanische Standardernährung, bestehend aus industriell verarbeiteten Nahrungsmitteln und Fertig- sowie Halbfertigprodukten, war. Das gilt übrigens praktisch für alle meine Kunden, Männer wie Frauen.

Als ich Lauren kennenlernte, stellte sie mir die Frage, die ich als Ernährungsexpertin mehr als einmal gehört habe: »*Jeder sagt mir, was ich nicht essen darf. Aber was darf ich essen?*« Nun, da wir die Liste der Nahrungsmittel mit den feindlichen Stoffen besprochen haben, kann ich Laurens Frage beantworten. Ich nenne diese »Yes, you can«-Nahrungsmittel »Mikro-Heiler«, weil sie in gemeinsamer Arbeit mit dem Mikrobiom dazu beitragen, den Darm zu heilen und die Gewichtsreduzierung zu unterstützen. Und was noch dazukommt: Sie sind einfach köstlich, wie Sie an den später folgenden Rezepten feststellen werden. Ihren Darmbakterien mag der Geschmack egal sein (wenngleich es interessant ist zu erfahren, dass der Darm

Geschmacksknospen besitzt!), der Genuss, den Ihnen die Zubereitung und der Verzehr dieser Nahrungsmittel beschert, ist jedoch die beste und zuverlässigste Motivation, um nicht vom Pfad der gesunden Ernährung abzuweichen.

Bevor wir zur Liste der erlaubten Nahrungsmittel kommen, will ich kurz das Konzept des Begriffs »(er)nähren« erklären – dem dritten Schritt des MENDS-Programms. Es bedeutet, etwas Größeres als »gute Nahrungsmittel essen«. Das ist natürlich der Schlüssel, aber genauso wichtig, wie das »Was« ist das »Wo.« Wie so viele andere verplante und unter ständigem Zeitdruck stehende Frauen in diesem Land, war auch Lauren in die Falle getappt, die heimische Mahlzeit im Kreis der Familie durch ein nahegelegenes »Familienrestaurant« oder einen Pizzaservice oder ähnliche Bestelldienste zu ersetzen. Ich beobachte das an beiden Enden des Altersspektrums; so sagt zum Beispiel die pensionierte Frau oder die Frau, deren erwachsene Kinder aus dem Haus sind, zu ihrem Mann: »Warum sollen wir uns die Mühe machen zu kochen? Lass uns essen gehen.«

Praktisch ausgedrückt, ist das üblicherweise eine ernährungstechnische Sackgasse. Selbst wenn Sie versuchen, eine vernünftige Menüauswahl zu treffen, werden die Mahlzeiten, die Sie bestellen, wahrscheinlich mit billigem Öl aus Massenproduktion zubereitet sein. Auf dem Tisch werden verschiedene Brot- und brotähnliche Produkte stehen und die Portionen werden für eine ganze Armee reichen.

Es gibt keinen anderen Weg. Der Pfad zu Gesundheit und Gewichtsreduzierung führt zurück in die heimische Küche. Die Auswahl der richtigen Zutaten und ihre sorgfältige Zubereitung *für den Großteil* Ihrer Mahlzeiten steht im Kern des Konzepts der (Er)nährung – Ihrer eigenen und der Ihrer Familie. Ja, das kann eine gewisse Zeit in Anspruch nehmen, und Zeit ist heutzutage ein sehr kostbares Gut. (In Kapitel 7 stelle ich Ihnen einige clevere und effiziente Methoden zur Verkürzung der Zubereitungszeit vor.) Studien haben jedoch immer wieder gezeigt, dass es sich in Bezug auf die Gesundheit und das Gewicht auszahlt, wenn man selbst kocht. Ich würde hinzufügen, dass es zudem ein Gegenmittel für die Aufmerksamkeitsdefizitstörung ist, die unsere digitalisierte und stets auf Empfang eingestellte Kultur zu fördern scheint. Wenn Sie kochen, müssen Sie auf das achtgeben, was Sie tun – da ist kein Platz für Multitasking (sonst schneiden Sie sich oder Ihnen brennt das Essen an!). Ich sage immer, dass Kochen eine Aktivität ist, die Aufmerksamkeit und Sorgfalt erfordert. In diesem Buch werden Sie mit einer Reihe von Übungen für Körper und Geist vertraut gemacht, die den Stress reduzieren und Ihre Aufmerksamkeitsfähigkeit verbessern können. Zwar betrachten wir Kochen üblicherweise nicht unter diesem Aspekt, aber die Zubereitung qualitativ hochwertiger Nahrungsmittel ist ein wirksames kontemplatives Ritual! (Der Workshop, den ich vor fünf Jahren im Kripalu Center hielt, und zwar unter der Überschrift »Kochen und Ernährung Intensiv«, ist inzwischen eines der beliebtesten Programme für eine gesunde Lebensweise. Die Teilnehmer lieben die physische und sinnliche Verbindung zum Essen.)

Nachfolgend ist die Swift-Diät in einem Bild dargestellt – dem Swift-Teller. Der Teller ist zur Hälfte mit nicht stärkehaltigen Gemüsesorten unterschiedlicher Farbe angefüllt, zum Beispiel Spinat, Karotten, Grünkohl, Kräuter und Gewürze. Ein

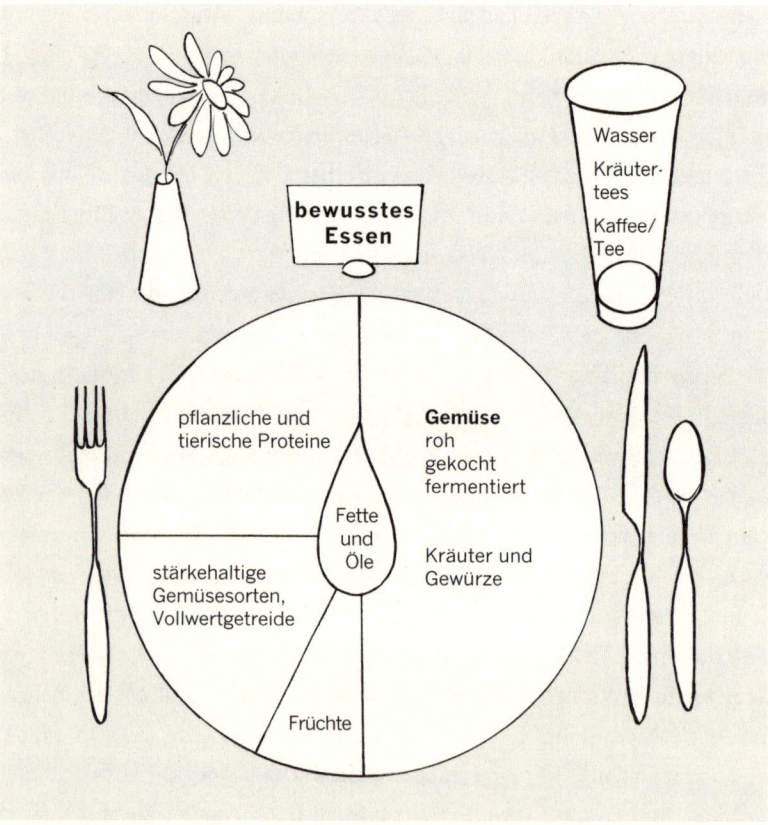

Viertel des Tellers machen stärkehaltige Nahrungsmittel wie Süßkartoffeln oder Winterkürbis aus, ergänzt durch Vollwertgetreide wie Quinoa oder Wildreis sowie frische Früchte der Saison. Und ein Viertel besteht aus mageren, reinen Proteinen, zum Beispiel Wildfisch und enthäutetem Truthahn. Sie werden auch Eier und Hülsenfrüchte als Teil des Proteinanteils sehen. Das kleine Feld in der Mitte vervollständigt das Bild: gesunde Fette und Öle, zum Beispiel kaltgepresstes Olivenöl »Extra Vergine« und eine Handvoll Nüsse und Samen/Kerne.

Oftmals rate ich Kunden, industriell verarbeitete Nahrungsmittel zu vermeiden. Der Rat ist zwar gut, kann aber ein wenig verwirrend sein, da »verarbeitet« alles bedeuten kann, von kaltgepresstem Olivenöl bis zu einer Tüte Tacochips. Auf alle Fälle wollen wir von Nahrungsmitteln Abstand halten, auf deren Verpackung eine lange Liste an schwer auszusprechenden Inhaltsstoffen oder Kennungen aufgeführt ist, die mit E beginnen, gefolgt von einer dreistelligen Zahl, von denen einige im vorhergehenden Kapitel angesprochen wurden. Die allgemeine Regel lautet, dass wir besser nur Nahrungsmittel zu uns nehmen wollen, die möglichst wenig verarbeitet wurden. Anders ausgedrückt: Ihr Kühlschrank sollte möglichst voll und Ihre Speisekammer möglichst leer sein, mit Ausnahme von Gewürzen und Ölen. Wir peilen den Swift-Teller an. In Kapitel 7 erhalten Sie dafür eine Schritt-für-Schritt-Anleitung.

Die Mikro-Heiler

Wie Sie sehen werden, sind der Kernbestandteil meiner-Liste an Mikro-Heilern und der Swift-Diät vollwertige pflanzliche Nahrungsmittel. Aus drei wichtigen Gründen sind sie so wertvoll:

Sie sind

1. ballaststoffreich
2. kalorienarm
3. reich an Mikro- und Pflanzennährstoffen

Präbiotische und probiotische Power

Wir haben schon immer gewusst, dass ballaststoffreiche Nahrungsmittel gut für eine regelmäßige Verdauung sind, was nicht gerade wenig ist. Aber eine lange Zeit schien alles darauf hinzuweisen, dass es damit sein Bewenden hatte. Ende der 1970er-Jahre schrieb Denis Burkitt, ein berühmter britischer Chirurg, einen Bestseller, in dem er – wie auch in jüngster Zeit der Forscher Ian Spreadbury – darauf hinwies, dass traditionelle Völker, die sich von einer ballaststoffreichen pflanzenbasierten Kost ernähren, kaum an unseren modernen altersbedingten Krankheiten leiden. (Burkitt vertrat die These, je kleiner der Stuhlgang, desto größer die Krankenhäuser!) In einer Studie aus dem Jahr 1959 zum Beispiel untersuchte eine Gruppe südafrikanischer Forscher mehr als 1.300 Autopsieberichte über Verstorbene des südafrikanischen Bantu-Volkes und stellte fest, dass nur eine Handvoll an Herzkrankheiten gestorben war – der Todesursache Nummer eins in der hochzivilisierten westlichen Welt.[50] Burkitt war davon überzeugt, dass Ballaststoffe eine einzigartige herzschützende Wirkung besitzen. Ungefähr zur gleichen Zeit, als Burkitt sein Buch veröffentlichte, veranstalteten die amerikanischen Gesundheitsbehörden einen Trommelwirbel um die Gefahren von Fett. In den folgenden 30 Jahren wurde die Geschichte darüber, was wir essen sollten – nämlich Ballaststoffe – von der Geschichte über das, was wir nicht essen sollten – Fett – überschattet.

Die Argumente gegen Fett sind allmählich schwächer geworden, vor allem, nachdem eine wichtige Meta-Analyse, die im Jahr 2014 im Fachjournal *Annals of Internal Medicine* veröffentlicht wurde, keine Verbindung zwischen dem Verzehr von gesättigten Fetten und Herzkrankheiten feststellen konnte.[51] Die Argumente *für* den Verzehr von Ballaststoffen sind dagegen gewichtiger geworden: Sie verbessern die Insulinsensibilität und den Blutzucker, leiten überschüssiges Cholesterin aus dem System und nehmen das Hungergefühl. Eine im Jahr 2013 durchgeführte Analyse von 22 Studien stellte eine konsistente Verbindung zwischen der Aufnahme von Ballaststoffen und einer abnehmenden Zahl an Herzinfarkten sowie Herzkrankheiten fest.[52] Dennoch befolgen einer jüngst veröffentlichten Studie der University of Minnesota nur 8 Prozent der amerikanischen Erwachsenen und 3 Prozent der Kinder – ja, das haben Sie richtig gelesen: 3 Prozent – die Regierungsempfehlungen, was den Verzehr von Ballaststoffen angeht. Diese Empfehlungen liegen zwischen 19 und 38 Gramm pro Tag, abhängig von Alter und Geschlecht. Aber keine Sorge, wenn Sie sich nach der Swift-Diät ernähren, nehmen Sie genügend Ballaststoffe auf. Sie brauchen sie also nicht zu zählen.

Die neuste Mikrobiomforschung hat uns ein klareres Bild über die Wirkungsweise der Ballaststoffe im Darm vermittelt. Die Ballaststoffe, die die freundlichen Bakterien im Darm nähren, zum Beispiel die Lactobazillen und die Bifidobazillen, werden als »präbiotisch« bezeichnet. Wie besprochen, sorgen diese Bakterienstämme für die Unversehrtheit der Darmwände und wirken entzündungshemmend. Laut Jeff Leach, Mitbegründer des American Gut Project, sollten wir uns ein Beispiel an unseren Vorfahren aus der Steinzeit nehmen. Vielleicht ist es unser lokaler Bauernmarkt und nicht die afrikanische Savanne, aber wir können durchaus experimentierfreudiger werden und Gemüse- und Obstsorten ausprobieren, die wir noch nie gekauft haben und deren Namen wir vielleicht nicht einmal kennen. Jeff bezeichnet das als »Rückverwildern des Darms«. Je breiter das Spektrum an Ballaststoffen, die wir verzehren, desto breiter das Spektrum an Darmbakterien, die wir füttern. Für unsere innere Ökologie gilt dasselbe wie für die Ökologie unseres Planeten: Vielfalt erhöht die Widerstandsfähigkeit. Je breiter das Spektrum an freundlichen Darmbakterien, die wir beherbergen, desto leichter fällt dem Darm die Verdauung und desto geringer das Risiko, dass ein bestimmtes Nahrungsmittel oder eine Nahrungsmittelkomponente den Darm in Aufruhr versetzt oder eine schädliche entzündliche Reaktion auslöst.

So gut wie jedes Obst oder Gemüse kann probiotische und präbiotische Effekte haben. Anstatt sie zu kochen oder roh zu verzehren, legt man sie in einen gut verschlossenen Schmortopf oder ein Einweckglas und lässt die Bakterien die Nahrungsmittel fermentieren, bevor Ihre Darmbakterien das tun. Bestimmte häufig auftretende Bakterien, wie der Lactobazillus, spalten den Zucker in Pflanzen in Säuren auf, die konservierend wirken und einen ganz eigenen säuerlichen Geschmack entwickeln. Wenn wir fermentierte Nahrungsmittel wie Sauerkraut und Kimchi essen, die beide aus Kohl hergestellt werden, nehmen wir sowohl Ballaststoffe für unsere Darmbakterien auf, als auch eine frische Lieferung an »durchreisenden« Bakterien. Tempeh, ein Nahrungsmittel, das aus fermentierten Sojabohnen gewonnen wird, liefert einen wahren Schub an Ballaststoffen. Fermentierte Milchprodukte, wie zum Beispiel Joghurt und Kefir enthalten keine Ballaststoffe.

Aber auf alle Fälle erhöhen die neuen Bakterien auf ihrem Weg durch den Verdauungstrakt die Vielfalt der Darmmikroben und helfen den darmeigenen Bakterien auf vielfältige Weise – die die Wissenschaftler gerade entdecken – dabei, ihre Arbeit besser zu verrichten.

Präbiotische Powernahrung

Ein präbiotisches Nahrungsmittel enthält Inhaltsstoffe, zumeist Ballaststoffe, von denen sich die Darmbakterien ernähren, die Nebenprodukte des Fermentierungsprozesses erzeugen, die ihrerseits gesundheitsfördernd sind. Hier einige der wirksamsten präbiotischen Nahrungsmittel:

- Bananen
- Blattgemüse (insbesondere Löwenzahn!)
- Chicorée
- Endivien
- Erdartischocke
- Getreide, zum Beispiel Vollwertweizen, Vollwertroggen und Vollwertgerste (Hinweis: Diese Getreidesorten enthalten Gluten und können die Ursache von Nahrungsmittelintoleranzen sein.)
- Hafer
- Kiwi
- Klettenwurzel
- Knoblauch
- Lauch
- Mandeln
- Pilze
- Schwarzwurzel
- Spargel
- Zwiebeln

Probiotische Powernahrung

Hier einige fermentierte Nahrungsmittel, mit denen Sie Ihrer Verdauungsgesundheit einen echten Schub geben können:

Fermentierte Gemüsesorten (Kimchi, Sauerkraut, Karotten, grüne Bohnen, Rüben, laktofermentierte, das heißt milchgesäuerte Essiggurken und anderes eingelegtes Gemüse, traditionelle griechische Oliven etc.). Sie können jedes Obst oder Gemüse fermentieren (Zitronen-, Limetten- und Orangenschalen sind köstlich!)

Fermentierte Sojabohnen (Miso, Natto, Tempeh)

Kultivierte Milchprodukte (Buttermilch, Joghurt, Kefir, Käse) sowie kultivierte milchfreie Produkte (Joghurt und Kefir aus organischem Soja, Kokosnuss etc.) Vielleicht wollen Sie Ihre eigene Kefirkultur anlegen. Startkulturen erhalten Sie zum Beispiel bei www.deinjoghurt.de.

Fermentierte Getreidesorten und Bohnen (laktofermentierte Linsen, Kichererbsenmiso etc.)

Fermentierte Getränke (Kefir und Kombucha) und Würzmittel (zum Beispiel roher ungefilterter Apfelessig)

Swift-Shopping-Tipp: Lassen Sie sich in einem guten Naturkostgeschäft kompetent beraten!

Nährstoffdichte

Wie ich im vorhergehenden Kapitel beschrieben habe, sind die in Nahrungsmitteln enthaltenen Kalorien in Makronährstoffen gebunden; das sind die Kohlenhydrate, Proteine und Fette, die uns Energie liefern und die Grundstruktur sowie den Stoffwechsel des Körpers aufrecht erhalten. Ohne sie könnten wir nicht überleben. Viele von uns nehmen jedoch mehr Kalorien zu sich, als ihr Körper braucht. Wir überfüttern ihn und gleichzeitig muten wir ihm eine Mangelernährung zu. Gesunde Ernährung bedeutet Nahrungsmittel mit einem großen Anteil an Ballaststoffen und Mikronährstoffen, wie zum Beispiel Vitamine und Mineralien, die auf maßgebliche Weise dafür sorgen, dass der Körper so störungsfrei und effizient wie möglich funktioniert. Diese Mikronährstoffe schützen uns gegen einen Stoffwechselverschleiß, der im Verlauf der Zeit die üblichen Alterserkrankungen begünstigt: Typ-2-Diabetes, Herzkrankheiten und möglicherweise Krebs. Außerdem sind viele der besonders nährstoffreichen Nahrungsmittel besonders kalorienarm. Insbesondere Gemüse nimmt im Swift-Plan sowie in unserem Magen einen großen Raum ein, ohne viele Kalorien beizusteuern. Das liegt an dem hohen Ballaststoff- und Wassergehalt von nicht stärkehaltigem Gemüse. Wenn wir also eine geringe Kalorienanzahl mit einem hohen Gehalt an Mikronährstoffen verbinden, erhalten wir, was als »hohe Nährstoffdichte« bezeichnet wird.

Genau das streben wir an, wenn wir auf unsere Gesundheit und unser Gewicht achten. Vergleichen Sie Gemüse mit einem kohlehydratereichen, getreidebasierten Nahrungsmittel, zum Beispiel einem Bagel oder einem Teller Nudeln. Die meisten der Kalorien in diesen Nahrungsmitteln sind leicht verdauliche Stärken. Kohlehydrate sind die grundlegende Energiequelle des Körpers; ein gewisses Maß an Kohlehydraten ist also gut und notwendig, aber wenn wir unserem Körper mehr zuführen, als er benötigt, um störungsfrei zu funktionieren, verwandelt er diese Kalorien in Fett oder bremst zumindest unseren Abnehmerfolg. Wann immer wir Nahrungsmittel mit einer geringen Nährstoffdichte (zum Beispiel Getreideprodukte) durch solche mit einer hohen Nährstoffdichte ersetzen können (Sie haben es erraten: Gemüse), dirigieren wir unseren Stoffwechsel in die richtige Richtung. Die Formel für eine gesunde Ernährung und eine gesunde Gewichtsreduzierung ist ziemlich einfach: *Nehmen Sie so viele Mikronährstoffe wie möglich zu sich und nicht mehr Makronährstoffe, als Sie benötigen.* Zu viele leere Kalorien bedeuten Gewichtszunahme und Entzündungen. Die Route zu Gesundheit und einem gesunden Gewicht ist mit nährstoffreichen Nahrungsmitteln – vor allem Gemüse – gepflastert.

Mehr über Mikronährstoffe

Vitamine sind organische Substanzen und damit Teil der lebenden Welt, die von Pflanzen beziehungsweise Tieren erzeugt werden, die diese Pflanzen fressen (oder von Tieren, die die Tiere fressen, die sich von Pflanzen ernähren). Diese Vitamine sind unerlässliche Helfer bei einer Reihe von physiologischen Prozessen. Vitamin A, zum Beispiel, ist an der Immunabwehr beteiligt; die B-Vitamine sind die Zündkerzen in der Energieproduktion. Was sie alle gemeinsam haben, ist die Tatsache, dass unser Körper sie nicht in ausreichender Zahl selbst produzieren kann. Wir sind darauf angewiesen, sie mit der Nahrung aufzunehmen. Mineralien erfüllen ähnlich regulierende Funktionen im Körper. Sie sorgen für starke Knochen (Kalzium, Bor, Vitamin K etc.) und dafür, dass unsere Körperzellen einen angemessenen Flüssigkeitshaushalt wahren (Kalium und Magnesium). Sie sind Teil der inorganischen, nicht lebenden Welt und befinden sich im Boden und werden von den Pflanzen und Tieren aufgenommen, die sich von ihnen ernähren (uns eingeschlossen).

Alle Nährstoffelemente, über die wir gesprochen haben – Ballaststoffe, Vitamine, Mineralien und die Aminosäuren im Protein – arbeiten gemeinsam, um den Körper von Stoffwechselabfällen und Umweltschadstoffen zu befreien. Dieser mehrphasige physiologische Prozess wird als »Entgiftung« bezeichnet. Dieser Prozess, der von der Leber mit Unterstützung anderer Organe orchestriert wird, zum Beispiel der Haut, den Nieren, der Lunge und der Mikrobiota, findet in jeder Sekunde unseres Lebens statt, um unsere Widerstandsfähigkeit gegenüber einem mit Giftstoffen angefüllten Planeten und entsprechenden Nahrungsmitteln zu stärken. Diese Art nährstoffbasierte natürliche Entgiftung ist besonders für Menschen wichtig, die abnehmen wollen. Wenn Fettzellen abgebaut werden, entweichen Giftstoffe in das System, die zuvor in den Fettzellen gespeichert waren. Ausgewählte Nährstoffe (zum Beispiel Aminosäuren, Vitamin C, E und die B-Vitamine; die Mineralien Magnesium, Selen und Zink) neutralisieren diese schädlichen Substanzen und beschleunigen ihre Ausfuhr aus dem Körper. Magnesium und Kalium unterstützen die Alkalinisierung des Systems, wenn sie in die Blutbahn und das Gewebe aufgenommen werden. Die wissenschaftlichen Evidenzen sind zwar unterschiedlich, aber alles scheint darauf hinzuweisen, dass eine überwiegend pflanzliche Ernährung, die aus vielerlei Gründen gesund und entzündungshemmend ist, auch dazu beitragen kann, die Knochen gesund zu halten, indem sie für einen optimalen pH-Wert des Körpers sorgt, das heißt ein Gleichgewicht zwischen Säuren und Basen.

Ich muss zugeben, dass es mich stört, wenn ich sehe, wie bestimmte Leute Geld damit verdienen, den Menschen ihre spezielle »Reinigungskur« oder ihre Schachteln mit Entgiftungspulvern, -säften und -pillen anzudrehen. Nach meiner Meinung setzt man sich damit pseudowissenschaftlichen Experimenten aus, die nicht gründlich untersucht wurden und den Selbstreinigungsprozess des Körpers sogar behindern können. Der Swift-Plan wird Ihnen dabei helfen, Ihren Körper mithilfe der richtigen Nahrungsmittel zu entgiften.

Pflanzennährstoffe und Antioxidantien

Vielleicht haben Sie schon einmal den Begriff *phytochemische Stoffe oder Phytonährstoffe* gehört. Das sind organische Substanzen, die in Pflanzen vorkommen (»phyto« bedeutet Pflanzen) – es gibt Tausende davon im Vergleich zu den rund Dutzend anerkannten Vitaminen – und eine wichtige Rolle für den Schutz der Gesundheit spielen. Wir wissen bisher nicht genug über sie, um zu sagen, sie seien unerlässlich (in dem Sinne, dass wir ohne sie nicht überleben könnten), oder um eine empfohlene tägliche Menge zu bestimmen, so wie wir es mit den Vitaminen tun. Im Verlauf der vergangenen Jahrzehnte haben die Wissenschaftler unterschiedliche Stämme an Phytochemikalien (auch »sekundäre Pflanzenstoffe« oder »Sekundärmetaboliten« genannt) untersucht, zumeist Phenole – und davon insbesondere die Flavonoide und die Carotinoide –, um ihre Nutzen zu bestimmen. Phenolverbindungen wie Lutein in orangefarbenen Paprikaschoten, zum Beispiel, tragen zum Erhalt einer gesunden Sehkraft bei, und das in Tomaten enthaltene Lycopin scheint gegen Krebs zu schützen.

Und das bringt uns schließlich zu den Antioxidantien oder auch Radikalfängern, ein Begriff, der Substanzen nicht nach ihrer chemischen Familie bestimmt, sondern danach, was sie für uns tun. Wie der Name andeutet, schützen sie uns vor der schädlichen Wirkung des Sauerstoffs. Wir brauchen natürlich Sauerstoff zum Leben, aber im Verlauf der chemischen Reaktion, die den Sauerstoff in unserem Körper in Energie verwandelt, entstehen sogenannte freie Radikale. Dabei handelt es sich um destabilisierende Moleküle, die unsere DNS schädigen, was Krebs und neurologische Schäden hervorrufen kann. Außerdem können sie die Anhäufung toxischer Abfallprodukte des Stoffwechsels fördern, die oft zu chronischen Krankheiten führt. Glücklicherweise besitzen wir unser internes Verteidigungssystem, die antioxidativen Enzyme, die die freien Radikale neutralisieren.

Dabei können wir einige Hilfe gebrauchen, und hier kommen Obst und Gemüse ins Spiel. Sie haben ihre eigenen Substanzen entwickelt, um sich gegen die ultravioletten Sonnenstrahlen und eine Sauerstoffvergiftung zu schützen. Die gleichen chemischen Stoffe in Pflanzen und Früchten, die die freien Radikale neutralisieren, verleihen ihnen auch ihre besondere Farbe – unser Hinweis darauf, welche antioxidativen sekundären Pflanzenstoffe sie enthalten. Diese sind farbkodiert und enthalten Vitamine und Mineralien wie Vitamin C und E, Selen und andere hochwirksame Antioxidantien. Zu unserem eigenen Glück haben sich die Menschen parallel zu den Pflanzen weiterentwickelt, so dass deren Kräfte mit unseren körpereigenen Radikalfängern zusammenwirken – manchmal direkt, manchmal indirekt –, und zwar indem die sekundären Pflanzenstoffe die Produktion unserer körpereigenen Enzyme anregen.

Gemüse ist in der Nahrungsmittelwelt einfach konkurrenzlos, was die Zahl an Arten, die Zahl an Artenfamilien und die Bandbreite an Farben, Konsistenz und Geschmacksrichtungen angeht. (Wie im Falle der Darmbakterien gibt es übrigens auch weitaus mehr Gene in der Pflanzenwelt, als im menschlichen Genom enthalten sind.) Diese Vielfalt macht sie zu einer eigenen Liga, was ihre gesundheitsfördernde Wirkung und ihren Einfluss auf die Erzielung beziehungsweise Wahrung eines gesunden Gewichts angeht. Die Forschungsergebnisse, die belegen, dass eine obst- und gemüsebasierte Ernährung die Rate der chronischen Krankheiten senkt, sind so überzeugend und so konsistent, dass die staatlichen Ernährungsrichtlinien für die amerikanische Bevölkerung von 2010 mindestens *neun* Portionen Obst und Gemüse pro Tag empfehlen.[53] Sie können auch den Obst-und Gemüse-Rechner des Centers for Disease Control verwenden, der das Alter, Geschlecht und die körperlichen Aktivitäten berücksichtigt: http://www.cdc.gov/nutrition/everyone/fruits-vegetables/howmany.html. Da Gemüse so gesundheitsfördernd und dabei gleichzeitig so kalorienarm ist, sind die stärkehaltige und die nicht stärkehaltige Version die beiden Spitzenreiter auf meiner Liste der Mikro-Heiler. Ich gehe auf den folgenden Seiten auf einige Gemüsesorten aus beiden Kategorien ein, aber denken Sie bitte nicht, dass es außer den hier genannten keine weiteren Sorten gibt. Die Liste aller genießbaren Gemüsesorten ist lang und verdient eine eigene Betrachtung.

Nr. 1: Nicht stärkehaltige Gemüsesorten

Alles, was ich über die Vorteile von Gemüse im Allgemeinen gesagt habe, gilt doppelt für nicht stärkehaltige Gemüsesorten. Sie sind die Stars unter den Stars, weil sie große Mengen an guten Mikronährstoffen bei einer ganz geringen Anzahl von Kalorien enthalten. Neben den Substanzen die sie vor der schädlichen Wirkung des Sauerstoffs schützen, enthalten sie weitere wertvolle chemische Stoffe, die sowohl gefährliche Mikroben aus dem Boden als auch Tiere abhalten. Einige sondern einen scharfen oder bitteren Geschmack ab, den Tiere generell nicht mögen. Unsere Evolution ist jedoch im Einklang mit dem Gemüse verlaufen. Im Verlauf der Jahrtausende haben wir Gefallen an diesem Geschmack gefunden, auch wenn wir uns zunächst erst daran gewöhnen müssen, wobei die Stoffe, die für diesen Geschmack verantwortlich sind, die Effektivität unserer körpereigenen Radikalfänger steigern. Zudem gibt es interessante Forschungsergebnisse, die darauf hinweisen, dass insbesondere eine Familie an sekundären Pflanzenstoffen – die Polyphenole, die in einer ganzen Reihe von Gemüsesorten, Früchten und Kräutern (außerdem Tee, Kaffee und Rotwein) enthalten sind – die Gewichtsreduzierung unterstützen. Die Polyphenole stabilisieren den Blutzucker und den Insulinspiegel und wirken der Fettspeicherung entgegen.[54] Überdies sind sie die bevorzugte Nahrung einer häufigen Spezies an Darmbakterien, die mit einem gesunden Körpergewicht assoziiert werden.[55] Inzwischen ist es für Sie womöglich keine Überraschung mehr zu erfahren, dass sich in der einschlägigen Forschung eine ganz neue Perspektive eröffnet hat, die die Polyphenole nicht als Antioxidantien, sondern als Präbiotika betrachtet, die den guten Darmbakterien Nahrung liefern, die wiederum für viele gesundheitliche Nutzen verantwortlich sind.[56]

Ausgewählte polyphenolhaltige Nahrungsmittel

Hier einige Nahrungsmittel, die auf meiner persönlichen Hitliste stehen. Und wenn Sie herausfinden wollen, ob Ihre Lieblingsnahrungsmittel zu den polyphenolhaltigen gehören, rufen Sie folgende Website auf: www.phenol-explore.eu-reports.

Äpfel

Beeren (alle Sorten) und dunkle Früchte wie rote Trauben

Flachssamen

Grüner Tee

Kakaopulver und dunkle Schokolade mit mehr als 70 Prozent Kakaoanteil

Kräuter und Gewürze: Nelken, Curry, Ingwer, Minze, Rosmarin, Salbei, Thymian etc.

Pekannüsse

Schwarze und grüne Oliven

Sojabohnen

Zitrusfrüchte

Zwiebeln

Und wie wir bereits wissen, sind Ballaststoffe ein gleichermaßen wichtiger Verbündeter, was Gesundheit und Gewichtsreduzierung betrifft. Der Ballaststofftyp, der aufgrund seiner Fähigkeit, die freundlichen Bakterien im Darm zu nähren, am intensivsten untersucht wurde, ist das Inulin, das in Knoblauch, Lauch, Zwiebeln, Spargel, Artischocken, Bananen und Chicorée enthalten ist. Das Beste, das wir tun können, ist, ein möglichst breites Spektrum an pflanzlichen Ballaststoffen zu essen, was besonders auf die zahllosen Varianten der nicht stärkehaltigen Gemüsesorten zutrifft, die es in allen Formen, Farben und Größen gibt. Sie enthalten sowohl lösliche Ballaststoffe – das sind die Ballaststoffe, die im Darm fermentiert werden – als auch nicht lösliche Ballaststoffe, die nur in begrenztem Maße verwertet werden können und zum größten Teil durch das System geleitet werden und dabei die Menge an Ausscheidungen erhöhen. Diese Begriffe sind ein wenig überholt, wenngleich die Ernährungsexperten sie nach wie vor verwenden. Tatsächlich gibt es eine riesige Zahl an unterschiedlichen Ballaststofftypen, die gemeinsam eine Matrix bilden, die der Körper für eine optimale Gesundheit und Verdauung braucht.

Wie fast alle Nahrungsmittel hat auch Gemüse zwei Seiten. Dieselben Ballaststoffe, die unsere gesunde Verdauung fördern – und Inulin ist hier das beste Beispiel –, können bei Menschen, deren Darmflora ernsthaft aus dem Gleichgewicht geraten ist, eine Überfermentierung im Darm verursachen. Wie im vorhergehenden Kapitel erwähnt, ist das der Grund, warum bestimmte Gemüsesorten, die aus der Nährstoffperspektive die beste Wahl sind, auch auf der FODMAP-Liste stehen.

Blattgemüse

Blattgemüsesorten wie Grünkohl, Mangold, Blattkohl, Löwenzahn, Senf und Spinat strotzen nur so vor Vitamin K, das wichtig für die Knochen und die Koagulationsfähigkeit des Blutes ist. Außerdem enthalten sie viel Magnesium und Kalium, die die Blutgefäße entspannen und zu einem gesunden Blutdruck beitragen. Diese Mineralien stellen ein Gegengewicht zu Salz (Natrium) dar, das die industriell verarbeiteten Nahrungsmittel reichlich enthalten und das bei einigen Menschen den gegenteiligen Effekt haben kann, nämlich indem es die Blutgefäße verengt und den Blutdruck ansteigen lässt.

Portulak, ein saisonales Blattgemüse, das in China, Mexiko und Griechenland beliebt ist, enthält von allen bekannten essbaren Pflanzen den höchsten Anteil an Omega-3-Fettsäuren, die gut für das Herz sind, sowie das Zehn- bis Zwanzigfache des Melatonins – ein Antioxidans, das möglicherweise der Krebsbildung entgegenwirkt – aller anderen analysierten Gemüse- und Obstsorten. Neben seinem Nährstoffwert hat es einen angenehm sanften, zitronigen Geschmack und passt gut zu Salat.

Rauke – auch als Rucola bekannt – ist ein Blattgemüse, das zur Familie der Kohlgemüse (*Brassica oleracea*) gehört, aber anders als Brokkoli und Blumenkohl keine Verdauungsbeschwerden erzeugt. Und da Rauke bis vor kurzem nicht im Massenanbau gezüchtet wurde, enthält sie immer noch den hohen Nährstoffwert der ursprünglichen Pflanze. (Wie Jo Robinson in ihrem hervorragenden Buch *Knoblauch gegen Krebs und Blaubeeren für das Herz* erklärt, wurden die meisten Obst- und Gemüsesorten, die wir heute verzehren, seit Jahrhunderten selektiv auf ihre Süße und ihren erhöhten Kaloriengehalt hin gezüchtet.) Der wilde pfefferartige Geschmack der Rauke sagt uns, dass hier einige hochwirksame Stoffe am Werke sind. Die Glucosinolate schützen die Pflanze gegen Toxine im Boden und könnten uns vor Krebs schützen – abgesehen von den üblichen Nährstoffen, die man in Blattgemüsesorten findet: einen hohen Vitamin-C-Gehalt, Folat, Kalzium und Eisen. Bereiten Sie Sandwiches, Salate und Smoothies mit Rauke zu, oder garnieren Sie Ihre Vorspeisen mit diesem essbaren, optisch attraktiven Blattgemüse!

Zwei weitere Gemüsefamilien gehören zu meinen nicht stärkehaltigen Favoriten. Ja, sie können aufgrund ihres hohen FODMAP-Gehalts für einige Menschen schwer verdaulich sein, aber wenn sie schrittweise in die Ernährung integriert werden, macht sich das bezahlt, denn sie erfüllen das Sprichwort »Essen als Medizin«.

Die Familie der Kohlgemüse

Die Gemüsesorten der Familie der Kohlgemüse, wie zum Beispiel Brokkoli, Rosenkohl und Grünkohl, enthalten eine ganze Reihe von Vitaminen, Mineralien und phytochemischen Stoffen. (Wegen ihrer kreuzförmigen Blüten werden sie auch Kreuzblütler genannt.) Sie haben wahrscheinlich wegen der Glucosinolate oder auch Senfölglycoside – eine schwefel- und stickstoffhaltige chemische Verbindung – viel Aufmerksamkeit erhalten, weil diese möglicherweise dazu beitragen, Magen-, Brust- und Prostatakrebs vorzubeugen. Die Kohlgemüse spielen in einer Kombination aus Nahrungsmitteln und Nährstoffen, die die Entgiftung des Körpers unterstützen, eine tragende Rolle. Eine Reihe von Studien haben ergeben, dass der Verzehr von Brokkoli den Spiegel an schädlichen Östrogen-Nebenprodukten senken kann, die sowohl das Brustkrebsrisiko erhöhen, als auch bei einigen Frauen zu zahlreichen unangenehmen Symptomen beitragen, die mit der Perimenopause und der Menopause in Verbindung gebracht werden.[56]

Die Gattung der Lauchgemüse

Die Mitglieder der Familie der Lauchgemüse – Schnittlauch, Knoblauch, Zwiebeln, Lauch, Lauchzwiebeln – bergen zusammengenommen einen ganzen Medizinschrank an heilenden Eigenschaften, sowie einen kräftig-scharfen Geschmack, der sie zu einem kulinarischen Klassiker macht. Was ihren Gehalt an phytochemischen Stoffen angeht, sind sie reich an Schwefelsubstanzen, Quercetin und Anthocyanen, die Krebs sowie Mikroben und Pilzen entgegenwirken und eine blut-verdünnende Wirkung haben. Viele der in Knoblauch enthaltenen gesunden Stof-fe sind in einer Substanz gebunden, die als Allicin bezeichnet wird und der Pflan-ze ihr unverwechselbares Aroma verleiht, das sich entfaltet, wenn Sie Knoblauch nach dem Schälen einige Minuten liegen lassen. Wie Sie jedoch im vorhergehenden Kapitel erfahren haben, gehören Knoblauch und Zwiebeln aber auch zur FODMAP-Familie und sind daher vorübergehend, das heißt in der ersten und zweiten Wo-che, aus dem Swift-Speiseplan gestrichen. Aber keine Sorge, andere schmackhafte Gemüsesorten gleichen das aus.

Weißes Gemüse: übersehen und missverstanden

Ernährungsexperten haben uns so effektiv vermittelt, dass Gemüse in leuchtenden Farben gut für uns ist – das Karotin in Karotten und roten Paprika, das Anthocy-an in Heidelbeeren und Roter Bete –, dass weißes Gemüse gelegentlich übersehen wird. Ein Fehler! Blumenkohl, ein Klassiker unter den Kohlgemüsesorten, und Pil-ze sind richtiggehende Nährstoffkraftwerke. Pilze sind eine der größten Quellen für Vitamin D in der Pflanzenwelt. Sie sind zudem reich an Mineralien und ent-halten eine Reihe an krebsvorbeugenden Substanzen, die die Forschungswissen-schaften gerade erst zu entdecken beginnen. In Japan wurden die bei uns exoti-scheren und teuren Varianten wie Shiitake und Maitake schon immer für ihren ge-sundheitlichen Nutzen gepriesen. Vor einigen Jahren fanden Forscher jedoch her-aus, dass der bescheidene Zuchtchampignon mindestens genauso viel, wenn nicht sogar eine noch größere antioxidative Wirkung besitzt. Neue Forschungsergebnis-se besagen zudem, dass Pilze, die dem Sonnenlicht ausgesetzt sind, das so über-aus wichtige Vitamin D produzieren. Wenn wir Pilze essen, können wir also reich-lich von diesem wertvollen Nährstoff aufnehmen. Eine weitere faszinierende Tat-sache: Die zumeist entfernten und weggeworfenen Pilzstiele sind äußerst effekti-ve Präbiotika, die unsere Verdauungspartner, die Lactobazillen, im Dickdarm näh-ren. Ob es ein gegrillter Portobello ist, der einen fetttriefenden Burger ersetzt und diesen köstlichen Geschmack und eine fleischige Konsistenz bietet, oder Egerlin-ge, Zuchtchampignons oder Shiitake, die Geschmortes, Suppen, Salate und Nudeln verfeinern – diese unscheinbaren Pilze können eine Mahlzeit nährstofftechnisch erstrahlen lassen.

Nicht stärkehaltige Gemüsesorten

- Artischocken
- Aubergine
- Bambussprossen
- Blattgemüse (Rauke, Mangold, Chicorée, Blattkohl, Löwenzahn, Endivien, Grünkohl, gemischte junge Saisonsalate, Radicchio, Romana, Spinat, Tatsoi – auch Rosetten-Pak-Choy genannt –, Brunnenkresse)
- Blumenkohl
- Bohnen (grün)
- Brokkoli
- Endivien
- Fenchel
- Frühlingszwiebel (grüner Teil)
- Gurke
- Karotten
- Knoblauch
- Kohl (Rot-, Grün-, China-, Wirsing-)
- Kohlrabi
- Lauch
- Okras
- Pak Choy (chinesischer Senfkohl/ Mangold)
- Paprika
- Pfefferschoten
- Pilze
- Portulak
- Rosenkohl
- Rote Bete
- Rüben
- Rübstiel
- Schnittlauch
- Sellerie
- Senf
- Spargel
- Speisekürbis
- Sprossen (Brokkoli, Sonnen- blumen, Mungbohnen etc.)
- Steckrübe
- Tomaten (Kirsch-)
- Zucchini
- Zwiebeln

Swift-Tipps

- Diese nicht stärkehaltigen Gemüsesorten sollten den größten Anteil an Ihrer Mahlzeit ausmachen, weil sie äußerst kalorienarm sind und eine besonders hohe Nährstoffdichte besitzen! Wenn Sie wollen, ergänzen Sie Ihren Swift-Plan um eine Extraportion an diesen Gemüsesorten – zum Beispiel, eine Extraportion an dampfgegartem Blattgemüse oder einen knackfrischen Rohkostsalat. Machen Sie diese Liste zu Ihrer Hauptauswahl!

- Decken Sie bei Ihrem täglichen Obst- und Gemüseverzehr möglichst viele der folgenden Farbgruppen ab: rot/rosa; gelb/orange; blau/violett; dunkelgrün; weiß/grün; weiß/braun.

- Genießen Sie Gemüse roh und gekocht; sowohl im rohen als auch im gekochten Zustand enthält es viele Nährstoffe – zum Beispiel ist das hochwirksame Antioxidans Gluthathion eher in rohem Obst und Gemüse zu finden, während sekundäre Pflanzenstoffe wie Lycopin, das vor allem in Tomaten enthalten ist, vom Körper besser in gekochter Form aufgenommen werden können, und noch besser, wenn sie mit etwas Olivenöl kombiniert werden.

- Kaufen Sie vor allem Gemüse aus organischem Anbau. Orientieren Sie sich zum Beispiel an der »Dirty-Dozen«-Liste (»das schmutzige Dutzend«) der Environmental Working Group (ewg.org), siehe S. 149 (»The Dirty Dozen« – die zwölf pestizidhaltigsten Nahrungsmittel).

- Probieren Sie ruhig neue, interessante Varianten aus – orangefarbenen Blumenkohl, Steckrübe, Tatsoi – und experimentieren Sie mit Algen, wie zum Beispiel Arame, Hijiki und Nori, um Ihre Mineralienzufuhr auf natürliche Weise zu erhöhen.

- Kaufen Sie frisches Gemüse der Saison, und zwar auf einem richtigen Markt. Unterstützen Sie wann immer möglich die Landwirtschaft Ihrer Region.

- Ein bestimmtes Gemüse schmeckt Ihnen überhaupt nicht? Versuchen Sie es immer wieder … nach dem fünften oder sechsten Mal werden Ihre Geschmacksknospen ja sagen. Denselben Rat geben wir auch unseren Kindern!

Nr. 2: Stärkehaltige Gemüsesorten

Das sind Wurzelgemüse, die ihre Nährstoffe in ihrer knolligen Wurzelstruktur unter der Erde speichern, so zum Beispiel Kartoffeln, Süßkartoffeln, Rüben. Außerdem gibt es Pflanzen, die über der Erde wachsen, wie Winterkürbis, Mais und Erbsen, die technisch gesehen kein Gemüse, sondern Früchte darstellen. Was ihnen allen gemeinsam ist, ist die Tatsache, dass sie viel Stärke enthalten – das ist die Speicherform von Glukose in Pflanzen. Und genau aus diesem Grund hatten stärkehaltige Gemüse lange einen schlechten Ruf. Sie enthalten mehr Kalorien aus Kohlehydraten, und zwar mindestens das Dreifache ihrer nicht stärkehaltigen Cousins. Was jedoch häufig übersehen wird, ist, dass die meisten stärkehaltigen Gemüse auch reich an Vitaminen, Mineralien und phytochemischen Stoffen sind. Daher besitzen sie trotzdem eine ziemlich hohe Nährstoffdichte. Was die tägliche Zufuhr an Ballaststoffen betrifft, sind Süßkartoffeln und Erbsen – um nur zwei zu nennen – ein ausgezeichneter Ersatz für Nudeln und Brot.

Kartoffeln und Erbsen

Die Süßkartoffel, eine Wurzel, die aber eigentlich nicht zur Kartoffelfamilie gehört, ist Favorit aller Ernährungsexperten. Das Antioxidans Beta-Karotin, das ihr die schöne orange Farbe verleiht, ist gut für die Augen und das Immunsysem, und für Schwangere ist die B-Vitamin-Folsäure eine Versicherung gegen Fehlbildungen des Fötus. Die unscheinbare amerikanische Kartoffelsorte »Russet«, die oft verächtlich als Antwort der Pflanzenwelt auf Junkfood abgetan wird, ist ebenfalls eine Quelle an Vitaminen und Mineralien, und ihre Schale enthält viele Ballaststoffe. Fügen Sie gelbe und rote Kartoffeln hinzu, und Sie haben eine vielfarbige Mahlzeit. Die violette Kartoffel ist eine relativ neue Variante mit einer langen Tradition. Sie ist ein ausgezeichnetes Beispiel für ein »wildes« Nahrungsmittel – ein direkter Nachfahre der usprünglichen Pflanze, die die Inkas aßen. Sie ist kleiner als die Russet-Kartoffel, aber noch köstlicher und besitzt eine noch größere Nährstoffdichte!

Das Problem mit Kartoffeln ist nicht die Kartoffel an sich, sondern das, was wir daraus machen: industriell verarbeitete Produkte wie Kartoffelchips oder Pommes frites oder Grundlage für Berge an saurer Sahne und industriellen Speckcroutons.

Kartoffeln sind ein gutes Beispiel für die sogenannte resistente Stärke, die auch in unreifen Bananen und Hülsenfrüchten vorkommt. Solange die Kartoffel nicht zu einem Stärkebrei zerkocht wird, verändert sich die Struktur der Stärke, wenn sie abkühlt und zum Beispiel zu Kartoffelsalat verarbeitet wird, wodurch sie langsamer verdaut wird. Anstatt schnell aufgespalten und vom Dünndarm absorbiert zu werden, gelangt sie in den Dickdarm, wo sie als präbiotische Nahrung für gute Bakterien dient.

Erbsen sind ein weiteres stärkehaltiges Gemüse (auch wenn sie technisch betrachtet die Samen von Hülsenfrüchten sind), das nicht die Wertschätzung erhält, das es verdient, was wahrscheinlich daran liegt, dass einige von uns mit der Dosenversion groß geworden sind. Erbsen enthalten Protein, Vitamin K, das unerlässlich für gesunde Knochen ist, sowie eine erstklassige Mischung aus Vitaminen, Mineralien und phytochemischen Stoffen, einschließlich Lutein und Zeaxanthin, die gegen ultraviolette Strahlen und altersbedingte Sehschwäche schützen. Wenngleich immer mehr Menschen sich die Zeit nehmen, frische Gartenerbsen, Kaiserschoten und Zuckererbsen aus der Schale zu pellen, sind tiefgefrorene Erbsen eine gute Alternative, die die meisten Pflanzennährstoffe bewahren.

Stärkehaltige Gemüsesorten

- Erbsen
- Kürbis
- Kochbananen
- Kartoffel (violett, rot, weiß, gelb)
- Mais
- Pastinake
- Winterkürbis (Eichelkürbis, Butternuss, Hubbard, Hokkaido)
- Schwarzwurzeln
- Süßkartoffel
- Wasserkastanien
- Yamswurzel

Swift-Tipps

- Stärkehaltige Gemüsesorten liefern viele wertvolle Vitamine, Mineralien und Substanzen, die für einen gesunden Darm und ein gesundes Immunsystem wichtig sind.
- Eine tennisballgroße Portion, zusammen mit einigen Proteinen und einer großen Portion nicht stärkehaltigem Gemüse sowie etwas gesundes Fett, ist der Weg zu einer Swift-Mahlzeit.
- Kartoffeln stehen auf der Dirty-Dozen-Liste (The Dirty Dozen – die zwölf pestizidhaltigsten Nahrungsmittel, S. 149)

Nr. 3: Früchte

Genau wie Gemüse sind Früchte ein Geschenk der Natur an die Menschheit, angefüllt mit Ballaststoffen und Mikronährstoffen. Anders als Gemüse erfuhren sie allerdings nicht immer Wertschätzung; gelegentlich wurden sie sogar verdammt. Die Kalorien in Früchten stammen zumeist aus dem Zucker, der in Form von Glukose und Fruktose enthalten ist. Wir wissen, dass diese Zuckerformen schädlich sind, wenn sie industriell verarbeiteten Nahrungsmitteln zugesetzt wurden, weil sie die Insulinproduktion anregen, die Leber belasten und die Gewichtszunahme fördern. Wenn sie jedoch innerhalb der Zellwände der Früchte gebunden sind, werden die gleichen Moleküle nur langsam im Darm aufgespalten. In bescheidenen Mengen sind sie die Antwort der Natur auf unser Verlangen nach Süßem. Ein oder zwei Stück Obst pro Tag neben den Früchten, aus denen Sie vielleicht einen Smoothie mixen, sind in Ordnung. Wie zuvor erwähnt, haben selbst Früchte mit einem bekanntermaßen hohen Zuckergehalt, wie zum Beispiel Ananas, immer noch eine relativ geringe Energiedichte und dank ihrer Ballaststoffe eine geringe glykämische Last. Im vergangenen Jahr veröffentlichte Dr. David Ludwig im Fachmagazin *The Journal of the American Medical Association* eine Untersuchung der Forschungsliteratur und stellte fest, dass der Verzehr von Obst mit einem geringeren Körpergewicht und einem reduzierten Diabetesrisiko einherging.[57] (Ich habe schon immer für den Verzehr von Obst plädiert, daher habe ich mich darüber gefreut, dass die *New York Times* über diese Studie berichtete.) Die Ausnahme sind Fruchtsäfte und Trockenobst, die beide konzentrierte Zuckerdosen enthalten, die bei einem übertriebenen Verzehr einen sensiblen Darm irritieren, den Insulinspiegel erhöhen und zu Gewichtszunahme führen können. Meine Empfehlung: Geben Sie einige Spritzer Fruchtsaft aus Früchten, die viele Antioxidantien enthalten (Granatapfel, Cranberry oder wilde Heidelbeere), in Mineralwasser, allerdings nicht mehr als 5 cl, oder zu einer Marinade, aber nicht mehr als eine Vierteltasse. Begrenzen Sie den Verzehr von Trockenobst auf eine kleine Portion, zum Beispiel eine Feige oder eine Dattel in Kokosraspeln anstatt irgendeinem Fertigsnack.

Für Menschen mit einem empfindlichen Darm können die FODMAP-Stoffe, die in bestimmten Früchten enthalten sind, ein Problem darstellen. Aus diesem Grund greife ich in den ersten beiden Wochen des vierwöchigen Swift-Plans lieber zu Früchten mit einem geringeren FODMAP-Gehalt, von denen keine Irritation ausgeht, die dafür aber äußerst ballaststoffreich sind.

Zunächst die Beeren: Heidelbeeren, Erdbeeren, Himbeeren, Brombeeren, Preiselbeeren, Stachelbeeren, Johannisbeeren. Die sekundären Pflanzenstoffe der Flavonoid-Familie, die den Beeren ihre intensiven und unterschiedlichen Farbschattierungen verleihen, sind einige der wirksamsten Antioxidantien, die bisher entdeckt wurden. Einer weiteren Gruppe, den Anthocyanen, wird eine stark entzündungshemmende Wirkung nachgesagt. Sie kennen die Geschichte wahrscheinlich – vor allem Heidelbeeren erhalten viel Aufmerksamkeit. Mein Freund John Bagnulio, PhD, Master of Public Health (MPH), hochgelobter Ernährungsexperte, Landwirt und Umweltaktivist, führte ausgiebige Forschungsarbeiten über Heidelbeeren durch und bestätigte ihren Status als »Supernahrungsmittel«. Und jüngste Tierversuche, die von Texas A&M und der University of North Carolina durchgeführt wurden, beginnen das Mikrobiom-Bild auszufüllen: In einer Tierstudie erhöhte der Verzehr von Heidelbeeren die Zahl der freundlichen Darmbakterien.[58]

Ein weiterer Favorit sind Kiwis, die eine größere Popularität verdienen. Das grüne Fruchtfleisch dieser ballaststoffreichen eierförmigen Frucht hat einen intensiven fruchtig-säuerlichen Geschmack. Darin versteckt befinden sich riesige Mengen an Vitamin C sowie eine ganze Palette an weiteren Antioxidantien. Zu dieser Mischung gehört auch eine Substanz mit dem Namen Actinidin, die laut einer 2013 veröffentlichten Studie offenbar das Wachstum der Darmschleimhaut fördert.[59] Und – wer hat's gewusst? Kiwis wachsen nicht nur in Neuseeland (daher der Name), sondern auch im US-Bundesstaat Maine!

Früchte

- Äpfel
- Anananas
- Aprikosen
- Avocados
- Bananen
- Beeren (Brombeeren, Heidelbeeren, Preiselbeeren, Stachelbeeren, Johannisbeeren, Himbeeren, Erdbeeren etc.)
- Birnen
- Feigen
- Granatapfel
- Grapefruit
- Kirschen
- Kiwi

- Klementinen
- Kokosnüsse
- Limetten
- Mangos
- Mandarinen
- Melonen (Cantaloupe-, Honig-, Wasser-)
- Nektarinen
- Orangen
- Papayas
- Passionsfrucht
- Pflaumen
- Sternfrucht
- Trauben
- Zitronen

Swift-Tipps

- Kaufen Sie Früchte der Saison wegen ihres reifen, intensiven Geschmacks und ihrer Nährstoffe und auch aus Preisgründen.
- Kaufen Sie Obst aus organischem Anbau. Orientieren Sie sich an der »Dirty-Dozen«-Liste.
- Machen Sie aus den Früchten Backobst als köstliches Dessert. Aromatisieren Sie es mit Nelke, Muskatnuss, Zimt oder Piment.
- Frieren Sie Früchte wie Trauben oder Ananas ein – für ein eisiges Vergnügen.
- Trockenfrüchte (Cranberries, Datteln, Trockenpflaumen, Ananas, Äpfel, Aprikosen, Feigen, Rosinen etc.) liefern Mineralien, zum Beispiel Kalzium und Eisen, außerdem Ballaststoffe und zahlreiche Pflanzennährstoffe. Übertreiben Sie es aber nicht, denn sie sind auch eine Quelle für konzentrierten Zucker und FODMAP.

The Dirty Dozen – die zwölf pestizidhaltigsten Nahrungsmittel

Ehrlich gesagt wissen wir nicht genau, wie schädlich Pestizidspuren wirklich sind. Man kann mit Fug und Recht behaupten, dass amerikanische Unternehmen sich nicht gerade dabei überschlagen, Studien durchzuführen, die möglicherweise belegen, dass der Chemikaliencocktail, den wir täglich mit der Nahrung konsumieren, einige Menschen krank macht oder ein Gesundheitsrisiko für unsere Kinder darstellt. Idealerweise wollen Sie daher einen Bogen um Obst und Gemüse machen, das in hochtoxischen industriellen Pestiziden gebadet wurde. Zumindest vermeide ich *The Dirty Dozen* – »Das dreckige Dutzend«, die zwölf pestizidhaltigsten Nahrungsmittel aus dem Supermarkt (inzwischen sind es sogar schon 14), die auf der berühmten Liste der Nonprofit-Umweltgruppe Environmental Working Group stehen (www.ewg.org/foodnews/list.php). Es lohnt sich auch, einen Blick auf die Liste der »Clean Fifteen« – der sauberen Fünfzehn – zu werfen. Diese Listen werden regelmäßig aktualisiert; wenn Sie die entsprechende App herunterladen, haben Sie immer die neueste Liste.

Verstehen Sie mich nicht falsch. Die Früchte, die auf der *Dirty Dozen*-Liste stehen, sind großartige pflanzliche Nahrungsmittel, und ehrlich gesagt, ist es mir lieber, Sie konsumieren die »kontaminierte« Version, als dass Sie sie ganz weglassen. Wenn es Ihnen jedoch möglich ist, beschaffen Sie sich die Nährstoffe, die sie enthalten, indem Sie Obst aus zertifiziert biologischem Anbau kaufen. Dank der großen Supermarktketten, die verstärkt auf Bio-Nahrungsmittel setzen, sind sie jetzt auch fast überall zu bekommen. Ja, Obst und Gemüse aus biologischem Anbau ist teurer als herkömmliche Produkte. Aber Sie können Ihren Verzehr kontaminierter Produkte erheblich einschränken, indem Sie zum Beispiel Nahrungsmittel der Region kaufen, die auf Wochenmärkten verkauft werden. Es lohnt sich nicht, eine hundertprozentige Nahrungsmittelreinheit anstreben zu wollen, und das ist auch gar nicht möglich. (Erinnern Sie sich an die Studie, die ich im zweiten Kapitel erwähnt habe – sich ständig Sorgen um Essen zu machen, ist ein Ernährungsstil, der mit exzessivem Essen assoziiert wird.) Indem Sie bei Ihren Einkäufen jedoch eine pragmatische Sorgfalt walten lassen, können Sie die Menge an Giften, die Sie über die Nahrung aufnehmen, erheblich reduzieren.

---

*Dirty Dozen*Plus

1. Äpfel
2. Erdbeeren
3. Grünkohl
4. Gurken
5. Kartoffeln
6. Kirschtomaten
7. Nektarinen (Importware)
8. Paprika
9. Pfefferschoten
10. Pfirsiche
11. Sellerie
12. Spinat
13. Trauben
14. Zuckererbsen (Importware)

Clean Fifteen – »Die sauberen Fünfzehn«

1. Ananas	9. Mangos
2. Auberginen	10. Papayas
3. Avocados	11. Pilze
4. Cantaloupe-Melonen	12. Spargel
5. Grapefruit	13. Süßkartoffeln
6. Kiwi	14. Zuckererbsen
7. Kohl	15. Zwiebeln
8. Mais	

Die Kraft der Nahrung – eine Visualisierungsübung

Hier eine darmheilende Visualisierungsübung von Belleruth Naparstek (health-journeys.com), *dem* Guru auf dem Gebiet der geführten Visualisierung. Lesen Sie das folgende Skript einige Male hintereinander, setzen Sie sich in einen bequemen Sessel, schließen Sie die Augen und stellen Sie es sich vor! Es wird Sie entspannen und Ihnen ein sicheres Gefühl über die Heilkraft der Nahrung geben.

Sie essen frisches Obst und Gemüse. Stellen Sie sich vor, wie die Kohlehydrate in Glukose aufgespalten werden, die Ihren Körperzellen zur Verfügung gestellt wird, damit diese sie als Energie verbrennen. Die Ballaststoffe in der Nahrung verlangsamen diesen Prozess jedoch, so dass er rein und ordentlich verläuft und sich kein Zucker im Blut bildet. Stellen Sie sich vor, wie die Ballaststoffe den Magen-Darm-Trakt massieren, damit er sich entspannt und die Abfälle effizient entsorgt. Stellen Sie sich die gesunden Fette in der Nahrung vor, die schützende Zellmembranen bilden, die den ständigen Ein- und Ausgang von Botschaften ermöglichen und auf diese Weise wichtige Aufgaben im gesamten Körper steuern. Während diese Nahrung Ihnen Energie verleiht und Sie stärkt und Ihnen Kraft gibt, stellen Sie sich bildlich die neurochemische Kommunikation zwischen Ihrem Gehirn und dem Verdauungssystem vor, die perfekt eingestellt ist – so wie ein Radiosender, der ein kristallklares Signal empfängt und aussendet. Lassen Sie diese innere Bilderserie auf sich wirken. Erlauben Sie dem wahren Zweck der Nahrungsaufnahme die Entscheidung, welche Nahrungsmittel Sie im Laufe des Tages verzehren.

Nr. 4: Hülsenfrüchte

Hülsenfrüchte wie Bohnen, Linsen und Kichererbsen sind das ernährungstechnische Rückgrat der Welt. Die überwältigende Mehrheit der Menschen bezieht den größten Teil ihrer Proteine aus Pflanzen. Jede Kultur hat ihre eigenen Favoriten und ihre eigene Art und Weise der Zubereitung. Im industrialisierten Westen beziehen wir den größten Teil der Proteine aus tierischen Produkten, weil wir es uns leisten können. Allerdings täten wir gut daran, zur pflanzlichen Nahrung zurückzukehren, und zwar aus ökologischen und auch aus ernährungsbedingten Gründen. Hülsenfrüchte sind relativ billig, die reinste Kraftquelle, und das nicht nur im Hinblick auf ihren Proteingehalt, sondern auch, weil sie reich an Ballaststoffen, Vitaminen und Mineralien sind. Zudem enthalten sie viel Folsäure, die das Homocystein senkt – eine Messgröße für Gefäßentzündungen und Herzkrankheiten.[60] Außerdem enthalten sie eine Klasse an phytochemischen Stoffen, die als Lignane bezeichnet werden und die möglicherweise die Rate an homonbedingten Krebserkrankungen senken, zum Beispiel Brust- und Prostatakrebs. Und wir haben herausgefunden, dass der Verzehr von Nahrungsmitteln mit einem niedrigen glykämischen Index, wie zum Beispiel Hülsenfrüchte, im Rahmen einer Mahlzeit verhindert, dass der Insulinspiegel bei der nächsten Mahlzeit sprunghaft ansteigt, egal, worin diese Mahlzeit besteht. Wie sich herausstellt, sind es die Darmbakterien, die die pflanzlichen Ballaststoffe aufspalten, die im Wesentlichen für diesen »Folgemahlzeiteffekt« verantwortlich sind.[61] Egal welche Mythen Sie über die Schädlichkeit von Hülsenfrüchten hören, was den Blutzuckerspiegel betrifft, sind sie Ihnen und Ihrem Darm eindeutig freundlich gesinnt.

Trotz aller Vorteile, die sie uns bieten, indem sie uns helfen, unser Gewicht und unsere Gesundheit zu erhalten, haben Hülsenfrüchte gelegentlich einen unverdient schlechten Ruf. Vegetariern wurde jahrelang geraten, bestimmte Nahrungsmittel in ihren Mahlzeiten zu kombinieren, typischerweise Hülsenfrüchte mit einem Getreide, um die gesamte Palette an proteinbildenden Aminosäuren abzudecken. Die gute Nachricht lautet, dass Sie sich nicht bei jeder Mahlzeit Gedanken über bestimmte Nahrungsmittelkombinationen machen müssen. Es stimmt zwar, dass unterschiedliche pflanzliche Nahrungsmittel einen mehr oder weniger hohen Anteil an bestimmten Aminosäuren enthalten, aber ein breites Spektrum an stark proteinhaltigen Nahrungsmitteln im Verlauf eines Tages in Form von Hülsenfrüchten, Nüssen, Samen und glutenfreien Getreidesorten deckt Ihren Proteinbedarf reichlich, ob Sie Fleisch essen oder nicht.

Sojabohnen sind hier auch gute Helfer. Diese Hülsenfrüchte enthalten alle wichtigen Aminosäuren und sind damit ein »komplettes Nahrungsmittel«. Allerdings haben sie ihre eigene schlechte Presse. Einige Menschen sind allergisch auf Soja und müssen den Verzehr von Sojaprodukten unter allen Umständen vermeiden. Sojabohnen enthalten Isoflavone, die die Wirkung von Östrogen nachahmen, daher bestand die Befürchtung, der übermäßige Verzehr von Soja würde das Wachstum hormonsensibler Krebsarten wie Brustkrebs stimulieren. Die besten aktuellen Forschungsergebnisse besagen jedoch, dass qualitativ hochwertiges Soja bestenfalls einen leicht schützenden Effekt hat. Ich bin ein Anhänger des moderaten Verzehrs organischer Vollwertsoja, entweder in seiner fermentierten Form als Tempeh oder Miso, oder in frischer Form als Edamame. Vermeiden Sie jedoch das industriell verarbeitete Sojaöl und entsprechende Sojaprodukte (texturiertes Sojaprotein, Sojaisolate und andere minderwertige Sojaderivate), wie sie in Burgern, Chips und Knabberstangen zu finden sind, die sich im Nahrungsmittelangebot breitgemacht haben.

Hier noch eine weitere Klage über Hülsenfrüchte (und Getreide, über das wir im nächsten Abschnitt sprechen). Befürworter einer fleischbasierten Paläo-Diät weisen gerne darauf hin, dass die pflanzlichen Nahrungsmittel »nährstoffbehindernde« Stoffe enthalten, wie zum Beispiel Phytate, die die Absorption wertvoller Mineralien behindern. In anderen Worten: Diese Nahrungsmittel sind angeblich nicht so gut, wie sie theoretisch scheinen, und Sie tun besser daran, sich ein Steak zu bestellen, wenn Sie die Nährstoffbedarfe Ihres Körpers wirklich decken wollen. Nun, Phytate und ihre chemischen Verwandten reduzieren tatsächlich die Absorption von Mineralien; dieser Teil stimmt also. Die neueste Forschung lehrt uns jedoch, dass Phytate auch als Antioxidantien wirken, indem sie schädliche freie Radikale beseitigen, die im Rahmen der normalen Stoffwechseltätigkeit entstehen.[62] Phytate und andere nährstoffbehindernde Stoffe geben und nehmen – Ying und Yang. Und was noch besser ist, die freundlichen Bakterien, die sich von den in Hülsenfrüchten enthaltenen Ballaststoffen ernähren, tragen dazu bei, das Phytat im Darm zu zersetzen, und setzen einige der Mineralien frei, damit diese vom System aufgenommen werden.[63]

Über das größte Problem im Zusammenhang mit Hülsenfrüchten, die stark fermentierbaren FODMAPs, haben wir bereits gesprochen. Hülsenfrüchte neigen zu einem hohen Anteil an Fruktanen und Galaktanen, die den Darm irritieren und ehrlich gesagt bei jedem von uns zu leichten Blähungen führen können. Im Swift-Plan beginnen wir mit den leichter verdaulichen Hülsenfrüchten mit einem niedrigen FODMAP-Gehalt, wie zum Beispiel organischem festem Tofu und Tempeh (ein fermentiertes Nahrungsmittel) und arbeiten uns dann in den Folgewochen zu schwerer verdaulicheren Hülsenfrüchten wie schwarzen Bohnen und Kichererbsen vor.

Sie können sich auch einiger traditioneller Methoden der Zubereitung von Hülsenfrüchten bedienen, die bereits damit beginnen, die FODMAP-Substanzen und das Phytat aufzuspalten. Weniger Gase und mehr Mineralien – das ist unschlagbar! Zum Beispiel können Sie die Bohnen über Nacht einweichen (mindestens zwölf Stunden). Dann spülen Sie sie ab und kochen sie in frischem Wasser. Oder Sie geben die eingeweichten Bohnen in ein Keimgefäß und warten drei bis fünf Tage, bis kleine Sprossen zu sehen sind. Und dann kochen Sie sie.

Auch wenn Hülsenfrüchte gelegentlich etwas Experimentierarbeit erfordern, es lohnt sich. Aufgrund ihrer nährstoffreichen Kalorien, die in Ballaststoffe verpackt sind, aber auch aufgrund der Dinge, die sie nicht haben – eine hohe Energiedichte oder Gluten, die manche Getreidesorten so problematisch machen –, sind sie ein wertvolles Nahrungsmittel. Wie Havard-Wissenschaftler entdeckt haben, als sie eine tägliche Ration Bohnen durch eine Ration Reis ersetzten, ist der Wechsel von Getreide zu Bohnen ein großer gesundheitsfördernder Schritt, mit dem man das Risiko eines Stoffwechselyndroms um ein Drittel senken kann.

Hülsenfrüchte

- Bohnen (Adzuki, schwarze, Cannellini, Kichererbsen, Great Northern, Kidney, Pinto, Schwarzaugen etc.)
- Erbsen (grüne, gelbe, Schälerbsen)
- Linsen (schwarze, grüne, rote, gelbe)
- Sojaprodukte (Edamame [grüne Sojabohnen] Miso, Natto, Tempeh, Tofu)

Nr. 5: Urgetreidesorten

Sie können das Beste aus beiden Welten haben: Vollwertgetreide, das kein Gluten enthält und von empfindlichen Därmen besser vertragen wird. Am besten sind die Pseudogetreide; das sind ballaststoffreiche Körner mit einer geringen glykämischen Last, die das Gefühl und den Geschmack von Getreide bieten, aber kein Gluten enthalten. Viele von ihnen sind sogenannte Urgetreide mit einer faszinierenden Geschichte: Wildreis, Amaranth, Buchweizen und Quinoa.

Vor tausend Jahren ernteten die nativen amerikanischen Völker wilden Reis – die Samen einer hohen Wasserpflanze. Die Chinesen aßen ihn möglicherweise ebenfalls schon vor Jahrhunderten. (Wildreis war in der Kultur der nativen amerikanischen Völker so fest verankert, dass er selbst heute in Minnesota laut bundesstaatlicher Gesetzgebung und entsprechender Stammesgesetze nur mit einem Kanu geerntet werden kann.) Die ersten europäischen Siedler in Nordamerika fanden umgehend Gefallen an seiner kaufesten Konsistenz und seinem komplexen nussartigen Aroma. Heute wird er oft mit braunem Reis gemischt, um Protein mit B-Vitaminen zu mischen und den Geschmack noch interessanter zu machen.

Der Verzehr von Amaranth reicht wahrscheinlich rund 8.000 Jahre in die Vergangenheit. Die kleinen Samenkörner waren ein Grundnahrungsmittel der Azteken, die diese bei ihren religiösen Zeremonien sogar mit Blut mischten. Der spanische Eroberer Hernán Cortés verbannte Amaranth, um es sowohl als Nahrungsmittel als auch als rituelle Opfergabe zu zerstören, so dass irgendwann kein Amaranth mehr angebaut wurde. Erst einige Jahrhunderte später tauchte Amaranth in Amerika und Asien erneut auf. Heute werden die leicht nussartig schmeckenden Körner gerne im morgendlichen Getreidebrei, als Beilage oder Bestandteil einer Vorspeise oder als Beigabe zu Mehl und Nudeln genossen. Amaranth ist äußerst ballaststoffreich und enthält reichlich Protein, Eisen, Zink und Magnesium.

Die Ursprünge des Buchweizen führen nach Asien und reichen rund 5.000 Jahre zurück. Irgendwann gelangte dieses Getreide nach Europa, von wo aus deutsche und holländische Siedler es im 17. Jahrhundert nach Amerika brachten. Heute ist es am besten in Mehlform bekannt; man bäckt daraus die leckeren russischen Pfannkuchen Blini. Aus den geschälten und gerösteten Buchweizenkernen macht man zum Beispiel die traditionelle russische Buchweizengrütze Kascha.

Kombiniert mit Gemüse ergibt sie eine herzhafte, ballaststoffreiche und vollwertige pflanzliche Mahlzeit. Egal in welcher Form sind die Körner eine hervorragende Quelle für Protein, Eisen, Magnesium und B-Vitamine.

Im Verlauf der letzten Jahrzehnte hat sich Quinoa zu einem Star unter den Urgetreiden entwickelt. Inzwischen gibt es Quinoa in jedem gut sortierten Supermarkt zu kaufen, und wird auch in gehobenen Restaurants immer öfter angeboten. Dieser Durchbruch hat lange auf sich warten lassen. Immerhin wird Quinoa schon seit mehr als 5.000 Jahren angebaut. Für die Inkas war Quinoa ein Grundnahrungsmittel, so wie Amaranth für die Azteken. Sie wussten, was sie taten. Quinoa ist ein »Supernahrungsmittel«, das alle essenziellen Aminosäuren, viele Ballaststoffe und reichlich B-Vitamine und Mineralien enthält, vor allem Magnesium und Kalium. Das Beste ist, dass seine kaufeste Konsistenz und sein nussiger Geschmack jeden Appetit auf Weizen vergessen machen. Es versteht sich von selbst, dass Quinoa im Swift-Plan eine besondere Stellung einnimmt.

Eine weitere gute Entscheidung sind Haferflocken, die ich selten empfehle, weil sie so oft mit Gluten überkreuzkontaminiert sind. Da man aber inzwischen fast überall zertifiziert glutenfreie Haferflocken erhält, ist das kein Problem mehr. Haferflocken sind köstlich, nicht nur für Sie, sondern auch für die freundlichen Gefährten in Ihrem Darm. Jüngste Forschungsergebnisse zeigen, dass die Beta-Glucan-Verbindungen im Hafer möglicherweise ein hochwirksames Probiotikum sind[64] und die Polyphenole, ebenfalls ein Teil des Gesamtpakets, enzündungshemmende, juckreizstillende und möglicherweise sogar eine krebsvorbeugende Wirkung besitzen.[65] Für Haferflocken gilt, was für alle Nahrungsmittel gilt: Je weniger raffiniert und je ballaststoffreicher, desto besser. Haferschrot ist Instant-Haferflocken daher haushoch überlegen.

Glutenfreie Vollwertgetreide

- Amaranth
- Buchweizen
- Hafer (zertifiziert glutenfrei)
- Mais
- Millet
- Montina
- Quinoa
- Reis (alle Sorten)
- Sorghum
- Teff
- Wildreis

Swift-Tipps

- Getreide einzuweichen oder keimen zu lassen, kann die Verdaulichkeit verbessern. Wenn Sie das Getreide in eine fermentierte Flüssigkeit (zum Beispiel Kefir) geben, können Sie probiotische Nutzen erzielen.

- Fügen sie dem Wasser, in dem Sie das Getreide kochen, aromatisierte Teebeutel, gemahlenen Ingwer, frische oder getrocknete Kräuter etc. hinzu, oder kochen Sie es in Bio-Gemüsebrühe.

- Es gibt viele köstliche Alternativen zu Weizennudeln:

- Nudeln aus Linsen, Mungbohnen oder schwarzen Bohnen enthalten reichlich Ballaststoffe und Proteine.

- Kelp-Nudeln aus Braunalgen sind eine weitere interessante Alternative und sehr kalorienarm. Sie vermitteln das Gefühl, echte Spaghetti zu essen, und lassen sich auch in Suppen und Salaten verwenden.

- Shirataki-Nudeln aus Konnyaku (Taro-Kuchen, die aus einer japanischen Pflanzenwurzel und Tofu hergestellt werden) – sie sind extrem kalorienarm. Gießen Sie vor dem Kochen kochendes Wasser über die Nudeln, um ihre Frische zu steigern.

- Gemüsenudeln – aus Spaghettikürbis oder anderem Gemüse, die Sie mit einem preiswerten Spiralnudelschneider leicht selber aus Karotten, Zucchini, gelbem Kürbis etc. herstellen können.

Nr. 6: Tierisches Protein – mager, rein und gar nicht so schlecht

Sie haben inzwischen gemerkt, dass ich aus ernährungstechnischen und ökologischen Gründen absolut begeistert von pflanzlicher Nahrung bin. Tierische Nahrungsmittel, die von Tieren aus artgerechter Haltung stammen oder aus ihrem Fleisch hergestellt sind, verdienen jedoch durchaus einen Platz in der Swift-Diät. Um von der Ernährungsbloggerin Ashley Koff einen Begriff auszuleihen, der mir sehr gut gefällt: Ich bin eine »Qualitarierin.« Zwar habe ich großen Respekt vor der rein vegetarischen Ernährung, allerdings habe ich nichts gegen Fisch und bescheidene Mengen an enthäutetem Geflügel und magerem roten Fleisch in noch kleineren Mengen – sagen wir, maximal 120 Gramm als typische Portion.

Beginnen wir mit Eiern, dem beliebtesten Produkt in dieser Kategorie. Viele Jahre lang wurden Eier im Kampf der öffentlichen Gesundheitsfürsorge gegen Nahrungsfette verteufelt. Eigelb hat tatsächlich einen hohen Anteil an Cholesterin, aber wir wissen inzwischen auch, dass Cholesterin aus Nahrungsmitteln kein besonderes Herzrisiko darstellt. Das bescheidene Ei enthält viel Protein und das Eigelb ist ein wahrer Nährstoffspeicher aus Vitamin A, Riboflavin, Cholin, Carotinoid, die gemeinsam das Gehirn und die Sehkraft schützen und ernähren.

Die Wahl des Frühstückseis!

Auf den heutigen Eierkartons stehen heute eine Menge verwirrender Begriffe. Hier meine Regeln für die Auswahl von Eiern:

1. Wenn Sie frische Eier von Ihren eigenen Hühnern oder Freilandhühnern vom Bauernhof um die Ecke haben können, umso besser.

2. Wenn Sie im Supermarkt Eier kaufen, wählen Sie zertifiziert ökologische Bio-Eier von Hühnern aus artgerechter Freilandhaltung. Mit dem KAT-Prüfsiegel versehene Bio-Eier sind frei von Antibiotika und stammen von Hühnern, die frei im Tageslicht herumlaufen können und nicht in Legebatterien gehalten werden, geschützte Nester haben und ökologisches, gentechnikfreies Futter erhalten.

Fisch

Wie besprochen, ist Fisch die beste Quelle für die Omega-3-Fettsäuren Eicosapentaensäure (EPA) und Docosahexaensäure (DHA). Ohne Fisch oder Nahrungsergänzungsmittel, die Fischöl oder Algen enthalten, ist es schwer, mit einer Vollwerternährung genügend dieser Fettsäuren aufzunehmen. Unser Körper ist nicht besonders gut in der Umwandlung der in Samen und Nüssen enthaltenen Linolensäure in DHA und EPA. Es gibt Berge von Forschungsliteratur, die nachdrücklich auf die gesundheitlichen Nutzen von DHA und EPA hinweist; darunter auch Studien, die zeigen, dass Völker, die viel Fisch essen – Japaner und Skandinavier, zum Beispiel – oder zumindest eine moderate Menge an Fisch essen, wie die mediterranen Völker, im Schnitt länger leben als andere.

Bei all seinem gesundheitlichen Nutzen und seinem vorzüglichen Geschmack kann Fisch ein heikles Nahrungsmittel sein. Oft sind Fische mit Quecksilber belastet, und zwar vor allem Fische auf einer höheren Stufe der Nahrungsmittelkette, wie die Raubfische Schwertfisch und Makrele. Mir gefällt die Empfehlung meiner Freundin Dr. Cynthia Geyer, medizinische Direktorin des Gesundheits- und Wellnessresorts Canyon Ranch in den Berkshires: »Werfen Sie die großen wieder ins Wasser.« Die kleinen, ölhaltigen Fische, wie Anchovis, Sardinen und Heringe, sind eine ausgezeichnete und sichere Wahl, genauso wie Schalentiere, zum Beispiel Austern und Muscheln. Abgesehen davon ist die Wahl zwischen beliebten, größeren Fischarten wie Lachs, Kabeljau und Brasse nicht leicht. Wenn es Wildfische sind, sind sie dann überfischt und die Bestände dezimiert? Wenn es Zuchtfische sind, wurden sie eventuell in unhygienischen Bedingungen gehalten, wo sie mit Antibiotika gefüttert und ihrer natürlichen Nährstoffe beraubt wurden? Diese Überlegungen fallen von Fisch zu Fisch anders aus und gelegentlich hängen sie auch von der Jahreszeit ab. Der beste Rat, den ich geben kann, lautet, sich auf der Website des World Wildlife Funds (www.wwf.de) beziehungsweise über den WWF Einkaufsratgeber: Fische und Meeresfrüchte 2014 oder über die Website oder die App des Marine Stewardship Council (www.msc.org) die aktuelle und beste Information über die Unterstützung eines nachhaltigen Fischfangs zu beschaffen.

Fleisch – ja, aber in Maßen

Es gibt keine Frage, dass rotes Fleisch und Geflügel hervorragende Nährstoffpakete sind, weil sie reich an Proteinen, Mineralien und B-Vitaminen sind. Was rotes Fleisch betrifft, sollten Sie möglichst mageres Fleisch kaufen – am besten Filet Mignon oder Sirloin. Bison ist noch magerer und erfreut sich zunehmender Beliebtheit und Wild ist im Allgemeinen eine gute Wahl. Was Geflügel betrifft, empfehle ich, das Fleisch zu enthäuten, so lecker die knusprige Haut auch ist. Die Befürchtungen über gesättigte Fette sind in den letzten Jahren verstummt, aber da sich im Fettgewebe von Tieren Toxine, Hormone und Antibiotika ablagern, bin ich vorsichtig. Schweinefleisch von artgerecht gehaltenen Schweinen ist in Ordnung. Im Zusammenhang mit allen Fleischsorten, über die wir hier sprechen, mache ich mir Sorgen über die industrielle Verarbeitung von Tierfleisch und das aus Ernährungsperspektive minderwertige und möglicherweise sogar schädliche Produkt, dass dieses System produziert. Um humanere Alternativen zu finden und die Nährstoffqualität Ihrer Nahrung zu verbessern (Weiderinder enthalten im Gegensatz zu Rindern, die mit Getreide gefüttert wurden, einen gewissen Anteil an Omega-3-Fettsäuren), informieren Sie sich auf den Websites der drei größten Erzeugerverbände Bioland (www.bioland.de), Demeter (www.demeter.de) und Naturland (www.naturland.de), deren Anforderungen zum Teil deutlich über die EU-Öko-Verordnung hinausgehen.

Tierische Proteine

- Milchprodukte (Kuh, Ziege, Schaf): Käse, Kefir, Milch und Joghurt
- Eier
- Fisch, Krustentiere
- Geflügel (Huhn, Ente, Truthahn)
- Mageres, rotes Fleisch (Rind, Lamm, Schwein)
- Wild (Büffel, Strauß, Reh, Hirsch, Wildschwein etc.)

In den ersten beiden Wochen des Swift-Plans stehen keine Milchprodukte auf dem Speiseplan. Es gibt gute Alternativen, aber Sie sollten die Angaben der Inhaltsstoffe aufmerksam lesen, weil einige dieser Nahrungsmittel unter Umständen Zukker, Kleber, Gluten und andere Inhaltsstoffe enthalten, die einen empfindlichen Darm irritieren können, und der Verzicht darauf allemal gesünder ist.

Swift-Tipps

- Wenn irgend möglich, kaufen Sie Tierprodukte von Tieren aus zertifiziert ökologischer, artgerechter Haltung.

- Vermeiden Sie Fische mit hohem Quecksilber-Gehalt (laut Schadstoff-Höchstmengenverordnung 1 mg/kg Fisch): Atlantischer Sägebauch; Barsch; Blauleng; Bonito; Centroscymnes coelolepsis; Echter Aal; Einfarb-Pelamide; Falscher Bonito; Gemeiner Stör; Grenadierfisch; Haarschwänze; Haifische (alle Arten; Schillerlocken werden z. B. aus Bauchseiten des Dornhais hergestellt!); Hecht; Heilbutt; Langschwänziger Speerfisch; Pazifischer Fächerfisch; Rochen; Rotbarsch; Schwertfisch; Seeteufel; Steinbeißer; Thunfisch; Zander.

- Laktosehaltige Milchprodukte können den empfindlichen Darm irritieren. Griechischer Joghurt und Hartkäse enthalten weniger Laktose und können in kleinen Mengen von Menschen verzehrt werden, die Milchprodukte gut vertragen.

- Im Zusammenhang mit Allergien kann die Tierart wichtig sein. Es könnte zum Beispiel sein, dass Sie Ziegen- und Schafprodukte gut vertragen, aber allergisch auf Kuhmilchprodukte reagieren. Selbst die Kuh- beziehungsweise Rinderrasse macht einen Unterschied; zum Beispiel sind die Proteine aus der Milch der Jersey-Kühe weniger allergen als die Proteine aus der Milch der herkömmlichen Holsteiner Kühe.

- Verwenden Sie für Fisch, Geflügel und Fleisch sichere Garmethoden, zum Beispiel Backen, Rostbraten und Schmoren bei niedrigen Temperaturen (weniger als 175 °C). Wenn Sie grillen, verwenden Sie eine Marinade und grillen Sie das Fleisch nicht, bis es schwarz wird, um die Entstehung toxischer Substanzen zu vermeiden.

Alternativen zu Milchprodukten

Getränke (organisch, ungesüßt/naturbelassen): Mandel, Kokos, Hanf, Reis, Soja etc.

Käse (aus Mandeln, Reis, Soja etc.)

Joghurt (organisch ungesüßt/naturbelassen): Mandel, Kokos, Hanf, Reis, Soja)

Swift-Tipps

- Experimentieren Sie mit der Herstellung Ihrer eigenen milchfreien Produkte, wenn die Produkte, die Ihr Supermarkt anbietet, problematische Inhaltsstoffe haben.
- Besuchen Sie die Website meiner Freundin Caroline Nation, myfoodmyhealth.com, und lesen Sie das Buch »Wie der Weizen uns vergiftet« von Julien Venesson. Das Buch bezieht sich auf den aktuellen Forschungsstand und bietet wertvolle Hilfestellung für alle Weizen- und Glutensensitive.

Nr. 7: Gesunde Fette

Während sich die Wissenschaftler über die gesättigten Fette in Tierprodukten streiten, können wir uns – in Maßen – die Vorteile der Fette vollwertiger Nahrungsmittel zunutze machen, die Teil eines darmfreundlichen Abnehmprogramms sein können und sollten. Alle Quellen an Fetten und Ölen, die in der Natur existieren, sind eine Mischung aus Fettsäuren, von denen der Körper einige selbst produziert und einige andere über die Nahrung aufnehmen muss – das sind die sogenannten essenziellen Fettsäuren.

Wie im vorhergehenden Kapitel besprochen, sind die Omega-3-Fettsäuren die Stars unter den mehrfach ungesättigten Fettsäuren, den PUFAs (*polyunsaturated fatty acids*). Aufgrund ihrer gesundheitsfördernden Wirkung wurden sie besonders intensiv untersucht, wobei man festgestellt hat, dass sie in fast jeder Hinsicht nützlich sind, von der Stabilisierung des Herzrhythmus bis zur Reduzierung der Blutplättchenanhäufung, von der Stimmungsaufhellung bis zur Hirngesundheit.

Die einfach ungesättigten Fettsäuren, die sogenannten MUFAs (*monounsaturated fatty acids*), die in Nüssen, Samen/Kernen, Oliven, Olivenöl und Avocados enthalten sind, liefern Antioxidantien, die dazu beitragen, die Körperzellen und andere Stoffe, wie zum Beispiel Cholesterin, vor einer übermäßigen Sauerstoffschädigung zu schützen. Denken Sie daran, dass wir jede Hilfe zum Schutz vor den Nebeneffekten des Sauerstoffs brauchen können, die wir von Pflanzen erhalten.

Neueste Forschungsergebnisse zeigen, dass gesättigte Fettsäuren eine der wirksamsten Störquellen für die Mikro-Ökologie des Darms sind, daher mahne ich hier zur Vorsicht. Allerdings kommt es auf den Einzelfall an. Im Swift-Plan beschränke ich die Menge an Fleisch aus einer Reihe von Gründen, die wir bereits besprochen haben, nicht nur wegen der darin enthaltenen gesättigten Fette. Milchprodukte sind eine eigene Geschichte. Im Swift-Plan führe ich sie als Option im Verlauf der dritten und vierten Woche schrittweise ein. Die fermentierten Milchprodukte, darunter hauptsächlich Joghurt und Kefir, können großartige Darmverbündete sein. Und ich habe nichts gegen eine kleine Menge Vollmilch oder teilentrahmter Milch im Kaffee – so trinke ich morgens selbst meine einzige Tasse Kaffee. Um es zu wiederholen, mir kommt es vor allem auf die Qualität an. Idealerweise sollten Sie organische Milch von Weidekühen trinken. Meine bevorzugte Variante ist Vollmilch oder Sahne, die die wertvolle Fettsäure konjugierte Linolsäure, CLA (*conjugated linoleic acid*) enthält, die die Insulinfunktion verbessern und zur Gewichtskontrolle beitragen kann. Vergessen Sie nicht, dass entrahmte Milch einen entsprechend höheren Gehalt an Milchzucker, die sogenannte Laktose, hat, die – wie wir aus dem vorhergehenden Kapitel wissen – ihre eigenen Probleme verursacht.

Die gesättigten Fette in tropischen Ölen wie Kokosnussöl, Palmöl und Kakaobutter sind ein weiterer Sonderfall. Diese Öle enthalten mittelkettige gesättigte Fettsäuren, die sich im Körper anders verhalten als das marmorierte Fett eines Sirloin-Steaks. Kokosprodukte sind ziemlich in Mode. Manchmal bewähren sich Nahrungsmittel, deren Geschmack gerade besonders gefragt ist, längerfristig nicht. Nach allem, was wir bisher über sie wissen, sind sie jedoch köstlich und können in vernünftigen Mengen durchaus konsumiert werden.

Samen/Kerne

In der Pflanzenwelt liefern Walnüsse reichlich ALA/Omega-3-Fettsäuren, aber ansonsten sind es die kleinen essbaren Samen, in denen diese Fettsäuren zu finden sind: Chia, gemahlene Flachssamen, Hanf und Kürbiskerne. Das ergibt Sinn. Samen sind das Nährstofflager einer Pflanze, die einen neuen Spross während der Wurzelentwicklung versorgen. Sie haben eine noch größere Nährstoffdichte als Nüsse (die zum größten Teil technisch betrachtet Samen sind) und enthalten viele gute Dinge: Protein, Minerale und essenzielle Fettsäuren. Samen erfreuen sich derzeit wachsender Beliebtheit, vor allem Chia. Die aztekischen Krieger aßen sie, um bei langen Märschen ihre Energie zu bewahren. Heute mischen wir Samen eher in unsere Smoothies, damit sie uns sattmachen, ohne zu viele Kalorien beizusteuern.

Nüsse

Nüsse sind mehr als die Summe ihrer MUFAs und PUFAs. (Ich hoffe, es macht Ihnen Spaß, diesen Satz vor sich hinzusagen.) Nüsse wie Mandeln, Pekannüsse und Walnüsse sind voller Mineralien und dem Antioxidans Vitamin E. Die Schale dieser Nüsse ist reich an Flavonoiden, die das Immunsystem unterstützen. Das gesamte Paket erweist sich als äußerst gesundheitsfördernd. Die berühmte amerikanische Langzeit-Gesundheitsstudie, Nurses' Health Study, in deren Rahmen mehr als 100.000 Frauen über mehrere Jahrzehnte beobachtet wurden, ergab, dass sich durch den Ersatz von Kohlehydraten durch die gleiche Menge Kalorien aus Nüssen, das Risiko von Herzkrankheiten um rund ein Drittel senken ließ.[66] Zahlreiche andere Studien haben zudem ergeben, dass der regelmäßige Verzehr von Nüssen ein zuverlässiges Rezept für ein langes Leben ist! Was die Darmgesundheit betrifft, erweisen sich die Ballaststoffe von Nüssen als besonders wertvoll, sowohl diejenigen, die das Volumen des Stuhlgangs erhöhen, als auch diejenigen, die die guten Darmbakterien präbiotisch ernähren.

Bei all den positiven Argumenten, die für Nüsse sprechen, mögen Sie vielleicht denken, Sie könnten so viel Nüsse essen, wie Sie wollen, ohne auf die Kalorien zu achten. Im Verlauf der Jahre dachten das sicherlich auch meine Kunden. Als wir uns zusammensetzten und versuchten zu analysieren, warum sie nicht die erwarteten Fortschritte bei ihren Bemühungen zur Gewichtsreduzierung machten, stellte sich oft heraus, dass es an den Nüssen lag. Nahrungsmittelfett, und zwar jede Form von Fett, enthält mehr als das Doppelte an Kalorien wie Kohlehydrate oder Protein. In der Gleichung über Kalorienzufuhr und Kalorienverbrennung liegt durchaus ein Körnchen Wahrheit, selbst wenn das längst nicht die ganze Geschichte ist. (Ich war schon immer misstrauisch gegenüber einer Handvoll Studien mit einer sehr überschaubaren Teilnehmerzahl, die nahelegten, man könne seinen Bauchumfang reduzieren, indem man jeden Tag löffelweise Pflanzenöl schlürft.) Also auch hier kein Blankoscheck für Nüsse. In den Rezepten im letzten Kapitel erhalten Sie zuverlässige Informationen über vernünftige Mengen. Lassen Sie uns nun einen Blick auf einige meiner Lieblingsquellen an gesunden Fetten werfen, die im Hinblick auf die Darmgesundheit und ein gesundes Körpergewicht nicht unerwähnt bleiben dürfen.

Mandeln

Mandeln werden in Geschichtsbüchern und selbst im Alten Testament immer wieder erwähnt. Das verdienen sie, weil Mandeln ganz besondere Nüsse sind. Sie enthalten die übliche Mischung an guten Nährstoffen – Magnesium, Vitamin E sowie eine Sammlung an entzündungshemmenden sowie krebsvorbeugenden Flavonoide. Darüber hinaus enthalten sie mehr als die übliche Menge an Ballaststoffen, nämlich 3 Gramm pro 28 Gramm Gewicht, was sie zu einem hervorragenden präbiotischen Kandidaten macht. Eine Studie aus dem Jahr 2014 hat ergeben, dass der Verzehr von 50 Gramm Mandeln pro Tag über einen Zeitraum von sechs Wochen die Populationen unserer beiden wichtigsten Freunde des Mikrobioms – den Bifidobazillen und den Lactobazillen – deutlich steigert.[67]

Avocado

Die Avocado ist eine köstliche Frucht aufgrund ihrer cremigen Konsistenz und ihres niedrigen Zuckergehalts, die oft für Gemüse gehalten wird. Avocados enthalten viele einfach ungesättigten Fettsäuren, Vitamin E und Kalium – mehr als Bananen. Sie haben relativ viele Kalorien, nämlich ungefähr 300, aber ich mache mir keine Sorgen, dass irgend jemand versehentlich zu viel Avocado isst. Sie sind nicht annähernd so einfach transportierbar wie Nüsse! Und auch wenn man die cremige Avocado mit ihrem butterigen Geschmack nicht unbedingt mit Ballaststoffen assoziieren würde, hat sie genau davon sehr viel, nämlich ganze 13 Gramm, und zwar zumeist in löslicher Form, die eine Art Gel im Darm bilden. In einer Studie aus dem Jahr 2013, die von der Loma Linda University durchgeführt wurde, ließ sich das Sättigungsgefühl übergewichtiger freiwilliger Testpersonen mit einer halben Avocado, um die das tägliche Mittagessen ergänzt wurde, deutlich steigern.[68] Das legte die Vermutung nahe, dass die Testpersonen weniger anfällig für das Naschen zwischen den Mahlzeiten sein würden.

Fette und Öle

Pflanzlich:

Avocado

Kokosnuss, ungesüßt (Kokosmanna, Kokosflocken, Kokosraspeln)

Nüsse, roh oder geröstet und ungesalzen (Mandeln, Paranüsse, Cashew, Macadamia, Erdnüsse, Walnüsse etc.)

Nussbutter, roh und ungesalzen

Öle (kaltgepresst: Olivenöl Extra Vergine, Traubenkern, Kokos Extra Vergine, Walnuss etc.)

Oliven (schwarz, grün)

Samen/Kerne, roh (Chia, Flachs, Hanf, Kürbis, Sonnenblume etc.)

Butter aus Samen und Kernen, roh und ungesalzen (Kürbis, Sonnenblume, Tahin etc.)

Tierisch:

Butter

Sahne

Butterschmalz

Die Swift-Diät und Fett

1. Essen Sie vollwertige fette Nahrungsmittel: Avocado, Kokosnuss, Oliven, Nüsse, Samen und Butter aus Samen und Kernen.

2. Wählen Sie kaltgepresste Öle, und zwar die, die am besten zu Ihrem Kochstil passen. Bewahren Sie die Öle an einem kühlen, dunklen Ort auf.

3. Mäßigen Sie Ihren Verzehr von gesättigten Fetten und kaufen Sie nur ganz hochwertiges Fleisch und Milchprodukte (Butter, Käse, Butterschmalz, Kefir, Joghurt etc.). Die Art und Weise, wie Nutztiere gehalten werden, hat Einfluss auf ihre Ernährung und ihren gesamten Gesundheitszustand.

4. Vemeiden sie massenproduzierte Pflanzenöle und Transfette: Soja-, Mais-, Baumwollsamenöl (auch Cottonöl genannt) sowie teilgehärtete Öle und Fette und Produkte, die diese Inhaltsstoffe enthalten.

5. Garen Sie nicht bei hohen Temperaturen, inbesondere wenn Sie mit bestimmten Fetten und Ölen kochen, zum Beispiel kaltgepresstem Olivenöl. Werfen Sie einen Blick auf die Tipps für vitaminschonende Nahrungsmittelzubereitung auf den Websites www.was-wir-essen.de/zubereitung/naehrstoffveraenderungen_vitaminschonend_kochen.php und www.lifeline.de/ernaehrung-fitness/gesund-essen/vitaminschonend-kochen-sieben-tipps-id109362.html, bevor Sie den Herd anstellen.

Nr. 8: Gewürze und Kräuter

Pfund um Pfund, oder sollte ich sagen, Gramm für Gramm, kann nichts die antioxidative Wirkung von Kräutern schlagen – die aromaintensiven Pflanzen, mit denen wir unsere Speisen würzen, entweder in ihrer frischen Form als ganze Blätter, wie Basilikum oder Minze, oder gemahlen als Gewürze. Üblicherweise wird die antioxidative Aktivität eines Nahrungsmittels im Reagenzglas gemessen. Das führt zu unterschiedlichen Ergebnissen, abhängig von der verwendeten Messtechnik, und wirft die Frage auf, in welchem Maße sich die Fähigkeit, freie Radikale zu eliminieren, tatsächlich in den Stoffwechsel übersetzt. Eine Studie aus dem Jahr 2012, durchgeführt von der University of Florida, trug zur Beantwortung dieser Frage bei. Die Testpersonen aßen eine Reihe von frischen Gewürzen – keinen konzentrierten Ersatz – in der Menge, wie sie einer gut gewürzten Mahlzeit entspricht. Anschließend wurde ihnen Blut abgenommen und das Blut untersucht. Das Resultat: Das Blut der Testpersonen, die mit Kurkuma, Rosmarin, Nelken oder Ingwer gewürzte Mahlzeiten verzehrt hatten, produzierte deutlich weniger entzündungsfördernde Zellen, nachdem sie oxidiertem Cholesterin ausgesetzt worden waren, als das Blut der Testpersonen, die keine Gewürze gegessen hatten.[69]

Ich weiß, dass klingt technisch, aber stellen Sie sich einfach vor – und bitte nur das –, Sie hätten einen Teller gebratenes Huhn gegessen. Die Gewürze, die sich in der zitierten Studien am wirksamsten erwiesen hatten, würden die entzündungsauslösenden Stoffe in Ihrem Blut beschränken. Und wir wissen, dass Entzündungen neben der Verursachung von Krankheiten auch die Gewichtszunahme begünstigen. Die in diesen Gewürzen enthaltenen Polyphenole tragen dazu bei, den Insulinspiegel zu kontrollieren und die guten Bakterien zu nähren.

Doch die vielleicht beste Unterstützung der Bemühungen zur Gewichtsreduzierung, die uns Gewürze und Kräuter bieten können, ist ihr intensiver Geschmack. Menschen lechzen nach intensiven Geschmacksnoten. Wenn wir unseren »Appetit auf Geschmack« befriedigen, indem wir beim Kochen nährstoffreiche Kräuter und Gewürze verwenden, anstatt industriell verarbeitete Nahrungsmittel zu essen, die mit Salz, Zucker und Fett überladen sind, erziehen wir unseren Gaumen dazu, uns zu einem gesunden Gewicht zu führen. Tatsächlich legen einige Forschungsergebnisse nahe, dass die Aromen von Kräutern und Gewürzen auf die Darmhormone einwirken, die den Hunger regulieren. Wenn wir also eine aromatische Mahlzeit zu uns nehmen, erreichen wir mit weniger Kalorien schneller den Sättigungsgrad. Einige scharfe Gewürze (sowie scharfe beziehungsweise würzige Gemüsesorten aus der Paprikafamilie) können sogar den Stoffwechselmotor vorübergehend ankurbeln, so dass wir die Kalorien effizienter verbrennen![70] Nachfolgend stelle ich Ihnen einige meiner Lieblingsgewürze und -kräuter vor.

Kurkuma (Gelbwurzel)

Kurkuma oder Gelbwurzel ist eine Pflanze, die zur Familie der Ingwergewächse gehört. Nachdem ihr unterirdischer Stamm gekocht und gemahlen wurde, verleiht Kurkuma sowohl Currypulver als auch einigen Senfsorten ihre gelbe Farbe. Der warme, erdige und leicht bittere Geschmack ist eines der grundlegenden Aromen der Küche Südasiens, wo die medizinischen Eigenschaften dieser Pflanze seit Jahrhunderten geschätzt werden. Die moderne Forschung, die das hauptsächliche Polyphenol in Kurkuma, das Kurkumin, untersucht, hat Hinweise auf eine breite entzündungshemmende Wirkung gefunden. Kurkuma ist ein wertvoller Verbündeter im Kampf gegen das Stoffwechselsyndrom, eine Konstellation aus weit verbreiteten chronischen Problemen, wie zum Beispiel Insulinresistenz, hohem Blutdruck und Gewichtszunahme in der Körpermitte, die allesamt von Entzündungen getrieben sind. Fügen Sie ein wenig schwarzen Pfeffer hinzu, denn das trägt zur besseren Aufnahme des Kurkumins bei!

Minze und Aloe Vera

Der aromatische, frische Geschmack der Minze ist besonders lecker in Salaten, Eistee, heißem Tee oder als kleiner »Kick« in selbstgemachtem Pesto. Frische Minze, die viel Mineralien und Pflanzennährstoffe enthält und sich leicht in einem Kräutergarten ziehen lässt, wird seit Jahrhunderten zur Linderung von Verdauungsproblemen verwendet. Sie kann reizdarmtypische Symptome beruhigen und ist auch ein gutes Abführmittel, um Toxine aus dem Körper zu spülen. Die moderne Forschung betrachtet Minze und Aloe Vera zudem als pilzvorbeugend. Eine Studie aus dem Jahr 2013 ergab, dass ein Extrakt aus den frischen Blättern der Aloe-Vera-Pflanze das Wachstum des Hefepilzes *Candida albicans* zu verhindern schien, eines weit verbreiteten problematischen Pilzes, der mit herkömmlichen Therapien oft nicht zu beseitigen ist.[71]

Nr. 9: Trinken!

Unser Körper besteht zu rund 70 Prozent aus Wasser, eine entsprechende Hydrierung ist also unerlässlich. Es sei denn, Sie befinden sich in der Wüste, ist es nicht sehr wahrscheinlich, dass Sie sich selbst so dehydrieren, dass Ihr Leben in Gefahr ist. Aber wenn Sie nicht aufpassen, trinken Sie möglicherweise nicht genug, um Ihren Darm zufriedenzustellen und seine störungsfreie Funktion zu gewährleisten. Wasser hilft, Abfallstoffe auf die richtige Weise durch das System zu leiten, was bei einer ballaststoffreichen Ernährung besonders wichtig ist, die ohne eine entsprechende Flüssigkeitszufuhr leicht zu Verstopfung führen kann. Verstopfung ist eine Einladung für alle möglichen Verdauungsbeschwerden, und ich bin sicher, dass wir alle wissen, wie miserabel man sich dann fühlt. Durst ist ein guter Indikator für Ihren Flüssigkeitsbedarf. Zahlreiche Faktoren haben Einfluss auf Ihren individuellen Flüssigkeitsbedarf, zum Beispiel das Alter, Körperbewegung, Umweltbedingungen und Medikamenteneinnahme. Eine allgemeine Orientierung zu Ihrem ungefähren täglichen Flüssigkeitsbedarf: Sie sollten rund 2 Liter am Tag trinken, wobei die gute Nachricht ist, dass hier alle Flüssigkeiten zählen! Es gibt aber auch körperliche Anzeichen, die Ihnen einen Hinweis auf Ihren Flüssigkeitsbedarf geben. Zum Beispiel sollte Ihr Urin die Farbe von hellem Stroh haben (denken Sie daran, dass B-Vitamine, Rote Bete und einige Medikamente den Urin verfärben können). Sauberes, gefiltertes Wasser sollte Ihre erste Wahl sein, aber wir wollen hier auch einige andere Getränke betrachten, die Sie mit einigen wenigen Vorbehalten trinken können.

Kaffee und koffeinhaltiger schwarzer Tee werden in ganzheitlich orientierten Kreisen eher misstrauisch betrachtet. Typischerweise gehören sie zu den ersten Dingen auf der »Du sollst nicht«-Liste, die Ihnen mit der neuesten Entschlakkungskur – auch »Body Cleansing« genannt – überreicht wird. Nun, ich bin da eher pragmatisch eingestellt. Ja, zu viel Kaffee kann zur vermehrten Ausschüttung von Stresshormonen führen und den Darm irritieren. Aber es gibt keine überzeugenden Belege dafür, dass eine begrenzte Menge, zum Beispiel eine Tasse Kaffee täglich oder einige Tassen Tee, wie es der Swift-Plan erlaubt, irgendwelchen Schaden anrichten. Achten Sie jedoch auf Ihre Körperreaktionen. Wenn Sie bemerken, dass Sie selbst eine einzige Tasse Kaffee nicht vertragen, dann verzichten Sie darauf!

In den vergangenen Jahren hat sich die Forschung über Kaffee und Tee auf die Untersuchung der positiven Effekte verlagert, die zum größten Teil den Polyphenolen zugeschrieben werden. Die Untersuchung von Kaffee hat erste vielversprechende Ergebnisse erbracht, die darauf hinweisen könnten, dass er sowohl das Risiko einer Parkinson-Erkrankung als auch einer Erkrankung an Diabetes mellitus Typ 2 senkt. Belege für weitere Nutzen werden derzeit gesammelt. Weißer, grüner und schwarzer Tee sind allesamt koffeinhaltig, wobei schwarzer Tee das meiste Koffein enthält; die Blätter sind fermentiert, wodurch das Koffein freigesetzt wird. Tier- und Zellkulturstudien haben gezeigt, dass eine bestimmte Polyphenol-Verbindung – Epigallocatechingallat (EGCG) –, die besonders in grünem Tee enthalten ist, die Sensibilität der Insulinreaktion erhöht und dazu beiträgt, den Blutzuckerspiegel stabil zu halten.[72] Theoretisch sollte das beim Abnehmen helfen, deswegen findet man hohe Anteile an grünem Tee in zahlreichen Schlankheitspillen. Im Allgemeinen bin ich kein Fan solcher Pillen. Man weiß nie genau, was wirklich darin enthalten ist und einige der Inhaltsstoffe können sogar schädlich sein. Aber ich bin eine ausgesprochene Befürworterin von Tee, ob schwarz, grün oder weiß – einige Tassen pro Tag sind kein Problem.

Kräutertees sind eine wunderbare Sache; sie bieten medizinische Nutzen, enthalten aber kein Koffein. Zimttee und Chai (ohne zugesetzten Süßstoff) sind von Haus aus süß und können den Blutzuckerspiegel verbessern. Hibiskustee ist gut für das Vaskularsystem. Roter oder Rooibostee erfreut sich zunehmender Beliebtheit, denn er enthält Komponenten, die stressreduzierend wirken. Ingwer- und Pfefferminztee sowie Kräutermischungen haben eine darmberuhigende Wirkung und können als gelegentliches Abführmittel bei Verstopfung verwendet werden.

Wie in Kapitel 3 besprochen, ist es am besten, den Genuss von alkoholischen Getränken auf maximal zwei Drinks pro Woche zu beschränken. Geben Sie als Ersatz für ein alkoholisches Getränk einige Spritzer eines Bittergetränks (gut für die Verdauung) in Mineralwasser und fügen Sie ein wenig Zitrone oder Limette hinzu.

Mehr Wasser, bitte!

- Kaufen Sie sich einen neuen Wasserfilter, um Schwermetalle und Industriechemikalien besser herauszufiltern. Informieren Sie sich auf der Website Ihrer lokalen Verbraucherzentrale (www.verbraucherzentrale.de) über Wasserqualität und Wasserfilter.

- Investieren Sie in einen tragbaren gläsernen Wasserbehälter oder eine nachfüllbare Wasserflasche, die Sie unterwegs immer mitnehmen können.

- Kaufen Sie möglichst kein Wasser in Plastikflaschen – für Ihre Gesundheit und die des Planeten.

- Geben Sie Gurken, Ingwerscheiben, Zitronenschalen (von Zitronen aus organischem Anbau) oder Eiswürfel aus frischen Früchten in Ihr Wasser, um ihm ein besonderes Aroma zu verleihen.

- Mineralwasser kann bei einigen Menschen zu einer vermehrten Gasentwicklung führen; auf andere wirkt es darmberuhigend. Denken Sie daran, dass Club Soda viel Natriumcarbonat (Salz) enthält. Es gibt aber auch salzfreie Mineralwasser.

Nr. 10: Süßes ohne Reue: Honig und Schokolade

Schokolade wird aus Kakaobohnen hergestellt, die einen sehr hohen Anteil an einer bestimmten Gruppe innerhalb der Polyphenol-Familie enthalten: Flavonoide. Das klingt einfach zu gut, um wahr zu sein, aber alle bisherigen Studien haben ergeben, dass der Verzehr von dunkler Schokolade das Risiko von Herzkrankheiten sowie den Blutdruck senkt und die Insulinsensibilität erhöht.[73] Vermeiden Sie allerdings die überzuckerten, fetten Desserts und halten Sie sich an dunkle Schokolade mit einem hohen Kakaoanteil – ich empfehle mindestens 70 Prozent. Je höher der Anteil an reinem Kakao, desto geringer der Zuckeranteil. Ein Riegel Schokolade pro Tag bedeutet wahrscheinlich keine so große Menge an Kalorien, dass Ihr Abnehmprogamm ernstlich gefährdet ist. Wenn Sie es nicht schaffen, sich darauf zu beschränken, dann verzichten Sie ganz auf Schokolade.[74]

Honig ist mehr als ein natürliches Süßungsmittel; er ist ein Allzwecknahrungsmittel und eine Medizin. Seit mehr als 2.700 Jahren wird er zudem als äußerliche Anwendung bei Verbrennungen und Verbrühungen verwendet.[75] Äußerlich angewendet, entfaltet er eine antibakterielle Wirkung.[76] Und wenn er innerlich angewendet wird, wirkt er entzündungshemmend. Honig hilft, den Spiegel der Prostaglandine (Gewebshormone) zu senken – das sind chemische Stoffe, die der Körper produziert und die eine Verstopfung der Blutgefäße sowie die Bildung von Blutklumpen verursachen können. Honig enthält Fruktose und kann daher FODMAP-sensible Därme irritieren. Kaufen Sie Rohhonig aus lokaler Erzeugung und verwenden Sie ihn sparsam. Anders als Tafelzucker dient er jedoch als Präbiotikum und damit als Nahrung für die guten Darmbakterien.

Bevor wir das Thema Süßes verlassen, will ich noch einige andere süße Nahrungsmittel erwähnen, die sich in meinem Minivorratsschrank befinden: Zuckerrohrmelasse (ein besonders nährstoffreicher zäher Sirup, den unsere Großmütter priesen), hundertprozentig reiner Ahornsirup und Kokoszucker. Wenn ein Rezept einen Hauch Süße braucht, dann verwende ich diese natürlichen Süßungsmittel statt den weißen Industriezucker.

Nr. 11: Fermentierte Nahrungsmittel – kochen mit »kaltem Feuer«

Die fermentierten Nahrungsmittel habe ich mir für den Abschluss aufgehoben, um sie ein wenig von den anderen abzusetzen. Wir sprechen hier nicht über einen bestimmten Nahrungsmitteltyp, sondern eher eine bestimmte Art der Zubereitung, die Michael Pollan als »Kochen mit kaltem Feuer« bezeichnet. Mit einigen simplen Küchenutensilien, wie einem gut verschließbaren Schmortopf und einigen Einweckgläsern, schaffen wir eine Umgebung, in der Bakterien und gelegentlich Pilze den Zersetzungsprozess beginnen können. Im Wesentlichen »vorverdauen« wir die Nahrungsmittel, indem wir in der Küche nacherzeugen, was in jedem Augenblick unseres Lebens in unserem Darm geschieht.

Bei fermentiertem Gemüse sind es die Bakterien, die sich bereits auf der Pflanze befinden, die anfangen, den Zucker und die Stärke aufzuspalten und in Substanzen wie Milchsäure, Ethansäure und Kohlendioxid zu verwandeln. Was und wie wir auch immer fermentieren – Gemüse (Sauerkraut, Rote-Bete-Kraut) oder Obst (wählen Sie Ihr Lieblingsobst aus) oder Soja (Miso, Tempeh, Tofu) oder Milch (Joghurt, Kefir) – der Prozess wirkt konservierend und verleiht dem Nahrungsmittel einen ausgeprägt säuerlichen Geschmack. Stellen Sie sich den salzig-knackigen Geschmack von frischem Sauerkraut oder die erfrischende Säure von ungesüßtem Naturjoghurt vor. Während des größten Teils der Geschichte der Menschheit war die Fermentierung von Nahrungsmitteln jedoch eine Frage des Überlebens. Auf diese Weise ließen sich Nahrungsmittel den ganzen Winter aufheben (oder im Falle von Milch, den ganzen Sommer), als es noch keine Kühlung oder Konservierung in Dosen gab. Und im Verlauf der Zeit wurden diese Bakterienkulturen ein wichtiger Teil der menschlichen Kultur. Traditionelle Gesellschaften investieren nach wie vor einen großen Teil ihrer Identität in diese Nahrungsmittel, wie die Beispiele des Kimchi in Korea oder des Joghurts in den georgischen Gebirgshängen in Eurasien zeigen. Und heute erleben diese Nahrungsmittel eine Renaissance bei Menschen, die nicht mit ihnen groß geworden sind. Sie besitzen einen kunsthandwerklichen »Chic«! So beschreibt Autor und Lehrer Sandor Katz, der Hans Apfelkern der »Fermento-Bewegung«, den Reiz fermentierter Nahrungsmittel in seinem Buch *The Art of Fermentation:* »Zwischen frisch und verrottet befindet sich ein kreativer Raum, in dem einige der faszinierendsten Aromen entstehen.«

Tatsächlich wird ein Großteil der Nahrungsmittel, die wir regelmäßig verzehren, in irgendeiner Phase ihrer Verarbeitung fermentiert: Kaffee, schwarzer Tee, Schokolade, Käse, Brot, Wein, Bier, Ketchup und Sojasauce. Im Hinblick auf die Mikro-Heiler-Liste interessieren mich Nahrungsmittel, deren Bakterien zum Zeitpunkt des Verzehrs immer noch hochaktiv sind. Der Fermentierungsprozess erhöht ihren Nährwert, indem er »Anti-Nährstoffe« zersetzt, die die Mineralabsorption behindern können, und oft den Vitamin-B-Spiegel erhöht. Die Lebendkulturen selbst treten in eine interessante und bisher noch nicht vollständig erforschte Wechselwirkung mit unseren Darmbakterien. Obwohl die Nahrungsmittelbakterien unser Verdauungssystem zumeist im Verlauf von wenigen Tagen oder Wochen passieren, scheinen die im Darm ansässigen Bakterien von ihrem Besuch zu profitieren.

Im Rahmen eines faszinierenden Experiments stellte Dr. Jeffrey Gordon, einer der führenden Forschungswissenschaftler der Washington University, fest, dass die Darmbakterien von Mäusen in der Lage waren, ein breiteres Spektrum an Ballaststoffen zu verdauen, nachdem sie Kontakt mit einem Bakterienstamm hatten, der sich üblicherweise in Joghurt findet.[77] Irgendetwas passiert mit der Mikrobiota, das erklärt, warum Studien zufolge zum Beispiel der Verzehr von Joghurt mit einer Senkung des Diabetesrisikos assoziiert wird[78], oder der Verzehr von Kimchi – milchsäuregegärtes Gemüse aus der koreanischen Küche – den Cholesterin- und Blutzuckerspiegel senken kann.[79] In Tierstudien hat sich gezeigt, dass fermentierte Nahrungsmittel zudem das Immunsystem stärken und sogar die Bildung von Krebszellen verhindern.[80]

Nach meiner klinischen Erfahrung können fermentierte Nahrungsmittel ein wertvoller Verbündeter bei der Heilung von Darmproblemen wie dem Reizdarmsyndrom und Reflux und sogar bei der Gewichtsreduzierung sein. Es ist schwierig, die Wirkung dieser Nahrungsmittel isoliert festzustellen. Aber wie ich in Kapitel 2 erwähnt habe, belegen neueste Forschungsergebnisse, dass der Verzehr von Joghurt die Hirnfunktion verändern und dass Kimchi bei Mäusen das Gedächtnis verbessern kann, was darauf hinweist, dass wir uns noch ganz am Anfang befinden, was die Gewinnung von Erkenntnissen über die Nützlichkeit dieser Nahrungsmittel betrifft.

Nachfolgend eine kurze Übersicht über meine Favoriten.

Sauerkraut

Sauerkraut ist mit Sicherheit das bekannteste fermentierte Gemüse. Im 18. Jahrhundert zwang Captain Cook seine Männer auf den langen Seefahrten in der Südsee, Sauerkraut zu essen, um Skorbut zu vermeiden, denn die Fermentierung konserviert das Vitamin C. Eine der aktiven Substanzen im Sauerkraut, das Sulforaphan, scheint krebsbekämpfende Eigenschaften zu besitzen. Und was vielleicht noch wichtiger ist: Es schmeckt einfach gut! Verwenden sie ein Einweckglas, wenn Sie eine kleine Portion Sauerkraut herstellen wollen, und einen Schmortopf für eine größere Menge Sauerkraut. Folgen Sie der narrensicheren Anleitung von Sandor Katz: »Hacken, salzen, verpacken, warten.« (Siehe mein Rezept für rosa Sauerkraut auf S. 297). Denken Sie daran, dass Sie sich nicht auf die traditionelle Kombination von Kohlblättern, Lorbeeren und Kümmel beschränken müssen. Sie können auf diese Weise fast jedes Gemüse fermentieren. Vor kurzem besuchte

ich einen Fermentierungsworkshop, den ein progressives Krankenhaus, das Flet-
cher Allen in Burlington im US-Bundesstaat Vermont, anbot. Im Rahmen des Kurses fermentierten wir grüne Bohnen, Knoblauch, Rettich, Karotten, Zitronen und
Limetten und hatten großen Spaß in der Küche! Das ist nicht nur gut für Ihren
Darm, sondern auch gut für die Umwelt (weniger organischer Abfall) und gut für
Ihr Portemonnaie (für die Herstellung von fermentiertem Gemüse können Sie das
nicht mehr ganz frische Gemüse im Sonderangebot kaufen!).

Wenn Sie fertige fermentierte Nahrungsmittel aus dem Supermarkt kaufen,
dann wählen Sie die frische Variante im Kühlregal eine Naturkostgeschäfts (die
Lebendkulturen brauchen Kühlung). Lesen Sie das Etikett: Dort sollte »fermentiert« stehen. Wenn dort »pasteurisiert« steht, heißt das, dass keine Lebendkulturen mehr vorhanden sind; sie wurden durch die Pasteurisierung abgetötet. »Roh«,
»Kultur«, »natürlich fermentiert« – das sind die Begriffe, nach denen Sie suchen
sollten, und die Liste der Inhaltsstoffe sollte kurz sein. Zum Beispiel enthalten
eingelegte Ingwerkarotten aus natürlich fermentierten Karotten und Ingwer aus
ökologischem Anbau: Karotten, Ingwer, gefiltertes Wasser, unraffiniertes Meersalz – fertig!

Tempeh

Wenn Sie Ihr eigenes Tempeh herstellen wollen, brauchen Sie ein Starter-Set und
ein Händchen für den Ofen, das MacGyver alle Ehre macht. Ich gebe zu, dass ich
das lieber Sandor Katz überlasse und die gekühlten Pakete im Naturkostladen kau-
fe. Dieses indonesische Nahrungsmittel aus vollwertigen Sojabohnen ist sehr gesund; es enthält noch mehr Protein, Ballaststoffe und Vitamine als sein Verwand-
ter, der Tofu, und dabei hat es eine kaufeste Konsistenz und einen erdigen, leicht
süßen Geschmack. Sie können Tempeh fast zu allem beigeben oder es als Fleischer-
satz verwenden. Generell verträgt sich die Fermentierung hervorragend mit Soja.
Sie verhindert die Gasbildung, die so oft mit dem Verzehr von Hülsenfrüchten verbunden ist. Und Untersuchungen, die auf der Insel Java durchgeführt wurden, auf
der Tempeh erstmalig im 18. Jahrhundert auftauchte, deuten darauf hin, dass es
die Widerstandsfähigkeit des Darms gegenüber Infektionen stärkt und nach einer
Lebensmittelvergiftung den Durchfall lindert.[81]

Kefir

Kefir stammt von dem türkischen Wort *keif* ab, was so viel bedeutet wie »gutes Gefühl, Wohlbefinden«. Das sollte Ihnen eine Vorstellung davon geben, wie hoch die Wertschätzung ist, die dieses leicht säuerliche Getränk aus fermentierter Milch in seinem Ursprungsland, dem Kaukasus, erfährt. Dank der Kefirpilze oder Kefirknollen – eine Matrix aus Proteinen, Lipiden und Zucker –, die den Fermentierungsprozess vorantreiben, ist dieses Getränk ein Sturm an probiotischer Aktivität. Weil die Proteine im Kefir bereits teilverdaut sind, ist er oft eine gute Wahl für Menschen mit einer Laktoseintoleranz. Aber auch für alle anderen ist Kefir eine hervorragende Quelle für Vitamin B, Kalzium, Phosphor und Vitamin K – ein Milchcocktail für starke Knochen! Zahlreiche Studien haben zudem festgestellt, dass Kefir pilzvorbeugende und antibakterielle Eigenschaften hat.[82] Eine Studie ergab, dass die Bakterienstämme, die im Kefir zuhause sind, Potenzial für die Behandlung von Colitis, einer entzündlichen Dickdarmkrankheit, besitzen.[83]

Das Swift-Resümée

Nun sollten Sie einen ziemlich guten Überblick darüber haben, welche Nahrungsmittel Teil der Swift-Diät sind, und welche Sie vermeiden sollten. Wenn Sie die Nahrungsmittel weglassen, die auf meiner Liste der feindlichen Stoffe stehen, und vermehrt Nahrungsmittel verzehren, die Teil der Liste der Mikro-Heiler sind, haben Sie einen lebenslangen Musterplan, der sich in fünf »Fs« zusammenfassen lässt:

* *Fasern/Ballaststoffe*: Ein unerlässliches Nahrungsmittelelement, das Ihre Mikrobiota ernährt. Verschiedene Ballaststoffquellen im Speiseplan zu berücksichtigen – werfen Sie einen erneuten Blick auf den Swift-Teller – ist der richtige Weg!
* *Frei*: Die Nahrungsmittel sind frei von toxischen Inhaltsstoffen und erzeugen keine Intoleranzen.
* *Flexitarisch*: Die Ernährung ist überwiegend pflanzlich, enthält aber auch Fisch und qualitativ hochwertiges Fleisch und Geflügel aus nachhaltiger, artgerechter Tierhaltung, um den Speiseplan abwechslungsreich zu gestalten und eine breite Palette an Nährstoffen abzudecken.

- *Futtersuche*: Bringen Sie Nahrungsmittel »aus der Wildnis« auf den Teller, die in möglichst enger Verwandtschaft zur Nahrung unserer Vorfahren stehen.
- *Fermentiert*: Füttern Sie Ihren Darm mit fermentierten Nahrungsmitteln, die die Darmbakterien bei ihren Aufgaben unterstützen.

Ein vollständiger Ernährungskreislauf

In diesem Kapitel haben wir darüber gesprochen, wie Sie Nahrungsmittel so auswählen, dass Sie mit Ihrer Ernährung Ihre Abnehmziele und Ihre Gesundheit unterstützen. Wie am Ende des ersten Kapitels besprochen, können diese Entscheidungen enorme Welleneffekte haben. Erstens erzeugt eine gesunde Bio-Ernährung eine größere Nähe zur Nahrungsmittelerzeugung – den Landwirten und dem Boden, auf dem die Nahrungsmittel angebaut werden. Wenn Sie sich die Mühe machen, Produkte aus lokalem, ökologischem Anbau zu kaufen (die Bauern in Ihrer Umgebung produzieren womöglich frischere Nahrungsmittel und das umweltfreundlicher, als die landwirtschaftlichen Großbetriebe, die die Supermärkte mit sogenannten Bioprodukten beliefern), kaufen Sie nicht nur gute Nahrung, Sie kaufen auch einen guten Boden! Wie meine Kollegin Dr. Daphne Miller es in ihrem brillanten Buch *Farmacology: What Innovative Family Farming Can Teach Us About Health and Healing* schrieb, enthalten Böden, die nicht mit chemischen Pestiziden und Chemiedünger überfrachtet wurden, eine vielfältigere Gemeinschaft an Mikroorganismen – Bakterien, Pilze und Nematoden (Würmer) –, und das begünstigt das Wachstum von nährstoffreichen Pflanzen. (Forscher der Washington State University konnten das mithilfe modernster DNA-Sequenzierungstechnologie nachweisen!)

Treten wir einen Schritt zurück und betrachten diese Nahrungsmittelkette. Ihre Ernährungsentscheidungen unterstützen Anbaupraktiken, die ihrerseits Böden mit einer gesunden Vielfalt an Mikroorganismen fördern. Auf diesen Böden wachsen nährstoffreichere Pflanzen, die Ihre Darmbakterien nähren. Das wiederum fördert Ihre Gesundheit und ein gesundes Körpergewicht. Die Ökologie der Böden ist eng mit der Ökologie Ihres Verdauungssystems verknüpft. Das nennt man einen vollständigen Ernährungskreislauf!

KAPITEL 5

D: Dietary Supplements – Präparate zur Nahrungsergänzung

Nancy

Nancy, 35 Jahre alt, arbeitet als Schulberaterin an einer High School in den Berkshires. Sie hat zwei Söhne, die noch keine zehn Jahre alt sind. Bei ihrem hektischen Alltag hat sie kaum Zeit für Sport, und so hat sie in den vergangenen 15 Jahren rund 25 Kilo an Gewicht zugelegt. Außerdem leidet Nancy an Verdauungsbeschwerden, aufgrund derer ihr Hausarzt sie an mich verwiesen hat. Schon nach kurzer Zeit stellte ich fest, dass Nancys Ernährung, die ansonsten ziemlich gesund war, ausgesprochen viel Gluten enthielt. Unter meiner Anleitung verzichtete sie ab sofort auf alle glutenhaltigen Nahrungsmittel und entdeckte eine ganz neue Welt an glutenfreien Produkten, wie zum Beispiel Spaghetti aus schwarzen Bohnen und Kokosnuss-Wraps. Nach den ersten drei Monaten begann sie, die ersten Pfunde abzuschütteln und ihr Reizdarmsyndrom ließ ebenfalls etwas nach. Ihr Darm war allerdings immer noch stark im Ungleichgewicht. Jeden Tag ging sie mit der Sorge zur Arbeit, ob sie es rechtzeitig zur Toilette schaffen würde, wenn der Stuhldrang unerwartet auftreten würde. Ich empfahl ihr einige besondere Urin- und Stuhltests, um zu sehen, ob sie vielleicht irgendwelche Parasiten hatte, die für dieses Problem verantwortlich waren, aber die Tests waren negativ. Ich verschrieb ihr als Nahrungsergänzung ein Breitspektrum-Verdauungsenzym und ein probiotisches Präparat mit Mischkulturen, um zu gewährleisten, dass die Nährstoffe, die sie zu sich nahm, auch richtig absorbiert wurden. Das hat ihr geholfen, aber ich kann nicht einmal genau sagen, warum; weder ihr Hausarzt noch ich können exakt festmachen, was mit ihrem Darm nicht stimmt. Nancys Symptome haben aber so weit nachgelassen, dass sie ihre neue Energie in Sport investieren kann, und sie profitiert auch weiterhin von den Ernährungsveränderungen, die sie vorgenommen hat. Bis heute hat sie 10 der 25 Kilo verloren, die sie loswerden möchte. Nancy ist davon überzeugt, dass das probiotische Präparat ihr geholfen hat, die überschüssigen Pfunde abzuschütteln. Ich

*sagte ihr, die neueste Forschung über Probiotika und Gewichtsverlust deute darauf
hin, dass hier tatsächlich ein Zusammenhang besteht.*

Selbstbefragung

1. Haben Sie eine Sammlung an Nahrungsergänzungsmitteln in Ihrem Küchenschrank, wissen aber nicht oder können sich nicht erinnern, wofür sie gut sind?

2. Sind Sie (berechtigterweise) misstrauisch gegenüber Werbespots, die Abnehmpillen mit »Wunderwirkung« anpreisen? Fragen Sie sich, ob es anerkannt wirksame Nahrungsergänzungsmittel gibt, die Ihre Bemühungen zur Gewichtsreduzierung unterstützen können?

3. Ist Ihnen bewusst, dass Nahrungsergänzungsmittel mit bestimmten Medikamenten und sogar mit anderen Nahrungsergänzungsmitteln inkompatibel sein können?

Wenn Sie in einer nicht verschmutzten Umgebung leben und sich von ballaststoffreicher, pflanzlicher Kost ernähren, die Ihre Mikrobiota nährt, und überdies einen nachhaltigen Lebensstil pflegen (darüber sprechen wir im nächsten Kapitel), gibt es eigentlich keinen Grund, Nahrungsergänzungsmittel zu nehmen. Wie Sie jedoch vielleicht bemerkt haben, ist unsere Welt und oft auch unser persönlicher Lebensstil alles andere als perfekt. Daher bin ich zu dem Schluss gekommen, insbesondere was Kunden betrifft, die gesundheitlich anfällig sind, dass ein behutsamer und überlegter Einsatz von Nahrungsergänzungspräparaten ein strategischer Weg zur Unterstützung der Gewichtsreduzierung oder eines darmheilenden Programms sinnvoll sein kann. Nancys Geschichte ist ein ausgezeichnetes Beispiel.

Ich möchte allerdings vorausschicken, dass es keine Nahrungsergänzungspräparate gibt, die auf wundersame Weise die Pfunde purzeln lassen; und es gibt auch kein Präparat, das auch nur annähernd mit der Wirksamkeit einer Ernährung mithalten kann, die an sich schon eine Medizin ist. Ich bin eine Nahrungsergänzungsminimalistin! Sie fragen sich jedoch vielleicht, was daran falsch ist, alle möglichen »Helfer« einzusetzen. Hier die Antwort: Mindestens einmal pro Woche kommt ein Kunde oder eine Kundin in meine Praxis und kippt einen Sack Nahrungsergänzungsmittel auf den Tisch – alles Produkte, die ihnen wohlmeinende Freunde oder Mitarbeiter eines Naturkostladens empfohlen oder über die sie im Internet gelesen haben. Angeblich beschleunigen diese Pillen und Pulver den Stoffwechsel, beseitigen den Hirnnebel, verleihen mehr Energie und sind gut gegen Blähungen. Wenn wir dann gemeinsam durch ihr Ernährungs- und Nahrungsergänzungstagebuch gehen, stelle ich oft fest, dass viele dieser Präparate überhaupt keine Nutzen bieten; im Gegenteil, oft verschlimmern sie die Symptome, von dem herausgeworfenen Geld ganz zu schweigen! Völlig willkürlich und planlos eine wilde Mischung an Nährstoffen einzunehmen und zu erwarten, dass die komplexe Maschinerie des menschlichen Stoffwechsels daraufhin besser funktioniert, ist einfach naiv.

Die richtige Auswahl von Nahrungsergänzungsmitteln

Nun wollen wir über den richtigen Einsatz von Ergänzungspräparaten sprechen. Und das hat nichts mit dem willkürlichen Griff ins Regal einer Apotheke oder eines Reformhauses zu tun. Die Auswahl des richtigen Präparats erfordert das Wissen eines kompetenten Ernährungsexperten oder Arztes, der sich mit ganzheitlichen Heilungsmethoden auskennt. Das ist vor allem dann wichtig, wenn Sie an einer diagnostizierten Krankheit leiden oder aus anderen Gründen irgendwelche Medikamente einnehmen. Gemeinsam mit Ihrem Hausarzt können Sie eine Strategie entwickeln, die nur solche Nahrungsergänzungsmittel berücksichtigt, die von überzeugenden Forschungsergebnissen gestützt werden, und dazu gehört auch die Berücksichtigung Ihrer individuellen Krankheitsgeschichte, Ihrer Familiengeschichte, Ihrer erblichen Vorbelastungen, Ihrer Ernährung, der Medikamente, die Sie nehmen, und der Ergebnisse eventueller Labortests. In diesem Kontext können Nahrungsergänzungsmittel ein wirksames Instrument zur Beruhigung des Darms, zur Linderung von Entzündungen und zur Steigerung der Energie sein.

Die folgenden beiden Fragen werden besonders häufig gestellt:

Woher weiß ich, ob ich ein Nahrungsergänzungspräparat brauche?
Wie stelle ich fest, ob es wirkt?

Gelegentlich gibt der Körper in Form von Symptomen Signale, dass ihm wichtige Nährstoffe fehlen. Ein Vitamin-B-Mangel kann zum Beispiel zu vielfältigen Symptomen im Mund führen – eine wunde oder entzündliche Zunge, Zahnfleischentzündungen oder kleine Risse in den Mundwinkeln. Im Verlauf der Zeit können diese Symptome zu neurologischen Problemen führen oder sich auf subtilere Weise äußern, zum Beispiel durch Abgeschlagenheit, stumpfe Haare und brüchige Nägel. Hier hilft nur ein aufmerksames Bewusstsein und die Beobachtung jeder Veränderung Ihres Körpergefühls.

Ehrlich gesagt ist es oft sehr schwierig und gelegentlich sogar unmöglich, genau festzustellen, ob ein Nahrungsergänzungspräparat hilft oder nicht. Aber indem Sie Ihr Befinden nach der Einnahme eines solchen Präparats genau beobachten, können Sie möglicherweise ein Muster feststellen. Nehmen wir zum Beispiel an, Sie hätten in Ihrem Kalender vermerkt, dass Sie am 20. September begonnen haben, täglich 50 mg Magnesium zu nehmen, weil Sie Schlafprobleme haben. Am 20. November schreiben Sie, dass die Schlafprobleme nur noch gelegentlich auftreten. Mithilfe solcher Tagebucheinträge sollten Sie auch feststellen können, ob ein Präparat unerwünschte Nebeneffekte hat. Hoffentlich ist es mild und gut verträglich. Falls nicht, lassen Sie es weg – theoretische Nutzen wiegen praktische Nebenwirkungen niemals auf. Der am häufigsten auftretende Nebeneffekt sind wahrscheinlich Verdauungsbeschwerden. Auch Kräuterpräparate können kontraproduktive Effekte haben: Sie nehmen einen Kräutertrank ein, um besser schlafen zu können, und stattdessen sind Sie hellwach. Jeder Mensch hat seine höchstpersönliche Biochemie!

Laboruntersuchungen haben im Universum der Selbstheilung ihren Platz. Ich meine damit ausgefeilte Untersuchungen, die Ihr Hausarzt möglicherweise weder erwähnt noch vornimmt, wenn Sie zu einer Routineuntersuchung gehen, es sei denn, Sie erkundigen sich ganz explizit danach. In Kombination mit den Standarduntersuchungen, die die Nieren- und Leberfunktion prüfen, liefern sie Ihrem Hausarzt ein vollständigeres Bild über die Vorgänge in Ihrem Körper und geben möglicherweise Hinweise auf einen Nährstoffmangel, der sich mit dem richtigen Nahrungsmittelpräparat beseitigen lässt, oder auf eine bestimmte gesundheitliche Schwäche, die sich mit der richtigen Kombination aus Ernährung und Zusatzpräparaten beheben lässt.

Was Gewicht und Wohlbefinden betrifft, fällt mir ein bestimmter Test ein: die Bestimmung des Thyreoidea-stimulierenden Hormons (TSH), der im Rahmen der Diagnostik der Schilddrüsenfunktion durchgeführt wird (siehe »Empfohlene Basisuntersuchungen« auf S. 184). Die Schilddrüse ist eine Art Thermostat, der die Stoffwechselgeschwindigkeit des gesamten Körpers reguliert. Wenn die Schilddrüse aufgrund der Autoimmunkrankheit Hashimoto oder als langfristiger Folge von Umweltgiften nicht richtig funktioniert, kann das eine lange Liste an Symptomen hervorrufen, einschließlich und vor allem Gewichtszunahme und Dauerermüdung. Die Behandlung einer Schilddrüsenunterfunktion mit einer entsprechenden Ernährung, Nahrungsergänzungen und, falls notwendig, Medikamenten, ist Thema für ein eigenes Buch, aber der Anfang ist immer ein TSH-Test – oder noch besser, eine umfassende Schilddrüsenuntersuchung. Ich mache das jedes Jahr.

Die Diagnoseuntersuchungen beschränken sich aber nicht auf die Schilddrüse. Nehmen wir an, das C-reaktive Protein wiese einen hohen Wert auf. Das ist ein Marker für eine systemische Entzündung und ein Risikofaktor für einen Herzinfarkt. Dann wären Sie gut beraten, Pflanzenextrakte wie Kurkuma und Ingwer sowie Omega-3-Fettsäure-Präparate einzunehmen, die allesamt eine entzündungshemmende Wirkung haben. Ein erhöhter Homocystein-Wert – ein Protein, das ein Marker für Herzkrankheiten ist – kann daraufhin weisen, dass Ihr Körper Vitamin B nicht richtig verwertet. Zusätzliches Vitamin B einzunehmen, kann daher sinnvoll sein. Zum Beispiel sind methylierte Formen des Vitamins B12 sowie Folsäure (5-Methyltetrahydrofolat (5-MTHF) vom Körper leichter aufzunehmen als einige herkömmliche Formen, die in Multivitamin- und B-Komplex-Vitaminpräparaten zu finden sind.

Ich werde oft von meinen Kunden gefragt: »Welche Untersuchungen empfehlen Sie mir?« Hier eine Liste, die ich mit meiner Freundin Dr. Cynthia Geyer, medizinische Direktorin von Canyon Ranch in den Berkshires, entwickelt habe, und die die Laboruntersuchungen enthält, die wir für sinnvolle Basisuntersuchungen für Gesundheit und Wohlbefinden halten. Denken Sie jedoch immer daran, dass kein Test eine Tarotkarte für Krankheit oder Wohlbefinden darstellt. Wir suchen nach einem Muster, das aus der Analyse aller Untersuchungsergebnisse entsteht. Und das ist wichtig, um klinische Entscheidungen treffen zu können. Neben den Untersuchungen und den Empfehlungen zur Verbesserung der Ernährungs- und Lebensgewohnheiten habe ich einige erwägenswerte Gedanken über Nahrungsergänzung angefügt.

Empfohlene Basisuntersuchungen

Hinweis: Die im Folgenden genannten optimalen Werte basieren auf den Empfehlungen praktischer Ärzte mit Spezialisierung auf integrative und funktionelle Medizin und können von den üblichen Laborvergleichsmessungen abweichen.

Hochsensitiver CRP-Assay (hs-CRP)

Was er misst:

- Marker für eine allgemeine Entzündung im Körper

Optimaler Wert:

- Niedriger als 1,0

Was er besagt:

- Der hs-CRP-Test empfiehlt sich aus mehreren Gründen, einschließlich eines frühen Hinweises auf eine Infektion, zu viel Körperfett oder andere Symptome. Falls Sie einen hohen Wert haben, sollte er zur Bestätigung überprüft werden. Erwägen Sie die Einnahme von Kräuter- und Omega-3-Präparaten.

Hämoglobin A1c(glykiertes Hämoglobin)-Test

Was er misst:

- Auch als A1c bezeichnet; das ist der durchschnittliche Blut-Glukose-Wert über einen Zeitraum von drei Monaten.

Optimaler Wert:

- 4,8 – 5,4 Prozent

Was er besagt:

- Die Regulierung des Blutzuckers ist maßgeblich für die Gesundheit, daher sollten Sie neben der Messung Ihres Nüchtern-Blutzuckerspiegels (optimaler Wert: 65 – 85 mg/dL) auch den A1c-Test machen.
- Wenn Ihr Wert erhöht ist, erwägen Sie lösliche Ballaststoffpräparate, zum Beispiel Akazie oder Glucomannane (Konjakwurzel aus der Familie der Aronstabgewächse).

Nüchtern-Blutzuckerspiegel-Test

Was er misst:

- Insulin ist ein Hormon, das von der Bauchspeicheldrüse produziert wird und den Blutzuckerspiegel reguliert. Das Insulin begleitet die Glukose vom Blut in die Körperzellen, die den Zucker in Energie umwandeln und verbrennen.

Optimaler Wert:

- Nüchtern-Blutzucker: niedriger als 8uIU/mL.

- Was er besagt:

- Im nüchternen Zustand sollte Ihre Bauchspeicheldrüse keine großen Mengen Insulin ausschütten.

- Schlafmangel oder Schlafapnoe können den Insulinspiegel beeinflussen. Achten Sie also darauf, dass Sie genügend erholsamen Schlaf bekommen.

- Wenn ihr Insulinwert hoch ist, erwägen Sie die Einnahme von Chrompräparaten sowie eines löslichen Ballaststoffpräparats.

Bestimmung des Thyreoidea-stimulierenden Hormons (TSH)

Was er misst:

- Marker für die Schilddrüsenfunktion

  Optimaler Wert:

- Niedriger als 2,0

Was er besagt:

- Eine Schilddrüsenunterfunktion kann sich als Hindernis zur Erzielung und Wahrung eines gesunden Körpergewichts erweisen. Ist Ihr TSH-Wert höher als 2,0, sprechen Sie mit Ihrem Arzt über mögliche Therapien. Eine komplette Schilddrüsendiagnostik sollte folgende Werte messen: freies Trijodthyronin (fT3), freies Tetrajodthyronin (fT4), Anti-Thyroglobulin, Thyreoperoxidase (TPO) und Reverse-T3. Zur Unterstützung der Schilddrüsenfunktion empfehle ich die Einnahme umfassender Multivitamin-Mineral-Präparate.

Vitamin D (25-OH Vitamin D3/D2) Test

Was er misst:

- Vitamin-D-Spiegel im Blut

Optimaler Wert:

- 32 – 80 ng/mL

Was er besagt:

- Vitamin D ist ein wichtiges fettlösliches Vitamin mit vielfältigen Funktionen, daher ist es wichtig, den Vitamin-D-Spiegel auf einem gesunden Niveau zu halten. Er kann von Funktionsstörungen des Darms und zu viel Körperfett beeinträchtigt werden. Bringen Sie ihn mit einem vernünftigen Maß an Sonnenbädern und Vitamin-D-Präparaten wieder auf einen normalen Wert.

Homocystein-Test

Was er misst:

- Homocystein ist eine Aminosäure, die für gesunde Gefäße wichtig ist und von der individuellen Genetik beeinflusst wird.

Optimaler Wert:

- 4 – 10 umol/L

Was er besagt:

- Ein hoher Homocystein-Wert könnte auf einen gestörten Vitamin-B-Haushalt oder eine gestörte Vitamin-B-Absorption zurückgehen. Erwägen Sie die Einnahme eines Vitamin-B-Präparats.
- SprechenSie mit Ihrem Arzt über Ihre Familiengeschichte in Bezug auf Herzkrankheiten. Möglicherweise empfiehlt er Ihnen weitere Untersuchungen.

Umfassender Lipidspiegel

Was er misst:

- Cholesterin insgesamt; Low Density Lipoprotein (LDL) – Lipoprotein niederer Dichte; High-Density Lipoprotein (HDL) – Lipoprotein hoher Dichte; Triglyzeride Lp(a); Apo-AI,II und Apo-B; Anzahl und Größe der Lipoproteinpartikel

Optimaler Wert:

- direkte LDL-Messung: niedriger als 100 mg/dL
- HDL: höher als 60 mg/dL

- Triglyzeride: niedriger als 100 mg/dL
- TG:HDL-Quotient: niedriger als 2
- Lp(a): niedriger als 20 mg/dL
- Anzahl der LDL-Partikel: weniger als 1.000

Was er besagt:

- Wenn die Lipoproteinwerte in den Standard-Lipidtests enthalten sind, erhält man aussagekräftigere Informationen, um klinische Entscheidungen treffen zu können.
- Die Triglyzeride sind ein unabhängiges kardiovaskuläres Risiko für Frauen; die Untersuchung des TG:HDL-Quotienten und des Lipoproteinspiegels mit Partikelgröße ist besonders wichtig.
- Darüber hinaus gibt es noch weitere Biomarker zur Bestimmung von Risiken, zum Beispiel oxidiertes LDL.
- Erwägen Sie lösliche Ballaststoffe als Haupttherapie und mögliche weitere Ergänzungspräparate wie Niacin (Vitamin B3), Coenzym Q10, Fischöl, Extrakt aus roter Reishefe (Red Yeast Rice) etc.

Das Swift-Rezept für Nahrungsergänzungsmittel

Dabei handelt es sich um eine Sammlung von Nutrazeutika (medizinisch wirksame Nahrungsmittelpräparate aus dem Bereich Functional Food), die sich nach meiner Erfahrung sehr dabei bewährt haben, den Verdauungstrakt wieder ins Gleichgewicht zu bringen und ein gesundes Gewichtsmanagement zu unterstützen. Ich gebe hier einen kurzen Überblick mit der empfohlenen Dosierung, ergänzt um Hinweise, Vorbehalte und Anmerkungen. Damit haben Sie einen groben Überblick, aber das ist kein Ersatz für die persönliche Beratung durch Ihren Hausarzt. Bevor wir uns an diese Liste machen, werfen Sie zunächst einen Blick auf die nachstehenden allgemeinen Regeln im Zusammenhang mit der Einnahme von Nahrungsergänzungspräparaten.

Allgemeine Regeln für die Einnahme von Nahrungsergänzungspräparaten

1. Informieren Sie sich. Der zuverlässigste Beobachter dieses Marktes im Web ist das Bundesinstitut für Risikobewertung (http://www.bfr.bund.de/de/a-z_index/nahrungsergaenzungsmittel-4538.html). Weitere Literatur: O. Weingärtner et al.: »Nahrungsergänzungsmittel in der Prävention kardiovaskulärer Erkrankungen: Keine Empfehlung ohne Wirksamkeitsbeleg«. DMW Deutsche Medizinische Wochenschrift 2014; 139 (27); S.1423-1426. Auch die Verbraucherzentralen bieten Informationen über Nahrungsergänzungsmittel.

2. Fragen Sie. Suchen Sie bei Ihrer Onlinerecherche nach den Antworten auf die wichtigsten Fragen. Zum Beispiel:»Ist ein bestimmtes Präparat bei bestimmten Menschen – Schwangere, Kinder, Patienten, die bestimmte Medikamente einnehmen müssen, Menschen, die sich einer Operation unterziehen müssen – »kontraindiziert«? (Dann verzichten Sie darauf!) Rechtfertigen die angestrebten Nutzen die bekannten Risiken? Ist das Präparat nachweislich sicher? Welches sind die vernünftigerweise vorhersehbaren Nebenwirkungen (zum Beispiel Blähungen, Bildung von Gasen)? Was sollte man unter »unerwünschte Nebenwirkungen« verstehen (zum Beispiel Ausschlag oder hoher Blutdruck)?

3. Bewerten Sie die Informationen nach bestem Wissen und Gewissen. Beschäftigen Sie sich mit den unterstützenden Forschungsstudien, um zu sehen, ob die Präparate an Menschen, Tieren oder Zellkulturen getestet wurden. Zwischen Tieren und Menschen besteht ein großer Unterschied, und noch größer ist der Unterschied zwischen Zellkulturen und Menschen. Ist die Dosierung, die in der Studie verwendet wurde, vergleichbar mit der Dosierungsempfehlung auf dem Etikett? Gibt es zuverlässige Belege aus unabhängigen Quellen (die nicht der Hersteller selbst sind), die den Wert des Präparats bestätigen?

4. Treffen Sie eine weise Entscheidung. Lesen Sie sorgfältig das Etikett! Machen Sie sich mit den Inhalts- und Füllstoffen vertraut, damit Sie häufige Allergene wie Gluten, Milchderivate, Soja, Mais oder Nüsse vermeiden

können, falls Sie auf einen dieser Stoffe allergisch reagieren. Einige Hersteller verzichten bereits auf genetisch modifizierte Organismen (GMO) und kennzeichnen das entsprechend auf dem Produktetikett. Das ist natürlich ein Plus. Ein wichtiges Thema sind kontaminierte Inhaltsstoffe, die nicht auf dem Etikett stehen, sowie Toxine, einschließlich Schwermetalle. Das ist ein besonderes Problem bei Kräuterpräparaten aus China und Indien; allerdings ergab eine umfassende wissenschaftliche Studie aus dem Jahr 2013, dass die Mehrheit der getesteten in Nordamerika erhältlichen Kräuterpräparate »mysteriöse« Inhaltsstoffe enthielten, die auf dem Etikett nicht aufgeführt waren. Einige davon erwiesen sich als toxisch.[84] Suchen Sie im Web nach Sicherheitswarnungen – Vorbeugen ist besser als heilen.

5. Tasten Sie sich schrittweise heran. Ich probiere immer nur ein neues Präparat gleichzeitig aus und beschränke mich auf die niedrigstmögliche Dosis, und zwar auf Basis der typischen Dosis, die in Studien verwendet wurde. Wenn zum Beispiel die Wirkung von Zinksulfat zur Behandlung von Magengeschwüren bei einer dreimaligen Gabe von 200 mg pro Tag getestet wurde, empfehle ich, diese Dosierung zu übernehmen und sie schrittweise zu steigern. Warten Sie und beobachten Sie Ihren Körper mindestens drei Tage, bevor Sie die Dosierung erhöhen oder mit der Einnahme eines weiteren Präparats beginnen, für den Fall, dass eine Unverträglichkeitsreaktion auftritt.

6. Beobachten und überprüfen Sie die Wirkung regelmäßig. Wenn ich ein Nahrungsergänzungsmittel empfehle, rate ich meinen Kunden, mich in den ersten ein bis zwei Wochen zu kontaktieren und mir zu berichten, wie gut sie es vertragen (und wenn sie es nicht vertragen, bitte früher!). Anschließend ist eine ständige Beobachtung und Überprüfung nötig, einschließlich der Veränderungen von körperlichen Anzeichen und Symptomen sowie der Labordaten. Die Wirkung eines Nahrungsergänzungsmittels kann sich bereits nach wenigen Tagen oder auch erst nach drei bis sechs Monaten einstellen.

Ich habe die Präparate, die ich üblicherweise bei meinen Kunden einsetze, in drei Gruppen unterteilt: Gewichtsreduzierung und gesunde Verdauung; gesunde Verdauung; allgemeine Gesundheit.

Gewichtsreduzierung und gesunde Verdauung

Ballaststoffpräparate

Abnehmen zu können, indem man einfach eine Pille schluckt, ist natürlich eine verführerische Idee. Sowohl Pharmaunternehmen als auch die Hersteller von Nahrungsergänzungsmitteln preisen diese »Lösung« an, als sei sie der Heilige Gral, und warum auch nicht? Das Segment der Bevölkerung, das unbedingt abnehmen will, gibt pro Jahr viele Milliarden Dollar für Schlankheitspillen aus. Die Wissenschaftler, die diese Produkte näher unter die Lupe genommen haben, sind jedoch äußerst skeptisch. Eine Studie aus dem Jahr 2009, die in dem Fachmagazin *World Journal of Gastroenterology* veröffentlicht wurde, untersuchte 77 Studien über Abnehmhilfen und kam zu dem Schluss, dass »eine Veränderung des Lebensstils immer noch die sicherste und effektivste Methode zur Erzielung einer nachhaltigen Gewichtsreduzierung« ist.[85]

Das unterschreibe ich aus vollem Herzen! (Denken Sie daran, dass mit »Veränderung des Lebensstils« auch die Ernährung gemeint ist.) Die Hinweise darauf, dass einige ausgewählte Typen an Nahrungsergänzungsmitteln den Abnehmprozess unterstützen können, haben sich in den letzten Jahren jedoch verdichtet. Ganz oben auf meiner Liste stehen die Ballaststoffpräparate. Eine jüngere Studie der Nahrungsergänzungs- und Schlankheitsmittel ergab, dass diese Ballaststoffpräparate, zum Beispiel Flohsamenschalen (Psyllium) möglicherweise eine wichtige Unterstützungsfunktion erfüllen, zumeist, indem sie den Appetit zügeln.[86]

Das deckt sich mit meinen klinischen Erfahrungen. Die überwältigende Mehrheit meiner Kunden braucht keine Ballaststoffpräparate, um ihren Hunger zu zügeln, weil die Speisepläne und die Rezepte der Swift-Diät diesen Punkt berücksichtigen. Ich empfehle diese Präparate eher aus Gründen der gesunden Verdauung, denn sie sind eine ausgezeichnete natürliche Hilfe, um Probleme des Stuhlgangs zu regulieren (Verstopfung oder Durchfall). Für einige meiner Kunden, die mit Gewichtsproblemen kämpfen, ist Hunger allerdings ein Problem. Sie sagen zu mir: »Ich bin verzweifelt, ich brauche irgendetwas, das mir das Hungergefühl nimmt!« Ich empfehle ihnen, vor dem Essen ein Ballaststoffpräparat zusammen mit einem großen Glas Wasser einzunehmen. Diese Präparate sind keine magische Lösung, und sie können Nebenwirkungen haben – zum Beispiel Blähungen oder die Bildung von Gasen, und wenn Sie nicht genug trinken, können sie die Verstopfung eher noch fördern. Aber für Patienten, die mit ihrem Latein am Ende sind, können sie eine wirksame und zudem relativ preisgünstige Hilfe sein.

Erinnern Sie sich, dass wir in den vorhergehenden Kapitel gelernt haben, dass pflanzliche Nahrungsmittel fermentierbare Ballaststoffe enthalten: präbiotische Fasern, die eine gesunde Verdauung und Gewichtsreduzierung unterstützen, und zwar dank ihrer positiven Wirkung auf die Darmflora. Die Ballaststoffpräparate, über die wir hier sprechen, enthalten überwiegend nichtlösliche Ballaststoffe, die schneller durch das System transportiert werden, und zwar ungefähr innerhalb eines Tages. Weil Ballaststoffe immer eine Matrix aus verschiedenen Subtypen sind, haben sie wahrscheinlich auch einen leicht präbiotischen Effekt, wenngleich sich dieser nicht mit einer Portion frischem Spargel vergleichen lässt. Der größte Nutzen ist jedoch die Hungerbremse – die Ballaststoffe beanspruchen viel Platz im Darm – sowie die Erhöhung des Volumens des Stuhlgangs. Außerdem binden sie überschüssiges Cholesterin und leiten es aus dem System, senken damit das Cholesterin im Blut und halten den Blutzuckerspiegel stabil, indem sie die Verdauung verlangsamen. Die Art des Ballaststoffpräparats, für das Sie sich entscheiden, hängt davon ab, was Sie erreichen wollen. Das müssen Sie mit Ihrem Hausarzt besprechen. Die nachfolgende Liste gibt einen Überblick über die üblichen Arten an Ballaststoffpräparaten, die ich in meiner Praxis am häufigsten verwende.

Akazienfasern

Die Akazienfasern, die aus der Senegal-Akazie (auch: Gummiarabikumbaum) gewonnen wird, ist auch unter dem Begriff Gummiarabikum bekannt.

Nutzen: Die löslichen Ballaststoffe sind ein Füllstoff und können bei Verstopfung eingenommen werden, um den Transport und die Darmkontraktionen zu unterstützen.

Flohsamenschalen

Dieses Darmregulans wird aus der Pflanze *plantago ovata* gewonnen und ist auch unter den Namen Psyllium, Ispaghula und Isabgol bekannt.

Nutzen: Teilweise fermentierbar (zu 70 Prozent löslich); quellstoffbildendes Laxans; verbessert und erhält die Darmmotilität. Auch hilfreich zur Stabilisierung des Blutzucker- und des Cholesterinspiegels.

Konjakwurzel (Glucomannane)

Eine Komponente, die aus den Zellwänden der Konjak-Pflanze gewonnen wird (wasserlösliche Ballaststoffe).

Nutzen: Senkt den Cholesterin- und Blutzuckerspiegel; kann auch bei Verstopfung helfen und die Gewichtsreduzierung unterstützen.

PectaSol-C® Modifiziertes Zitruspektin (MCP)

Eine Form des Pektins, die in vielen Obst- und Gemüsesorten enthalten ist, vor allem in der Schale von Zitrusfrüchten, Äpfeln und Pflaumen.

Nutzen: Hier handelt es sich um eine Form der löslichen Ballaststoffe, die vom Verdauungstrakt leichter absorbiert werden kann, was bei Durchfall hilfreich sein kann. Außerdem senken diese Ballaststoffe den Cholesterinspiegel und beschleunigen die Ausleitung von toxischen Metallen aus dem Körper (zum Beispiel Quecksilber, Blei und Arsen).

Gemischte Ballaststoffe

Ein Mix aus verschiedenen Ballaststoffen; einige dieser Präparate enthalten zudem pflanzliche Inhaltsstoffe (Backpflaumen, Apfel, Inulin, Haferkleier, Agar, Guaran etc.).

Nutzen: Variiert mit dem ausgewählten Produkt und lässt sich zur Steuerung des Gewichts, des Blutzuckerspiegels, des Cholesterinspiegels und zur Linderung der Reizdarmsymptome verwenden.

Wichtige Hinweise

- Halten Sie sich an Präparate, die frei von den üblichen Allergenen, Lebensmittelfarben und sonstigen Zusätzen sind.

- Die Ballaststoffpräparate sollten zusammen mit einem großen Glas Wasser eingenommen werden (mindestens 300–350 ml). Eine entsprechende Hydrierung ist bei der Einnahme von Ballaststoffpräparaten wichtig, vor allem bei höheren Dosen.

- Beginnen Sie mit der niedrigsten angegebenen Dosierung und steigern Sie sie schrittweise, um die gewünschten Effekte zu erzielen.

- Zu den möglichen Nebenwirkungen gehören Blähungen, Durchfall und Gase, vor allem wenn Sie zum ersten Mal Ballaststoffpräparate einnehmen. Wenn sich die Symptome während der Einnahme verschlimmern, kann das an einer Intoleranz gegenüber Oligosacchariden liegen – einem FODMAP-Element.

- Denken Sie daran, dass sich die Präparate mit zahlreichen Medikamenten, Vitaminen und Mineralien verbinden können, die ihre Absorption behindern. Nehmen Sie sie daher eine Stunde vor oder zwei Stunden nach der Einnahme von Medikamenten oder anderen Nahrungsergänzungsmitteln.

- Fragen Sie Ihren Arzt, Apotheker oder Ernährungsexperten über bekannte Wechselwirkungen, Kontraindizierungen und Vorbehalte.

Probiotische Präparate

Genau wie Ballaststoffpräparate können probiotische Präparate eine Doppelfunktion erfüllen, indem sie sowohl eine gesunde Verdauung fördern als auch die Gewichtsreduzierung unterstützen. Professor Angelo Tremblay, einer der weltweit führenden Forscher über Fettleibigkeit und maßgeblicher Autor der kanadischen Probiotik-Studie, die ich im ersten Kapitel erwähnt habe, vertritt die Auffassung, ein erheblicher Teil der Abnehmeffekte gehe auf die Wirkung zurück, die Probiotika auf die Darmbakterien ausüben, die ihrerseits die appetitzügelnden Hormone steuern. Die weiblichen Testpersonen, die im Rahmen dieser Studie probiotische Präparate einnahmen, verloren laut Tremblay mehr Gewicht als die Vergleichspersonen, die keine probiotischen Präparate einnahmen, weil sie weniger Hunger empfanden und daher weniger aßen. Ein anderes Team französischer Forscher der Universität von Rouen entwickelt diese Idee noch weiter. Die Forscher vermuten, dass das Mikrobiom möglicherweise direkt unsere Nahrungsmittelpräferenzen beeinflusst.[87] In der Tat stimulieren schädliche Bakterien unseren Appetit auf schlechte Nahrungsmittel, von denen sich die schädlichen Bakterien ernähren, die uns dick machen. Die guten Bakterien, die von den Probiotika unterstützt werden, lenken unseren Appetit in die entgegengesetzte Richtung, und zwar auf eine nährstoff- und ballaststoffreiche Nahrung. Da fragt man sich, wer hier eigentlich das Kommando hat!

Das gewährt uns einen Blick auf die nahende Zukunft, in der wir in der Lage sein werden, die Macht des Mikrobioms zielgerichtet zur Gewichtsreduzierung einzusetzen. Aktuell befinden wir uns eindeutig noch in der Experimentierphase. Welches sind die Bakterienstämme, die am wirkungsvollsten die Gewichtsreduzierung fördern? Wie kombinieren wir sie am besten? Diese Fragen werden mit einer gewissen Dringlichkeit untersucht, da es den Anschein hat, als unterstützten Probiotika die Gewichtsreduzierung bei minimalen Nebeneffekten, im Vergleich zu populären und potenziell gefährlichen rezeptfreien Pharmaprodukten, die als Stimulanzien fungieren oder das zentrale Nervensystem aufregen oder die Absorbtion wichtiger Nährstoffe behindern. Probiotika wurden bisher jedoch hauptsächlich aus dem Blickwinkel einer gesunden Verdauung studiert, und ich empfehle sie meinen Kunden eher zu diesem Zweck. Wenn Sie nach einer Antibiotikatherapie oder zur Behandlung von Reizdarmsymptomen probiotische Präparate einnehmen und nebenher feststellen, dass Sie Gewicht verlieren, dann betrachten Sie sich als Teil eines Entdeckungsprozesses an vorderster Front des wissenschaftlichen Gewichtsmanagements!

Gehen wir das noch einmal durch. Die offizielle Definition eines probiotischen Ergänzungspräparats lautet »ein Produkt, das lebende Mikroorganismen enthält und dem Wirt bei einer angemessenen Verabreichung gesundheitliche Nutzen bietet«. In Kapitel 4 haben Sie erfahren, wie Sie Ihren Verdauungstrakt mit traditionellen fermentierten Nahrungsmitteln nähren und pflegen – das ist die originale probiotische Therapie aus Nahrungsquellen! Es gibt eine ganze Bandbreite an Hinweisen auf die positive Wirkung von Probiotika im Zusammenhang mit verdauungsbedingten Beschwerden, wie zum Beispiel Lebensmittelallergien, Verstopfung, Durchfall und einem reizbaren und entzündlichen Darm (Colitis ulcerosa und Morbus Crohn). Außerdem zeigen die Probiotika vielversprechende Hinweise im Zusammenhang mit der Behandlung einer wesentlich breiteren Konstellation an Beschwerden, einschließlich Allergien, Asthma, Autismus, einem hohen Cholesterinspiegel, Harnwegsinfektionen und rheumatischer Arthritis. Die derzeitigen Forschungsbemühungen richten sich auf die Betrachtung der Rolle der sogenannten »Synbiotika«, einer kombinierten Formel, die ein Präbiotikum wie Inulin und ein Probiotikum beziehungsweise eine probiotische Mischung an Mikroorganismen enthält. Sie werden mit verschiedenen Arten an Probiotika experimentieren müssen, um für Ihren Verdauungstrakt das richtige Präparat herauszufinden.

Auf der nächsten Seite finden Sie eine Liste, in der die wichtigsten klinischen Nutzen einiger häufiger probiotischer Präparate genannt sind. Neben diesen Produkten unterhalten eine Reihe von Herstellern von Nahrungsergänzungsmitteln ihre eigene probiotische Produktlinie.[88]

Populäre probiotische Produkte[1]

Culturelle

Mikroorganismen-Stämme: *Lactobacillus casei,* Subspezies *rhamnosus GG*

Klinische Nutzen: verhindert den durch Rotaviren ausgelösten Durchfall und entzündliche Verdauungsbeschwerden bei Kindern

Florastor

Mikroorganismen-Stämme: *Saccharomyces boulardii* (eine probiotische Hefe)

Klinische Nutzen: hilft bei Reise- und durch Antibiotika verursachten Durchfall; Reizdarmsyndrom und chronisch-entzündliche Darmerkrankungen; Morbus Crohn; wiederkehrende Clostridium-difficile-Infektionen

Align

Mikroorganismen-Stämme: *Bifidobacterium infantis* 35624

Klinische Nutzen: unterstützt ein gesundes Verdauungssystem

Bio-K+

Mikroorganismen-Stämme: Lactobacillus acidophilus CL1285 und Lactobacillus casei LBC80R

Klinische Nutzen: fördert eine gesunde Verdauung

VSL#3®

Mikroorganismen-Stämme: vier Stämme an Lactobazillen (L. casei, L. plantarum, L. acidophilus, L. delbrueckii Subspezies Bulgaricus); 3 Stämme an Bifidobakterien (B. longum, B. breve, B. infantis), 1 Stamm Streptococcus salivarius, Subspezies thermophilus)

Klinische Nutzen: Behandlung des Reizdarmsyndroms und chronisch-entzündlicher Darmerkrankungen (IBD); Pouchitis (Pouchitis ist eine Entzündung in dem künstlich angelegten Beutel – Pouch – aus Dünndarmschlingen, der bei der operativen Entfernung von Grimmdarm und Mastdarm geschaffen wurde).1*

1* Quelle: www.navigator-medizin.de

Wichtige Hinweise

- Aus Gründen der allgemeinen Gesundheit empfehle ich qualitativ hochwertige Breitbandprobiotika, die verschiedene Lactobazillus- und Bifidobazillus-Stämme enthalten.

- Wenn Sie mit der Einnahme eines probiotischen Präparats beginnen, beschränken Sie sich zunächst auf eine einmalige Dosis von 1 bis 10 Milliarden KBE (koloniebildende Einheit) pro Tag. Sie können diese Menge auch auf zwei Gaben pro Tag aufteilen (z. B. 5 Milliarden KBE zweimal täglich).

- Es gibt keine ausreichende Forschung über den besten Zeitpunkt zur Einnahme von probiotischen Präparaten. Zahlreiche Wissenschaftler, mit denen ich gesprochen habe, empfehlen jedoch eine Einnahme mit den Mahlzeiten.

- Beachten Sie die Empfehlungen zur Lagerung; einige probiotische Präparate müssen gekühlt gelagert werden. Alle sollten ein Verfallsdatum nennen.

- Probiotika können bestimmte vorhandene Gesundheitsprobleme verschlimmern, zum Beispiel SIBO (starke Vermehrung der Dünndarmbakterien). Auch hier ist weitere Forschung nötig. Sprechen Sie auf jeden Fall mit Ihrem Hausarzt über mögliche Kontraindizierungen, zum Beispiel Krebstherapien, sowie Wechselwirkungen mit anderen Medikamenten. Lassen Sie sich beraten, mit welchem zeitlichen Abstand Sie bestimmte Medikamente (zum Beispiel Antibiotika) und probiotische Präparate einnehmen sollten.

- Das abschließende Urteil über das beste Probiotikum beziehungsweise die beste Mischung zur Behandlung der verschiedenen Beschwerden steht noch aus. Die Forschungsanstrengungen zur Bestimmung der Wege, über die Probiotika eine Darmheilung fördern, die Immunabwehr stärken, Entzündungen lindern und gastrointestinale Erkrankungen verhindern und behandeln sowie die spezifischen Stämme und jeweiligen Dosierungen, dauern an.

Swift-Hinweise

Denken Sie daran, dass einige Menschen keine Form von Milchprodukten vertragen, einschließlich probiotischer Präparate, die auf Milchprodukten basieren. Glücklicherweise gibt es zahlreiche probiotische Alternativpräparate.

In Bezug auf die Bestimmung, ob eine langfristige Einnahme probiotischer Präparate angeraten ist, steht die entsprechende Forschung noch aus. Die bisherigen Erkenntnisse deuten darauf hin, dass die nützlichen Bakterien sich nicht dauerhaft im Darm einnisten, daher ist wahrscheinlich eine regelmäßige Nahrungsergänzung durch probiotische Präparate nötig.

Halten Sie sich über die Produktbewertungen auf dem Laufenden (Bundesinstitut für Risikobewertung) und verfolgen Sie die aktuellen Entwicklungen auf der gleichnamigen Website (www.bfr.bund.de/de/a-z_index/nahrungsergaenzungsmittel-4538.html).

Gesunde Verdauung

Betain–Hydrochlorid (Betain HCL/Trimethylglycin)

Dabei handelt es sich um eine künstlich produzierte Form der Salzsäure, die, wenn sie als Nahrungsergänzung eingenommen wird, die Menge an Magensäure erhöht. Warum sollte man das wollen? Kaufen Leute nicht eher Präparate zur Reduzierung der Magensäure, die Reflux erzeugen kann? Die Wahrheit lautet, dass die Einnahme einer Tablette gegen Sodbrennen nach einer gelegentlichen allzu üppigen oder scharf gewürzten Mahlzeit kein Kapitalverbrechen ist. Die langfristige Einnahme von säurehemmenden Medikamenten zur Behandlung chronischer Magenprobleme ist jedoch die falsche Strategie. Mit zunehmendem Alter produziert unser Magen eher weniger Magensäure, die wir aus vielerlei Gründen brauchen: Sie erhält die Säureumgebung im Darm, wodurch schädliche Bakterien und andere Pathogene unter Kontrolle gehalten werden; sie löst die Ausschüttung von Pepsinen und anderen Enzymen aus, die für die Verdauung notwendig sind, vor allem Protein; sie unterstützt die Verdauung und die Nährstoffaufnahme. Ein Mangel an Magensäure begünstigt ernsthafte Mangelerscheinungen, vor allem was Vitamin B12, Magnesium, Eisen, Kalzium und Zink betrifft.

Dosierung: Betain-HCL-Kapseln variieren in der Dosierung. Beginnen Sie mit einer Kapsel von 350 mg zu Beginn jeder Mahlzeit. Beobachten Sie Ihre Körperreaktionen und steigern Sie die Dosis schrittweise, bis der angestrebte Effekt erzielt wird.

Wichtige Hinweise

- Nehmen Sie kein HCL, wenn Sie an einem aktiven Magengeschwür, Ösophagitis oder Gastritis leiden!

- HCL kann auch Sodbrennen verursachen. Beobachten Sie Ihre Reaktion auf die Einnahme sorgfältig und setzen Sie das Präparat ab, wenn irgendein unerwünschtes Symptom auftritt.

- Es gibt zahlreiche Kombinationen, die Betain-HCL plus andere Enzyme enthalten, wie zum Beispiel Pepsin, sowie Enziantinktur oder andere pflanzliche Inhaltsstoffe, die die Verdauung unterstützen können.

Swift-Hinweis: Ich achte bei allen meinen Kunden, die älter als 50 Jahre sind, auf einen möglichen Magensäuremangel, vor allem bei Kunden mit chronischen Mangelsymptomen wie Blähungen, Aufstoßen, unverdaute Nahrung im Stuhl und Hautproblemen. Ich bin immer wieder verblüfft darüber, wie sehr sich diese einfache Nahrungsergänzungsstrategie auszahlt. Allerdings erfordert sie oft viel Überzeugungsarbeit, da die meisten Menschen glauben, ihre Probleme seien auf einen Überschuss an Magensäure zurückzuführen, und keinen Säuremangel.

Süßholz–Extrakt (DGL)

DGL beruhigt das Verdauungssystem, indem es die körpereigene Schleimproduktion erhöht, die den Magen und den Darm auskleidet, und es lässt sich bedenkenlos zur Behandlung der gastroösophagealen Refluxkrankheit (GORD), Mundgeschwüren und Gastritis einnehmen. Süßholz (*Glycyrrhiza glabra*), aus dem auch Lakritz gewonnen wird, wird sowohl im Westen wie im Osten seit Jahrtausenden zur Behandlung einer Reihe von Beschwerden verwendet, die von Asthma bis zur Lebererkrankung reichen. DGL ist allerdings ein besonderer Typ, aus dem das Glycyrrhizin entfernt wurde – ein Stoff, der schwere Nebeneffekte erzeugen kann, zum Beispiel Bluthochdruck, ein Absinken des Blutkalium-Spiegels (Hypokalämie) und Ödeme. DGL, das gelegentlich auch als Schleimhautschützer bezeichnet wird, ist in Form von Kapseln und Lutschtabletten erhältlich.

Dosierung: DGL-Lutschtabletten (Extrakt 4:1): Lutschen Sie zwei-bis dreimal täglich 300–400 mg, und zwar 10 bis 20 Minuten vor der Mahlzeit.

Wichtige Hinweise

Prüfen Sie das Produkt sorgfältig, um sicherzustellen, dass es sich um DGL, also das Extrakt handelt, aus dem das Glycyrrhizin entfernt wurde, und kein reines Süßholzwurzelpräparat.

Klinische Tests, die die langfristige Wirkung von DGL und eine bedenkenlose Dauereinnahme bestätigen, stehen noch aus.

Swift-Hinweise: Ich empfehle Kunden, die unter Sodbrennen und Reflux leiden, die kurzfristige Einnahme von DGL, oft zur langsamen Ausphasung von Medikamenten, allerdings immer in Abstimmung mit ihren Ärzten. Üblicherweise empfehle ich eine einmonatige Probephase, gefolgt von einer neuen Empfehlung, abhängig von der Wirkung, die das DGL zeigt – es bewährt sich nämlich nicht bei allen. Einige Kunden nehmen DGL nur zur gelegentlichen Bekämpfung von Magenbeschwerden ein.

Verdauungsenzyme

Der Verdauungstrakt schüttet eine Reihe von Enzymen aus, die dazu beitragen, die Nahrung in kleinere Moleküle aufzuspalten, so dass sie sich leichter verdauen und absorbieren lässt – es sei denn, der Magen schüttet von einem bestimmten Enzym nicht genügend aus. Wenn Sie zum Beispiel an einer Laktoseunverträglichkeit leiden, besitzen Sie nicht genügend Laktase-Enzyme, um den in Milchprodukten enthaltenen Milchzucker aufzuspalten. Die Folge sind Blähungen, Gase und Unterleibsbeschwerden. Wie in Kapitel 3 besprochen, können eine Reihe von Nahrungsmitteln diese Art Reaktionen hervorrufen. Glücklicherweise können wir die Menge der körpereigenen Enzyme durch die Einnahme von Verdauungsenzymen ergänzen und die unangenehmen Reaktionen auf bestimmte Nahrungsmittel lindern oder sogar ganz beseitigen.

Die Enyzmpräparate, die ich meinen Kunden normalerweise empfehle, stammen von Pflanzen – Bromelain, das aus Ananas gewonnen wird, Papain aus Papaya, Ficain aus Feigen und Actinidin aus Kiwi, um nur einige zu nennen. Aber auch tierische und mikrobische Enzyme haben bei bestimmten Problemen ihre Berechtigung. Generell lässt sich eine schlechte Fettverdauung mit einer Lipase-Gabe verbessern. Diese Enzyme sind für die Aufspaltung von Fetten (Lipide) verantwortlich. Proteasen beziehungsweise proteolytische Enzyme helfen bei der Aufspaltung von Proteinen. Spezifische Proteasen können bei der Linderung von Symptomen hilfreich sein, die mit Milch- und Weizenintoleranz assoziiert werden. Forscher untersuchen Enzympräparate, die Dipeptidylpeptidase 4 (DPP-IV) enthalten, die möglicherweise einen therapeutischen Wert im Rahmen der Aufspaltung von Gluten und Casein – ein Milchprotein – besitzen.

Darmbeschwerden und Nahrungsmittelunverträglichkeiten haben rasant zugenommen, wobei die systemische Entzündung, die von einem durchlässigen Darm verursacht wird, der Hauptverdächtige ist. Histaminintoleranz ist eine zunehmend anerkannte Übersensibilität auf eine häufig anzutreffende chemische Substanz, die sich in zahlreichen Nahrungs- und Genussmitteln befindet, einschließlich Alkohol, Fisch, gereifte Käsesorten und Eiweiß, und sie wird auch von unserem Körper produziert. Die Enzyme, die das Histamin aufspalten, werden Diaminoxidase (DAO) genannt. Auch sie produziert der Körper selbst. Abgesehen von einer Veränderung der Ernährung zur Histaminreduzierung kann eine ergänzende Gabe von DAO-Enzymen hilfreich sein.

Zwar müssen wir noch eine Menge über Verdauungsenzyme und ihre Wirkung auf die Gesundheit lernen, doch ein Breitband- oder Multi-Enzym-Produkt kann bei einer Reihe von Darmbeschwerden Linderung verschaffen.

Dosierung: Pflanzenbasierte Enzyme – Beginnen Sie mit einer Kapsel oder Tablette zu Beginn der Mahlzeit oder Zwischenmahlzeit. Die Dosis lässt sich auf zwei Kapseln oder Tabletten pro Mahlzeit steigern.

Wichtige Hinweise

Diese Präparate sollten nicht von Menschen mit einem aktiven Magenge-schwür, Bauchspeicheldrüsenentzündung, Gastritis oder einer bekannten er-höhten Konzentration der Alpha-Amylase eingenommen werden.

Achten Sie darauf, dass die Zusammensetzung Ihres Enzympräparats geeignete Enzymaktivitäten enthält. Sprechen Sie Ihren Arzt oder Apotheker darauf an.

Nehmen Sie die Enzyme nicht zusammen mit heißen Getränken ein, weil das die Enzymaktivität senken könnte. Verbesserungen machen sich im Allgemei-nen sofort bemerkbar, können aber auch mehrere Tage oder Wochen dauern. Möglicherweise empfinden Sie zu Beginn der Einnahme eine leicht erhöhte Darmtätigkeit und Gasbildung.

Einige Enzymformen können die Wirkung bestimmter Medikamente beeinträch-tigen. Befragen Sie Ihren Arzt oder Hausarzt.

Swift-Hinweise: Einige Enzympräparate können auch pflanzliche Stoffe wie Quercetin, ein Bioflavonoid, enthalten, das die Reaktion auf Umweltallerge-ne mildern kann.

Ingwer (*Zingiber officinale*)

Ingwer ist wahrscheinlich am besten für seine beruhigende Eigenschaft bei Reise-krankheit bekannt, aber er zeigt auch eine vielversprechende Wirkung bei der Be-handlung von Osteoarthritis, Schwindel (*Vertigo*), Dysmenorrhoe, Morgenübelkeit und einer breiten Palette an gastrointestinalen Symptomen. Für die darmschüt-zenden Effekte der Ingwerwurzel sind verschiedene chemische Stoffe verantwort-lich.

Einige wirken entzündungshemmend im Magen-Darm-Trakt; einige beruhigen das Nervensystem und können Darmträgheit entgegenwirken und somit den Stuhl-gang erhöhen. Ingwer kann auch eine cholesterin- und blutzuckersenkende Wir-kung entfalten und gilt als ergänzendes Therapeutikum im Rahmen der Gewichts-reduzierung.

Dosierung: Die Dosis hängt von den zu behandelnden Beschwerden ab. Für eine magenschützende Wirkung empfehle ich üblicherweise, mit einer Einnahme von

250 mg dreimal täglich zu beginnen und die Dosis schrittweise auf 1 bis 2 Gramm pro Tag zu erhöhen.

Wichtige Hinweise

Weil Ingwer blutverdünnend ist, kann es bei einigen Menschen das Blutungsrisiko erhöhen, wenngleich ich das in der Praxis nur sehr selten erlebt habe. Einige andere Nahrungsergänzungsmittel können eine ähnliche Wirkung zeigen, zum Beispiel Omega-3-Fettsäuren, Knoblauch, Engelwurz, Nelke, Gingko, Ginseng (Panax), Ackerklee, Kurkuma. Daher sollten Sie mit Ihrem Hausarzt über kumulative Effekte und mögliche Wechselwirkungen mit rezeptpflichtigen Medikamenten sprechen.

Swift-Hinweise: Es gibt durchaus andere Wege, um Ingwer zu essen, als Ingwerpräparate. Machen Sie sich einen starken Ingwertee, reiben Sie frischen Ingwer in Ihre Lieblingsgerichte, Salatsaucen, Suppen, Eintöpfe und sonstige Hauptspeisen. Allerdings müssen Sie sehr viel Ingwer essen, um eine therapeutische Wirkung zu erzielen. Wenn ich bei Kunden mit einem Reizdarm eine Verbesserung der Verdauungsgesundheit erreichen möchte, empfehle ich daher Ingwerkapseln.

Pfefferminze (*Mentha piperita*)

Pfefferminze enthält Menthol, ein ätherisches Öl und beliebte Zutat in Kaugummis, Tees, Zahnpasta und Kosmetika. Minze wirkt beruhigend auf Haut und Magen-Darm-Trakt, weil es die Magenmuskeln entspannt und den Fluss des Gallensafts verbessert, was sich wiederum positiv auf die Fettverdauung auswirkt. Mehrere Studien haben gezeigt, dass sich mit magensaftresistenten Pfefferminzkapseln Reizdarmsymptome wie Blähungen, Gase, Schmerzen und Durchfall effektiv behandeln lassen. Pfefferminze ist bei einem Reizdarmsyndrom daher oft meine erste Wahl.

Dosierung: Bei einem Reizdarmsyndrom nehmen Sie dreimal täglich magensaftresistente Kapseln mit 0,2 bis 0,4 ml zusammen mit einer Mahlzeit ein.

Wichtige Hinweise

Weil Pfefferminze den Schließmuskel zwischen Magen und Ösophagus entspannt, kann sie auch den Reflux verschlimmern und sollte nicht von Menschen eingenommen werden, bei denen gastroösophageale Refluxkrankheit (GORD) oder Hiatushernie (Zwerchfellbruch) diagnostiziert wurde.

Pfefferminze kann bei gleichzeitiger Einnahme bestimmter Medikamente, vor allem säurereduzierenden, Wechselwirkungen erzeugen. Sie sollten also mindestens zwei Stunden zwischen der Einnahme von Säurehemmern und Pfefferminzpräparaten verstreichen lassen.

Einige Pfefferminzprodukte enthalten auch eine Mischung aus Kräuteringredienzen, zum Beispiel Thymian, Ingwer, Fenchel oder Rosmarinöl. Iberogast (STW 5. Medical Futures, Inc.) enthält eine spezifische Kombination aus Pfefferminzblättern, bitterer Schleifenblume, deutscher Kamille, Kümmel, Süßholzwurzel, Milchdistel, Engelwurz, Schöllkraut und Zitronenmelisse. Eine Reihe von Studien hat ergeben, dass dieses Präparat bei funktioneller Dyspepsie und Reizdarmsyndrom Linderung verschafft. Und es ist auch bei langfristiger Einnahme gut verträglich. Die typische Dosierung von Iberogast beträgt 1 ml dreimal täglich.

Swift-Hinweise: Ich habe jahrelang mit vielen Kunden gearbeitet, die an einem Reizdarmsyndrom litten, ohne zu wissen, wie hilfreich Pfefferminze sein kann. Eine meiner Kundinnen wollte keine Nahrungsergänzungsmittel nehmen, war aber bereit, Pfefferminztee auszuprobieren. Sie begann, zwischen den Mahlzeiten Pfefferminztee zu trinken (drei Teebeutel pro Tasse!) und berichtete nach wenigen Wochen, sie könne nicht mehr darauf verzichten. Sie hatte das Gefühl, der Tee helfe ihr, die Gasbildung und die Blähungen unter Kontrolle zu halten. Einige Mediziner behandeln Verdauungsbeschwerden auch, indem sie einige Tropfen Pfefferminzöl auf den Bauch reiben, und zwar gegen den Uhrzeigersinn und nach unten in Verfolgung des Dickdarmverlaufs, um die Darmkontraktionen und die Darmentleerung zu unterstützen. Ich kenne einige, die darauf schwören!

Allgemeine Gesundheit

Magnesium

Magnesium ist ein großartiges Mineral, das aktiv an vielen hundert biochemischen Reaktionen beteiligt ist, die Auswirkung auf unsere Stimmung, unsere Muskeln, Nerven, Knochen, unseren Blutzuckerspiegel, eine gesunde Verdauung, unser Gewicht und sogar unsere körpereigene Fähigkeit zur Entgiftung hat! Zwar enthalten viele pflanzliche Nahrungsmittel und vor allem dunkle Blattgemüse, Bohnen, Hülsenfrüchte sowie Nüsse und Samen beziehungsweise Kerne Magnesium, aber unsere Böden sind möglicherweise nicht mehr so magnesiumhaltig, wie sie einmal waren. Die meisten Menschen nehmen einfach nicht genug Magnesium mit der Nahrung auf. Alkoholgenuss, anhaltender Stress und eine Reihe von Medikamenten, einschließlich oral einzunehmender Verhütungsmittel, senken den Magnesiumspiegel. Wichtig ist auch die Erwähnung, dass zahlreiche Erkrankungen den Magnesiumhaushalt beeinträchtigen, vor allem Darmprobleme wie das Reizdarmsyndrom, Leberkrankheiten (Zirrhose) und Colitis ulcerosa. Ein Magnesiummangel kann sich auf vielfache Weise bemerkbar machen. Zu den Symptomen gehören Reizbarkeit, Beklemmungen, Depressionen, Fibromyalgie, chronische Erschöpfung, Muskelkrämpfe und Muskelschwäche, Migräne, das Restless-Legs-Syndrom (RLS), niedriger Blutdruck, Herzrhythmusstörungen, ein schlechtes Nagelwachstum, Übelkeit, Verstopfung und Schlafprobleme. Achten Sie vor allem auf Letzteres. Ein Magnesiumpräparat kann eine wunderbare Einschlafhilfe sein – keine K.-o.-Pille, keine Nachwirkungen, sondern einfach nur eine entspannende Art und Weise, besser und mehr zu schlafen.

Dosierung: Typ und Dosierung des Magnesiumpräparats hängen von den zu behandelnden Beschwerden ab, daher konzentriere ich mich hier nur auf einige darmbedingte Symptome.

Verstopfung: Magnesiumcitrat. Beginnen Sie mit 250 mg/Tag. Nehmen Sie das Magnesium mit dem Essen ein und steigern Sie die Dosis schrittweise auf 6.000 mg/Tag, bis Ihr Darm wieder normal arbeitet.

Verbesserung des Magnesiumhaushalts: Magnesiumglycinat, 125 bis 250 mg/Tag, mit den Mahlzeiten einzunehmen.

Verbesserung der Schlafqualität: Magnesiumglycinat, 125 bis 250 mg vor dem Schlafengehen.

Wichtige Hinweise

- Zwischen diesem vielseitigen Mineral und anderen Nährstoffen, Kräutern, Laboruntersuchungen und Medikamenten kann es zahlreiche Wechselwirkungen geben, daher ist es wichtig, dass Sie Ihren Hausarzt konsultieren, damit er Ihre individuelle Dosierung bestimmen kann.
- Magnesiumpräparate können abführend wirken. Senken Sie die Dosierung auf ein Maß, das Ihr Darm gut verträgt.

Swift-Hinweise: Ich habe viele Jahre als Ernährungsexpertin mit Schwerpunkt Nieren gearbeitet, daher sind mir die Nieren nach wie vor ein Anliegen. Menschen mit einer eingeschränkten Nierenfunktion sollten *vor* der Einnahme von Magnesiumpräparaten ihren Arzt befragen, da dies das Risiko eines Anstiegs des Magnesiumspiegels im Blut (Hypermagnesemia) erhöhen kann.

Omega-3-Fettsäuren

Wie in Kapitel 4 besprochen, sind Omega-3-Fette, eine Form der vielfach ungesättigten Fettsäuren, essenzielle Fettsäuren. Das heißt, Sie müssen sie mit der Nahrung aufnehmen. Da die meisten Menschen nicht viel Fisch essen, der am meisten dieser Fettsäuren enthält, sind Fischölkapseln eine empfehlenswerte Alternative. Wie bei jedem Nahrungsergänzungsmittel stimme ich meine Empfehlung auch hier auf den individuellen Bedarf ab. Wenn Sie zwei- bis dreimal die Woche Fisch essen, ist eine ergänzende Einnahme von Omega-3-Fetten möglicherweise nicht nötig. Wenn Sie allerdings kein großer Fischfan sind und/oder Zeichen einer entzündlichen Reaktion aufweisen, die sich bei einer Laboruntersuchung des C-reaktiven Proteins oder in Symptomen manifestieren, die von Verdauungsstörungen bis zu Gelenk- und Hautproblemen reichen können, dann können Omega-3-Präparate ein hochwirksames Instrument sein. Zwar sind die Forschungsergebnisse nicht so unangreifbar, wie wir einst dachten, dennoch gibt es reichlich Belege für ihre entzündungshemmende Wirkung und ihre Unterstützung der Immunabwehr, der

Herz-Kreislauf-, der Gelenk- und der Hirngesundheit. In anderen Studien haben Omega-3-Fischölkapseln einen vielversprechenden Beitrag zur Behandlung entzündlicher Darmkrankheiten, Hypertriglyceridämie (ein hoher Triglyceridspiegel), Bluthochdruck und rheumatischer Arthritis sowie zur Unterstützung einer gesunden Fötusentwicklung während der Schwangerschaft geleistet.

Nahrungsergänzungspräparate lassen sich aus Tieren (Fisch) oder Pflanzen (Kernöle, Algenquellen) herstellen. Fischöl enthält die bevorzugten und »vorgeformten« Omega-3-Fettsäuren (EPA und DHA), während der Körper die pflanzlichen Omega-3-Fettsäuren (ALA) in EPA und DHA umwandeln muss, was er nicht gut kann.

Es gibt zwei Hauptgruppen an Omega-3-Präparaten:

Fischöl

- EPA (Eicosapentaensäure) und DHA (Docosahexaensäure) (Anchovis, Atlantischer Menhaden, Lachs, Krill – krabbenähnliche Krustentiere, Kalamari/Tintenfisch)
- Fischöl wird in Kapseln dargeboten oder auch als flüssige Nahrungsergänzung und enthält EPA und DHA.
- Ein Gramm Fischöl enthält üblicherweise 180 mg EPA und 120 mg DHA.
- Lebertran enthält ebenfalls EPA und DHA. Lebertran und Fischöl ist nicht dasselbe, weil Lebertran, der aus der Leber des Kabeljau gewonnen wird, außerdem fettlösliche Vitamine A und D enthält.

Pflanzenkernöl

- α-Linolensäure (ALA) aus Flachs, Hanf und Chia-Kernöl. ALA wird vom Körper in DHA oder EPA umgewandelt, allerdings nur in minimalen Mengen.

Dosierung: Abhängig von den Beschwerden sind ganz unterschiedliche Dosierungen möglich und empfehlenswert. Üblicherweise empfehle ich Menschen, die keinen Fisch essen, zwischen 1.000 und 2.000 mg pro Tag, die zusammen mit einer Mahlzeit eingenommen werden sollten, die gesundes Fett enthält. Höhere Dosen Fischöl in der Größenordnung von 2 bis 10 Gramm pro Tag können abhängig von dem individuellen Gesundheitszustand und der Omega-3-Fettsäurezufuhr über die Nahrung empfehlenswert sein. Veganern rate ich zu 400 bis 600 mg algenbasierter DHA-Präparate pro Tag, in Kombination mit Nüssen und Kernen.

Wichtige Hinweise

- Es ist wichtig, ein Präparat einer renommierten Marke zu kaufen, um ein qualitativ hochwertiges Produkt zu erhalten, das frisch, rein und frei von kontaminierenden Stoffen ist.
- Fischölpräparate können unangenehme Nebenwirkungen haben, zum Beispiel einen fischigen Geschmack im Mund, Aufstoßen, Übelkeit und weichen Stuhlgang. Magensaftresistente Präparate sollen das »fischige Aufstoßen« vermeiden, kosten aber unter Umständen etwas mehr als andere Präparate.
- Zwar kommt es nur selten vor, aber Fischöl kann bei einigen Menschen das Blutungsrisiko erhöhen. Das sollten Sie bedenken, wenn Sie andere Medikamente oder Nahrungsergänzungsmittel einnehmen.
- Omega-3-Präparate werden auch aus Krillöl hergestellt, aber da Krill eine wichtige Nahrungsquelle für Wassertiere wie Wale, Seehunde und Pinguine ist, sind ökologische Einwände dagegen erhoben worden.

Swift-Hinweise:

- Ein Labortest, der den Fettsäuregehalt in Ihrem Blut misst, kann hilfreich sein, um die richtige Dosis an Omega-3-Gaben zu bestimmen.
- Gamma-Linolensäure (GLA) ist eine Omega-6-Fettsäure, die sich in der Nachtkerze, in schwarzen Johannisbeeren und Borretschöl findet. Ich habe festgestellt, dass GLA-Präparate für Menschen mit Druckempfindlichkeit in der Brust, Ekzemen, Schuppenflechte und Arthritis hilfreich sind. Einige Omega-3-Präparate enthalten GLA; Ihr Hausarzt kann Ihnen eine Orientierung darüber geben, welche Fettsäurepräparate Ihren Bedarf am besten erfüllen.

Vitamin D

Vitamin D ist das »Sonnenscheinvitamin« – unser Körper ist in der Lage, es in den warmen Sommermonaten aus großen Mengen Sonnenstrahlen zu synthetisieren. In kleineren Mengen können wir Vitamin D in Form von Nahrung, und wenn das nicht ausreicht, in Form von Nahrungsergänzungsmitteln zu uns nehmen. Vitamin

D ist ein vielseitiges fettlösliches Vitamin, das an der Immunabwehr, der Knochengesundheit, der Herz-Kreislauf-Gesundheit, der Krebsvorbeugung, an Depressionen, der allgemeinen Stimmung, an neurologischen Störungen wie Multipler Sklerose und sogar an Fettleibigkeit beteiligt ist – ein Vitamin mit vielen Aufgaben und ein wichtiger Mikronährstoff! Es werden laufend Forschungsstudien durchgeführt, um herauszufinden, auf welche Weise dieser wichtige Nährstoff neben der Knochengesundheit so viele andere Dinge positiv beeinflusst und sogar die Gesamtmortalität senkt. Als klinische Expertin kann ich Ihnen jedenfalls sagen, dass Vitamin-D-Präparate den Gesundheitszustand von Menschen mit einem chronischen Vitamin-D-Defizit erheblich verbessern. Kunden erzählen mir bisweilen, sie fühlten sich energiegeladener und seien erstaunt, wie selten sie sich im Winter erkälteten, seit sie Vitamin-D-Präparate nehmen.

Vitamine und Mineralien wirken zusammen und überlappen sich in ihrer Wirkung, daher müsssen wir das Vitamin-D-Gleichgewicht innerhalb der gesamten Nährstoffsymphonie betrachten. Bei der Deutschen Gesellschaft für Ernährung (www.dge.de) können Sie sich über die aktuellen Referenzwerte zur täglichen Vitamin-D-Zufuhr erkundigen.

Es gibt zwei Wege, über die das Vitamin D mit der Ernährung aufgenommen wird: Ergocalciferol (Vitamin D2) und Cholecalciferol (Vitamin D3). Vitamin D kommt natürlicherweise in Nahrungsmitteln wie fetthaltigem Fisch (Lachs, Makrele, Thunfisch, Sardinen, Hering) in Lebertran und Eiern vor. Außerdem werden Nahrungsmittel wie Milchprodukte (Milch, Joghurt, Käse etc.), nicht milchhaltige Getränke (Soja, Mandel etc.), Getreideprodukte (Frühstückszerealien) und andere funktionale Nahrungsmittel wie Energieriegel und -getränke mit Vitamin D angereichert. Seit neuestem werden auch Zuchtchampignons verwendet, um Vitamin D aus UV-Strahlen zu gewinnen.

Dosierung: Die richtige Dosis sollte zum Ziel haben, einen optimalen Vitamin-D-Serumwert von *mindestens* 20ng/mL zu erreichen. Sie sollten Ihren Vitamin-D-Spiegel mindestens zweimal pro Jahr überprüfen lassen, und zwar jeweils im Frühjahr und im Herbst. Falls er niedrig ist, beginnen Sie mit 2.000 IUs Vitamin D3 (Cholecaciferol), das Sie zusammmen mit einer Mahlzeit einnehmen, die gesunde Fette enthält. Bitten Sie Ihren Arzt, Ihren Vitamin-D-Spiegel nach drei Monaten erneut zu messen, um sicherzustellen, dass er sich im optimalen Spektrum befindet. Und nutzen Sie die Sonne auf kluge Weise – ein tägliches Sonnenbad von zehn bis fünfzehn Minuten kann Ihren Vitamin-D-Spiegel erheblich verbessern.

Wichtige Hinweise

1. Einige Menschen können Vitamin D nicht gut aus UV-Strahlen synthetisieren, und zwar dunkelhäutige Menschen, Übergewichtige und alle, die eine Magen-Bypass-Operation hatten; ihr Risiko, einen Vitamin-D-Mangel zu entwickeln, ist höher als bei anderen Menschen. Umgekehrt gilt, dass einige Menschen aufgrund ihrer genetischen Ausstattung zu viel des fettlöslichen Vitamin D speichern und somit ein größeres Vergiftungsrisiko aufweisen. Machen Sie also eine Blutuntersuchung und achten Sie auf Anzeichen eines zu hohen Vitamin-D-Spiegels, zum Beispiel einen metallischen Geschmack im Mund, vermehrten Durst, Knochenschmerzen, Ermüdung, Juckreiz, Muskelschmerzen, häufiges Wasserlassen und gastrointestinale Beschwerden einschließlich Übelkeit, Erbrechen, Durchfall und Verstopfung.

2. Vitamin D besitzt das Potenzial einer Wechselwirkung mit zahlreichen Medikamenten, unter anderem cholesterinsenkenden Medikamenten, Kortikoiden und Epilepsie-Medikamenten. Daher sollten Sie mit Ihrem Hausarzt sprechen, wenn Sie regelmäßig Medikamente nehmen.

3. Falls Sie an Lungensarkoidose und Hyperparathyroidismus leiden, sind Vitamin-D-Präparate kontraindiziert.

4. Halten Sie sich auf dem Laufenden, was den optimalen Vitaminhaushalt sowie die Menge an Vitamin-D-Gaben betrifft, die Sie beachten sollten, um den optimalen Spiegel zu erreichen.

5. Informieren Sie sich auf der Website www.vitalstoff-journal.de/aus-der-forschung/vitamine/die-heilkraft-von-vitamin-d/ über neue Forschungsergebnisse über dieses faszinierende Vitamin.

Swift-Hinweise: Meine Mutter erkrankte als Kleinkind an Rachitis, der klassischen Vitamin-D-Mangelerkrankung, daher hat mich dieses Vitamin immer interessiert. Und ich freue mich, dass immer mehr Menschen ihren Vitamin-D-Spiegel testen lassen. Vor einigen Jahren, als ich eine große Gruppe an Gesundheitsexperten fragte, ob irgendjemand von ihnen seinen Vitamin-D-Spiegel testen lasse, hoben nur wenige die Hand. In den letzten Jahren hat diese Zahl um ein Drittel zugenommen. Das ist ein Fortschritt, allerdings ist das angesichts der weitreichenden gesundheitlichen Effekte des Vitamins D noch zu wenig.

Zink

Zink ist ein zweischneidiges Thema. Zinkmangel ist einer der häufigsten Mineraldefizite in der westlichen Ernährung, wobei ein niedriger Zinkspiegel mit erhöhten Blutfettwerten, Entzündungen, Insulinresistenz und Fettleibigkeit in Zusammenhang gebracht worden ist. Auf der anderen Seite übertreiben es einige Menschen mit der Einnahme von Zinkpräparaten; wahrscheinlich aufgrund der Tatsache, dass Zink nachweislich die Dauer und Schwere von Erkältungen senkt.

Eine meiner Kundinnen kam aufgrund schwerer Übelkeitsanfälle und eines erheblichen unfreiwilligen Gewichtsverlusts zu mir. Sie war davon überzeugt, krebskrank zu sein. Als ich entdeckte, dass sie neben ihren Multivitamin-Mineral-Präparaten und sonstigen Nahrungergänzungsmitteln auch mehr als 150 mg Zink täglich zu sich nahm, empfahl ich ihr, eine Woche lang alle Nahrungsergänzungspräparate abzusetzen. In der folgenden Woche rief sie mich in Tränen aufgelöst an. Zum ersten Mal seit mehr als einem Jahr verspürte sie keine Übelkeit und hatte das Gefühl, sie könne wieder essen!

Wir brauchen Zink – allerdings richtig dosiert –, um den Blutzucker zu regulieren sowie für unzählige andere Körperprozesse: die Sehkraft, die Schilddrüsenfunktion, die Hirngesundheit, die Reproduktionsfähigkeit, die Wundheilung und die Immunabwehr. Zink besitzt antioxidative Eigenschaften und dient als Wächter der Körperzellen, indem es schädliche freie Radikale aufstöbert. Zahlreiche Erkrankungen erhöhen den Zinkbedarf des Körpers, einschließlich gastrointestinaler Störungen wie Zöliakie, Colitis ulcerosa und Morbus Crohn. Wenn unser Körper nicht genug Zink erhält, können sich vielfältige Beschwerden einstellen, darunter der Verlust des Geschmacks- und des Riechsinns, Depressionen, eine schlechte

Wundheilung, Haarausfall, Nachtblindheit und Hautveränderungen wie Akne, Dermatitis und Schuppenflechte.

Tierische Nahrungsmittel wie Schalentiere (vor allem Austern), rotes Fleisch, Geflügel und Käse enthalten viel Zink. Außerdem ist es in pflanzlichen Nahrungsmitteln enthalten, zum Beispiel in Hülsenfrüchten wie sojabasiertem Tofu und Miso, in Vollwertgetreiden, Blattgemüsen und Kernen (Kürbis, Sesam und Sonnenblumen). Das in Pflanzen enthaltene Phytat kann die Absorption von Zink verhindern. Die Swift-Diät bietet das Beste aus beiden Welten – begrenzte Mengen an tierischen Proteinen und einige fermentierte Nahrungsmittel, die dazu beitragen, Phytate unschädlich zu machen und die Verfügbarkeit von Mineralien wie Zink zu steigern.

Es gibt viele unterschiedliche Varianten an Zinkpräparaten – Lutschtabletten, Kapseln, Nasensprays. Zinksulfat ist die preisgünstigste Variante, kann aber den Magen irritieren. Ich verwende Zinkcitrat, und zwar eine besondere Form des Zinks, das Zink-Carnosin genannt wird, als Heilmittel für gastrointestinale Symptome wie entzündliche Reaktionen, Dyspepsie und GORD.

Dosierung: Die Dosierung hängt von den zu behandelnden Beschwerden ab. Bei einer gewöhnlichen Erkältung nehmen Sie alle zwei bis drei Stunden eine Zink-Lutschtablette bei den ersten Anzeichen der üblichen Symptome – insgesamt bis zu 40 mg Zink täglich. Zur Steigerung des allgemeinen Wohlbefindens nehmen Sie 15 mg Zinkcitrat täglich. Zur Behandlung von Verdauungsstörungen nehmen Sie 75 mg Zink-Carnosin (17 bis 18 mg elementares Zink/58 mg L-Carnosin).

Wichtige Hinweise

Wie die meisten Vitamine und Mineralien gibt es Wechselwirkungen zwischen Zink und anderen Nährstoffen. Zu viel Zink kann zum Beispiel ein Kupferungleichgewicht auslösen. Außerdem kann es zu Wechselwirkungen zwischen Zink und zahlreichen Medikamenten kommen, zum Beispiel blutdruckregulierenden Medikamenten, thiazide Diuretika, Antibiotika, chemotherapeutischen Medikamenten sowie Medikamenten, die die Immunabwehr unterdrücken. Bei hohen Dosen stellt sich das Risiko einer Zinkvergiftung.

Abschließende Gedanken

Die Industrie der Nahrungsergänzungsmittel ist ein Riesengeschäft und die Markenbotschaften sind zahlreich und verführerisch, vor allem für Menschen mit gesundheitlichen Problemen. Zwar ist dieses Kapitel kein exakter Wegweiser (und soll es auch gar nicht sein) zur Handhabung von Nahrungsergänzungsmitteln mit dem Ziel einer Unterstützung des Gewichtsverlusts und der gesunden Verdauung, aber ich habe Ihnen hier einige Anregungen geliefert, die Ihnen auf Ihrer Erkundungstour hoffentlich dienlich sind und die Sie mit Ihrem Hausarzt besprechen können.

KAPITEL 6

S: Sustaining Practices –
Veränderte Lebensgewohnheiten für einen
nachhaltigen Gesundheitseffekt

Beth

*Beth ist eine hart arbeitende Führungskraft in einem Verlag mit Sitz in Man-
hattan. Als ich sie in Canyon Ranch kennenlernte, hatte sie äußerst energie-
und kräftezehrende Lebens- und Arbeitsgewohnheiten. Ihr Abendessen bestellte sie
sich für gewöhnlich zum Mitnehmen in einem Restaurant, wenn sie nicht mit Ge-
schäftspartnern zu Cocktailpartys oder essen ging. Beinahe alle ihre Sozialkontak-
te waren geschäftlicher Natur. Gegen Mitternacht ging sie mit einem Stapel Excel-Ta-
bellen und Buchmanuskripten ins Bett, was dazu führte, dass sie kaum vor zwei Uhr
morgens einschlief. Hätte es zu dem Zeitpunkt, da ich mit ihr arbeitete, bereits iPads
und Smartphones gegeben, hätte Beth diese mit ins Bett genommen. Viele meiner
Kunden starren nachts auf erleuchtete Bildschirme, um die E-Mails des Tages zu be-
arbeiten und im Netz zu surfen.*

*Beth gestand, dass ihre Batterien auf Reserve liefen. Sie hatte zugenommen,
ihre Energie ließ nach und es blinkten die üblichen Warnlampen der Lebensmitte
auf – ein erhöhter Cholesterinspiegel und ein hoher Blutdruck. Während Beth in Canyon Ranch war, wagte sie sich auf die Waage, und die Zahl, die ihr entgegenblickte,
ließ sie aufmerken. Dennoch versagte sie sich zu den Mahlzeiten nichts – die köstliche, gesunde Küche macht einen großen Teil der Attraktivität des Wellnessresorts
aus. Die regelmäßigen Mahlzeiten, das frühe Zubettgehen und die körperliche Aktivität am Morgen – Beth liebte Spaziergänge in der Natur – zeigten bereits nach
wenigen Tagen Wirkung. Morgens hatte sie Hunger auf das Frühstück und fand zurück zu ihrem natürlichen Körperrhythmus. Als wir am letzten Tag ihres fünftägi-
gen Aufenthalts miteinander sprachen, stellte sie überrascht fest, dass sie 2 Kilo abgenommen hatte, etwas, das sie schon vor langer Zeit als unmöglich abgeschrieben
hatte.*

In unserer Zusammenarbeit im Anschluss an ihren Aufenthalt in Canyon Ranch nahmen wir einige dauerhafte Veränderungen an ihren Lebensgewohnheiten vor, die sich bezahlt machten. Wenn sie abends zu gesellschaftlichen Veranstaltungen ging, trank sie Club Soda mit einigen Spritzern eines Bittergetränks anstatt des üblichen Weins und reduzierte so die Zahl der leeren Kalorien. Ich kann nicht sagen, dass Beth zur leidenschaftlichen Köchin mutierte, aber sie hielt sich an das Konzept gesunder Portionsgrößen, egal wo sie aß, und sie bestellte Dinge, die sie sich zuvor nicht hatte vorstellen können: Fisch statt Steak, einen Beilagensalat und Gemüse statt Pommes frites und als Dessert frisches Obst. Außerdem meldete sie sich in einem Fitness-Studio an und engagierte einen Personal Trainer, der dafür sorgte, dass sie dreimal die Woche ihre moderate Übungsroutine einhielt. Mit seltenen Ausnahmen legte sie eine Stunde vor dem Zubettgehen ihre Arbeit weg und widmete sich ihrer Wunschliste an Romanen, die sie schon seit Jahren hatte lesen wollen! Nichts Radikales; nichts, dass sie zu sehr von ihrer Komfortzone entfernte. Die überschüssigen Pfunde purzelten weiter, und in weniger als zwei Jahren hatte sie fast 16 Kilo verloren und ihr Arzt bescheinigte ihr eine ausgezeichnete Gesundheit. Das Beste ist jedoch, dass es ihr bis zum heutigen Tag gelungen ist, ihr Gewicht und ihre Gesundheit zu erhalten. Ich habe keine Zweifel, dass ihr das auch in Zukunft gelingen wird.

Selbstbefragung

1. Gehen Sie mit Ihrem Tablet ins Bett?
2. Haben Sie manchmal das Gefühl, Sie steckten in einer Tretmühle, die sich immer schneller dreht?
3. Haben Sie jemals die Neugier verspürt, Mind-Body-Übungen wie Yoga oder Qi Gong auszuprobieren?

In Kapitel 2 haben wir erfahren, auf welche Weise das Gehirn und der Verdauungstrakt miteinander verbunden sind und wie sich alles, von Ideen und Gefühlen bis zum Zeitpunkt Ihrer Mahlzeiten, auf Ihre Verdauung und Ihr Gewicht auswirken kann. In den Kapiteln 3 und 4 haben wir alles Wichtige über gesunde Essgewohnheiten und Gewichtsreduzierung erfahren – welche Nahrungsmittel den Körper nähren und pflegen und eine gesunde Verdauung und ein gesundes Gewicht fördern. Kapitel 5 widmete sich den Nahrungsergänzungsmitteln und der Art und Weise, wie diese dem Körper einen »erhöhten Mehrwert« bieten können, und auf welche Weise uns insbesondere die Probiotika einem Zeitalter der individuell zugeschnittenen »mikrobiomischen« Gesundheit und des gesunden Gewichtsverlusts näherbringen.

Was steht noch aus? Kapitel 6 widmet sich der Frage, wie Sie das Beste aus Ihrem Leben herausholen. Die Alltagsgewohnheiten, die wir entwickeln oder in die wir zurückverfallen, bestimmen in weitgehendem Maße, ob wir auch weiterhin kluge Ernährungsentscheidungen treffen und auf dem gesunden Pfad bleiben, den wir uns ausgesucht haben. Vielleicht erinnern Sie sich daran, dass ich Kapitel 1 mit der Behauptung abgeschlossen habe, eine erfolgreiche Gewichtsreduzierung und eine gesunde Verdauung hätten mit der »Verdauung« des eigenen Lebens insgesamt zu tun.

Betrachten Sie meine Kundin Beth, die Führungskraft aus New York, die ständig auf Hochtouren läuft. Unsere Zusammenarbeit begann, als der Großteil der neuen Mikrobiomforschung noch nicht einmal im Traum wahr geworden war. Selbst wenn die Forschungsergebnisse für Ernährungszwecke zur Verfügung gestanden hätten, hätte Beth niemals penibel auf das geachtet, was sie kocht und isst. Doch schon mit wenigen Veränderungen eines unübersehbar ungesunden Lebensstils, ohne den Druck, einen Speiseplan einzuhalten, der strenger war, als es ihr Temperament zuließ, ließen sich drastische Verbesserungen erzielen. Mit der Swift-Diät und ihrer Kombination aus einem gesunden Lebensstil und einer überwiegend selbst zubereiteten pflanzlichen Kost, die auf eine gesunde Darmflora abgestimmt ist, sind noch größere Erfolge möglich.

Im Jahr 2012 war ich Mitglied eines Fachgremiums, das Lieutenant General Patricia Horoho, medizinische Leiterin der amerikanischen Streitkräfte, einberufen hatte, um über ein Programm zur Verbesserung der Gesundheit unserer Soldaten zu diskutieren, das auf ihre Initiative zurückging. Traditionell konzentrierten sich die Armeeärzte auf das Zusammenflicken der Soldaten nach einem Kampfeinsatz. Lieutenant General Horoho war jedoch mit dem Szenario konfrontiert, dass drei von vier jungen Amerikanern aufgrund von gesundheitlichen und gewichtsbezogenen Problemen wehruntauglich waren. Daher wollte sie sich mit Gesundheitsexperten aus unterschiedlichen Sparten über die Entwicklung eines Programms beraten, mit dem sich dieses Problem an seinen Wurzeln bekämpfen ließ. Sie nannte es »Triade« – Schlaf, Sport und Ernährung. Ich meine, sie hat die drei zentralen Felder gut gewählt.

In diesem Kapitel gehe ich ausführlich auf zwei wichtige Bereiche ein: Schlaf und Körperbewegung, denn sie liefern das lebensstilbezogene Fundament für den Speiseplan, der im nächsten Kapitel vorgestellt wird. Schlaf, Sport und Ernährung bilden tatsächlich ein in sich verzahntes Dreigespann. Denken Sie darüber nach. Guter und ausreichender Schlaf versorgt uns mit der nötigen Energie, um den Sport zu treiben, der den Stoffwechsel beschleunigt und das schlanke Muskelgewebe bildet, das Kalorien verbrennt und die Gewichtsreduzierung fördert. Außerdem trägt er zur geistigen Klarheit und einer positiven Stimmung bei, die wir brauchen, um kluge Ernährungsentscheidungen zu treffen. Schlechter, ungenügender Schlaf? Damit riskieren wir, in einen erschöpften Ablenkungszustand abzugleiten, der ein wunderbares Rezept für den Rückfall in alte Gewohnheiten ist. Schlafmangel wirkt sich auch negativ auf die biochemischen Prozesse in unserem Körper aus. Er treibt den Kortisolspiegel – das vorrangige Stresshormon – in die Höhe, das seinerseits den Körper zu einer vermehrten Insulinproduktion und unseren Heißhunger auf Süßes und schnellverdauliche Kohlehydrate anregt. Regelmäßiger Sport wiederum fördert einen gesunden Schlaf – wenn der Körper auf gesunde Weise müde ist, schaltet das Gehirn ab, wenn wir das Licht ausschalten. Und vor allem bei Menschen, die unter Schlafapnoe leiden, kann eine Gewichtsreduzierung die Qualität ihres Schlafes drastisch steigern. Die Pfeile, die die drei Elemente dieser Triade miteinander verbinden, können in jede Richtung wechseln.

Das gilt jedoch nicht nur für Menschen, die Neulinge auf diesem Gebiet sind. Ich habe Kunden, die mit einer veränderten Ernährung erfolgreich abgenommen haben, aber an irgendeinem Punkt – und das gilt für alle Frauen und jede Diät – verlangsamte sich der Fortschritt oder kam sogar ganz zum Erliegen, gelegentlich, bevor die betreffende Person ihre persönlichen Ziele erreicht hatte. Das ist die sogenannte Plateauphase. An diesem Punkt müssen wir die lebensstilbezogenen Elemente verändern, die Ihre Gewichtsreduzierung bremsen oder verhindern, dass Sie Ihre unangenehmen Verdauungsstörungen loswerden. Neben den Themen Schlaf und Sport werden wir in der zweiten Hälfte dieses Kapitels den Fokus auf unser Inneres richten und einige Grundlagen aus zwei Mind-Body-Traditionen – Yoga und

Qi Gong – vorstellen. Wenn die Verbesserung der Schlafqualität und Sport darauf zielen, Ihren Körper besser an die Anforderungen der Außenwelt anzupassen, geht es nun darum, dass Sie sich besser mit Ihrem Inneren abstimmen.

Auf der offensichtlichen Ebene wirken diese Mind-Body-Techniken stressreduzierend, und wie besprochen senken sie die Ausschüttung von Stresshormonen, die den Heißhunger auf Kohlehydrate steuern. Auf einer subtileren Ebene schulen sie uns jedoch auch darin, den Lärm des Alltags auszublenden, uns stärker auf uns selbst als physische und spirituelle Wesen zu konzentrieren und ganz präsent im aktuellen Augenblick zu sein, indem sie uns dazu anhalten, unsere gesamte Aufmerksamkeit mithilfe einiger relativ einfacher Bewegungen auf die Synchronisierung der Atmung zu konzentrieren.

In gewisser Hinsicht beenden wir das MENDS-Programm, wo wir es begonnen haben. Im ersten Schritt, dem »M«, lernten wir, aufmerksam auf das zu achten, was wir essen und die Ängste und Befürchtungen in den Griff zu bekommen, die das Magennervensystem überstimulieren. In diesem abschließenden Abschnitt des sechsten Kapitels werde ich Ihnen einige systematische Techniken vorstellen, mit denen Sie sich von diesen Ängsten befreien können.

Schlaf: Das beste Mittel, um Ihre Batterien aufzuladen

Je mehr wir über den Schlaf erfahren, desto wichtiger wird er. Eine brandneue Forschungsrichtung beschäftigt sich mit dem Schlaf als Mittel des Gehirns zur Abfallbeseitigung, so wie das Lymphsystem Abfallstoffe aus dem restlichen Körper ausleitet. Es ist durchaus möglich, dass die sieben bis neun Stunden Schlaf, die nach Expertenmeinung nötig sind, die beste Art und Weise ist, um sich gegen eine exzessive Bildung von Ablagerungen im Gehirn zu schützen, die an neurodegenerativen Krankheiten wie Alzheimer beteiligt sind. Das ergänzt die etablierten Forschungsergebnisse, die Schlafmangel mit einer erhöhten Adipositasrate, Typ-2-Diabetes, Bluthochdruck, Herzkrankheiten und einem frühen Tod in Zusammenhang bringen![89]

Es gibt keinen Zweifel daran, dass Schlafmangel oder schlechter Schlaf eine Gewichtszunahme und Verdauungsprobleme begünstigen – unsere Hauptthemen. Die

Verdauungsstörungen sind wahrscheinlich keine Überraschung. Ich nehme an, wir haben schon alle einmal die Erfahrung gemacht, dass unsere Gedärme in Aufruhr geraten, wenn wir nach wenigen Stunden Schlaf schon wieder aufstehen müssen. Stress und Schlafunterbrechung wirken sich nachweislich auf die Darmtätigkeit aus, und zwar auf die Geschwindigkeit, mit der das Verdauungssystem Abfallprodukte aus dem Körper leitet. Manchmal geschieht das zu schnell, manchmal zu langsam, abhängig von der individuellen Reaktion der betroffenen Person. Der Gewichtsaspekt ist weniger offensichtlich und daher tückischer, und Frauen scheinen hier besonders anfällig zu sein. In einer jüngsten Studie, die in einer Krankenhausumgebung durchgeführt wurde, wurde der Schlaf der Testpersonen fünf Tage lang auf fünf Stunden pro Nacht reduziert – was der durchschnittlichen Schlafmenge einer Person mit einer stressigen Arbeitswoche voller Termine und Fristen und familiären Verpflichtungen entspricht. In den folgenden fünf Nächten durften die Testpersonen so viel schlafen, wie sie wollten, und zwar bis zu neun Stunden pro Nacht. Das Gewicht der männlichen Testpersonen schwankte kaum, wohingegen die Frauen in der Schlafmangelphase im Schnitt ein Pfund zunahmen und in der Phase des erholsamen Schlafes rund ein halbes Pfund an Gewicht verloren.[90]

Was passiert hier? An diesem Punkt sind Sie sicher nicht überrascht zu erfahren, dass das Mikrobiom wahrscheinlich daran beteiligt ist. Einige interessante Forschungsergebnisse zeigen, dass die Unterbrechung des Wach-Schlaf-Zyklus bei Mäusen zu einer erhöhten Durchlässigkeit ihrer Darmwand führte, was den Boden für eine systemische Entzündung und die Anhäufung von Organfett bereitet.[91] Abgesehen von der theoretischen Ebene wissen wir, dass Schlafmangel ein körperlicher Stressfaktor ist, der eine erhöhte Ausschüttung von Kortisol verursacht, das wiederum mit einer erhöhten Produktion von Insulin und des Fettspeicherhormons verbunden ist und in der Folge mit einer Ansammlung von Bauchfett. Aus dem Blickwinkel der Evolution betrachtet, ergibt das einen Sinn. Wenn man versucht, vor Raubtieren auf der Hut zu sein oder längere Zeiträume ohne Nahrung auskommen muss, ist es praktisch, in der Körpermitte ein Fettreservoir zu haben. In unserer modernen Welt ist es eine Katastrophe. Heute betrachten Forscher chronischen Schlafmangel als einen Risikofaktor für Insulinresistenz, das heißt, wenn die Zellen aufhören, auf all das zusätzliche Insulin zu reagieren. Insulinresistenz ist der Königsweg zu Fettleibigkeit, dem metabolischen Syndrom und letztlich Typ-2-Diabetes.

Die neuesten Experimente im Zusammenhang mit Schlaf und Gewichtszunahme reichen über die hormonellen Erklärungen hinaus und betrachten, auf welche Weise Schlafmangel, vor allem spätes Zubettgehen, den ungezügelten Konsum von Snacks fördert. Die Forscher bezeichnen das als »emotionale Enthemmung«. Man kann das auch als »Motiv trifft auf Gelegenheit« bezeichnen. Es ist spät nachts, vielleicht sitzen Sie vor dem Fernseher und greifen nach einem Keks – und wenige Augenblicke später nach der Chipstüte. Oder Sie arbeiten intensiv an einem wichtigen Projekt und haben das Gefühl, Sie bräuchten einige Extrakalorien, um Ihr Gehirn auf Trab zu halten. Sie haben recht; das Gehirn verbraucht ungefähr 70 Prozent der Glukose, die der Körper aufnimmt, und je länger Sie wach sind und desto angestrengter Sie nachdenken, umso mehr Treibstoff braucht Ihr Gehirn. Nachteulen neigen jedoch zur Überkompensation und essen mehr, als sie brauchen. Wie auch immer die Kombination aus Physiologie, Psychologie und Umgebung beschaffen ist – und die variiert je nach Person –, der nachtaktive Lebensstil ist eindeutig ein Rezept zur Gewichtszunahme. Hier mein Plan zur Bekämpfung:

SOS-Plan (Swift-Plan für optimalen Schlaf)

1. Verbannen Sie den Fernseher aus dem Schlafzimmer. Das Bett sollte für Schlaf und Sex reserviert sein; beides ist erholsam. Wenn Sie schon dabei sind, verbannen Sie auch den Fernseher aus dem Kinderzimmer. Eine Studie, die vor kurzem von der University of Dartmouth durchgeführt wurde, ergab, dass Jugendliche, in deren Zimmer ein Fernseher stand, über einen Zeitraum von vier Jahren ein Pfund pro Jahr mehr zunahmen, als ihre Altersgenossen, die keinen Fernseher im Zimmer hatten.[92]

2. Setzen Sie sich eine Zubettgehzeit, die Ihnen mindestens sieben Stunden Schlaf gewährt, und halten Sie sich daran.

3. Verzichten Sie ein oder zwei Stunden vor dem Zubettgehen auf Getränke, ob mit oder ohne Alkohol. Das reduziert die schlafunterbrechenden nächtlichen Toilettengänge. (Alkohol bringt überdies das Schlafmuster durcheinander.)

4. Setzen Sie einen Schlummeralarm punkt eine Stunde vor dem Zubettgehen und beginnen Sie mit dem nächtlichen Verabschiedungsprozess: keine E-Mails, kein Fernsehen und vor allem kein Tablet im Bett, und das aus zwei Gründen: Wenn Sie mit Ihrem Tablet arbeiten, halten Sie Ihr Gehirn wach und aktiv. Das wirkt einem schnellen Einschlafen und einem tiefen Schlaf entgegen. Und selbst wenn Sie auf Ihrem Tablet einen spannenden, aber entspannenden Roman lesen, senden die Lichtstrahlen des Bildschirms genau die richtige Frequenz aus, um die körpereigene Produktion von Melatonin zu unterdrücken, was den Nachtschlaf hormonell beeinträchtigt.[93] Einen Roman im Bett zu lesen, ist völlig in Ordnung, aber nicht auf dem Tablet!

5. Halten Sie Ihr Schlafzimmer kühl und dunkel, nachdem Sie das Licht ausgeschaltet haben.

6. Vermeiden Sie einen »Wochenend-Jetlag«. Das heißt, während der Woche ein bis zwei Stunden weniger zu schlafen, als Sie eigentlich benötigen, und am Wochenende auszuschlafen, um den versäumten Schlaf nachzuholen. Damit reprogrammieren Sie Ihre innere Uhr; es hat die gleiche Wirkung, als würden Sie durch zwei oder drei Zeitzonen reisen. Am Montag wachen Sie dann mit einem »Jetlag« auf. Stehen Sie am Wochenende maximal eine Stunde später als während der Woche auf. Wenn Sie am Wochenende versäumten Schlaf nachholen müssen, dann machen Sie kurze Nickerchen, die nicht länger als 20 Minuten dauern, aber nie nach vier Uhr nachmittags.

Zirkadischer Rhythmus und Chronobiologie

Schlaf ist Teil des zirkadischen Rhythmus – auch Biorhythmus genannt –, der unseren Körper steuert. Betrachten Sie diesen Rhythmus als eine Zeitschaltuhr, die sich in den Körperzellen befindet und im Verlauf eines 24-Stunden-Tags von den Mustern Licht und Dunkelheit synchronisiert wird. Es ist sogar eine neue Wissenschaft entstanden, die Chronobiologie, die die »Uhrgene« entdeckt hat, die über die Körperzellen verteilt sind und ihrerseits einer »Hauptuhr« gehorchen, die sich im Hypothalamus des Gehirns befindet. Diese Uhren helfen dabei, eine Reihe wichtiger Körperprozesse zu regulieren, einschließlich des Wach-Schlaf-Zyklus, der Körpertemperatur und der Hormonsekretion.[94] Wenn wir uns zu weit von der genetischen Programmierung des Systems entfernen, hat das seinen Preis. Wir sind widerstandsfähig, daher richtet eine ungewöhnlich stressige Woche wahrscheinlich keinen dauerhaften Schaden an. Wenn wir unsere Mahlzeiten aber routinemäßig zu irgendwelchen Tages- oder Nachtzeiten einnehmen, dann wird der Darm darauf wahrscheinlich unwirsch reagieren. (Ja, es gibt eine »Darmuhr«.) Wenn wir gewohnheitsmäßig zu ungewöhnlichen Stunden schlafen und nicht genug Qualitätsschlaf bekommen, erhöhen wir das Risiko für fast alle Erkrankungen, von Fettleibigkeit bis zur Herzkrankheit. Letzeres hat für mich eine ganz persönliche Note. Mein Vater war Schichtarbeiter im Norden New Yorks und ich habe den starken Verdacht, dass der ständige Schichtwechsel zu seinem Übergewicht und seinem frühen Herztod beigetragen hat. Mein erster Aufsatz, den ich als Studentin der Ernährungswissenschaften in den 1970er-Jahren schrieb, widmete sich der Verbindung zwischen dem zirkadischen Rhythmus und Fettleibigkeit.

Rhythmus ist ein Konzept, das großen Einfluss auf den Tagesablauf hat, und zwar nicht nur aus Gründen des Gewichtsverlusts und der gesunden Verdauung, sondern auch aus Gründen der Lebensfreude! Die meisten Tage sollten in einem vorhersehbaren und daher beruhigenden Rhythmus verlaufen, und Mahlzeiten sind dabei wichtige Rituale, die Teil dieses Flusses sind.

Die Heilkräfte der Natur

Ein weiterer Teil des Tagesrhythmus, der allzu oft ignoriert wird, ist die Zeit, die man in der Natur verbringen sollte. Auf rein physiologischer Ebene hat das natürliche Tageslicht einen Feinabstimmungseffekt auf unseren zirkadischen Rhythmus und eine positive Wirkung auf unsere Stimmung. Forscher haben zum Beispiel herausgefunden, dass die Morgensonne ein wichtiger natürlicher Schutz gegen Depression darstellt und eine wirksame natürliche Antidepressionstherapie ist. Körperübungen im Freien sind selbstverständlich äußerst positiv; zu diesem Thema kommen wir im nächsten Abschnitt.

Der Aufenthalt in der freien Natur hat an sich etwas sehr Positives, ob Sie eine Wanderung machen oder einfach auf einer Parkbank sitzen. Sie müssen dafür keinen Ausflug in einen Nationalpark machen. Jeder Ort, an dem Sie von Bäumen und anderen Pflanzen und vielleicht sogar Tieren umgeben sind, erfüllt den Zweck einer inneren Erholung. Der Harvard-Biologe E. O. Wilson prägte den Begriff *Biophilie*, um das menschliche Bedürfnis auszudrücken, andere Spezies und ihren Lebensraum zu entdecken. Die Natur bewirkt, dass wir uns und unsere Sorgen für eine Weile vergessen. Der Aufenthalt in der freien Natur wird zu einer Art Meditation, ob wir es so betrachten wollen, oder nicht. Da ich das Privileg genieße, in den Berkshires zu leben, habe ich zum Glück viel Wald und unzählige Wanderwege in meiner direkten Umgebung. Mein Freund und Co-Autor Joe Hooper ist ein echter »Manhattanite«, der seine Gesundheit als langjähriger freier Autor seinen beinahe täglichen kurzen Abstechern in den Central Park zuschreibt.

Ich vermute, die meisten von Ihnen haben irgendwann ähnliche Erfahrungen gemacht, auch wenn Sie derzeit keine Zeit für Ausflüge in die Natur erübrigen können. Dennoch glaube ich, Sie sollten das tun, selbst wenn es einfach nur ein Picknick-Mittagessen im lokalen Park oder auf der Rasenfläche Ihres Unternehmens ist. Die physische Realität der Natur ist wahrscheinlich das beste Gegenmittel gegen die Unwirklichkeit eines Arbeitslebens, das von Computern bestimmt ist, und die Unwirklichkeit einer vor dem Fernseher verbrachten Freizeit sowie eines Soziallebens, das von digitalen sozialen Medien bestimmt ist (das gilt zumindest für unsere Kinder).

Richard Louv, Autor des Buches *The Nature Principle*, hat den Effekt der Natur als »Vitamin N« bezeichnet. Dieser wird von der wissenschaftlichen Literatur bestätigt, die begonnen hat, den Einfluss der Natur auf die Gesundheit und das Gewicht zu messen. In einer Studie der University of Essex unternahm eine Gruppe an Testpersonen zwei Spaziergänge der gleichen Länge – einer führte durch einen Park und der andere durch ein überdachtes Einkaufszentrum. Während fast alle Teilnehmer der Gruppe im Park eine Aufhellung ihrer allgemeinen Stimmung empfanden, fühlten sich 22 Prozent der Teilnehmer nach dem Spaziergang durch das Einkaufszentrum anschließend schlechter.[95] In einer Studie, die im Fachjournal *American Journal of Preventive Medicine* veröffentlicht wurde, betrachteten die Forscher das Leben von mehr als 3.800 Kindern, die in der Innenstadt aufwuchsen, und stellten fest, dass der Body-Mass-Index (BMI) der Kinder umso niedriger war, desto grüner das Viertel, in dem sie aufwuchsen![96]

»Virtuelle Entgiftung«

Sie müssen kein einwöchiges Seminar für innere Stille buchen, um Ihre Abhängigkeit von digitalen Geräten zu senken (wenngleich das eine großartige Sache sein kann). Beginnen Sie damit, Ihre Wochenenden und Urlaube wieder einzufordern. Erinnern Sie sich, als Sie noch Zeit für sich selbst und für Ihre Familie hatten? Beschränken Sie sich darauf, Ihren E-Mail-Eingang einmal, höchstens zweimal pro Tag zu prüfen. Wenn möglich, beantworten Sie in Ihrer Freizeit keine beruflichen E-Mails. Lehren Sie Ihre Arbeitsumgebung, die von Ihnen gesetzten Grenzen zu respektieren. Und engagieren Sie sich in Aktivitäten, die Ihnen dabei helfen, sich vorübergehend von der Arbeit und dem sozialen Getöse zu distanzieren. Schreiben Sie Tagebuch, lesen Sie ein gutes Buch, für das Sie sich bisher nicht die Zeit genommen haben, unternehmen Sie lange Spaziergänge im Park oder im Wald. Meine Kollegin und Yoga-Lehrerin Jenne Young empfiehlt dafür zwei Methoden: 1) Lassen Sie Ihren Gedanken und Ihrem Körper freien Lauf und sehen Sie, wohin beide Sie tragen; 2) machen Sie aus Ihrem Spaziergang eine Meditationsübung. Versuchen Sie, Ihre Antennen auf Empfang zu stellen, sich für die Eindrücke aus Ihrer Umgebung und das Gefühl zu öffnen, wie sich Ihr Körper durch die Natur bewegt. Wenn Sie merken, dass Sie anfangen, zu denken, lenken Sie Ihre Aufmerksamkeit bewusst auf Ihre körperlichen Empfindungen zurück.

Körperbewegung: Das Abnehmrezept Nummer eins

Körperbewegung ist ein fantastischer Stimmungsaufheller, Schlafverbesserer und Stressbekämpfer. Wenn man das patentieren und in eine Pille pressen könnte, hätte man das sicherste Medikament mit dem breitesten Anwendungsgebiet der Welt. Untersuchungen haben gezeigt, dass Körperbewegung mindestens genauso gut, wenn nicht sogar besser, gegen leichte Depressionen hilft, wie Medikamente.[97] Eine wegweisende Studie aus dem Jahr 2013, die unter anderem von dem Stanford-Epidemiologen Dr. John Ioannidis initiiert wurde, ergab, dass sich Körperbewegung bei der Vorbeugung vier häufiger Todesursachen – Herzkrankheiten, chronische Herzschwäche, Schlaganfall und Diabetes – mindestens genauso erfolgreich erwies wie eine medikamentöse Behandlung, und das ohne jede Nebenwirkung.

Im Zusammenhang mit Gewichtsreduzierung und einer gesunden Verdauung kann man die Bedeutung von Körperbewegung gar nicht überschätzen. Sie kann das Wachstum der freundlichen Darmbakterien fördern. Auf jeden Fall aktiviert Körperbewegung die Darmtätigkeit, denn Verstopfung kann alle möglichen Verdauungsbeschwerden verursachen, mit denen Sie lieber nichts zu tun haben wollen. Wenn Sie sich bewegen, tun Sie viele Dinge, die ihr Verdauungssystem schätzt:

- Sie verstärken die Schwerkraft, die dazu beiträgt, Abfallprodukte aus dem Körper zu leiten.
- Sie stimulieren die körpereigene Produktion von Stickoxid, das die Darmschleimhaut schützt.
- Außerdem stimulieren Sie das Lymphsystem, ein weiteres System zur Ausleitung von Abfallstoffen, das gegen Blähungen schützt.

Die Pionierin auf dem Gebiet der Verdauungsgesundheit und Körperbewegung – eigentlich auf dem gesamten Gebiet »Frauen und gesunde Verdauung« – ist Dr. Robynne Chutkan, Gastoenterologin der Georgetown University und Gründerin des Digestive Center for Women. Ihr Buch *Gutbliss* ist ein wunderbarer Leitfaden zum Verständnis des Darms und seiner Prozesse, und das von Dr. Chutkan gegründete Nonprofit-Unternehmen GUTRUNNERS (gutrunners.com) zielt darauf, der gesunden Verdauung mehr Aufmerksamkeit zu verleihen, mit Schwerpunkt auf sportlicher Betätigung.

Die meisten Veteranen auf dem Gebiet der Gewichtsreduzierung werden Ihnen sagen, dass das Abnehmen an sich nicht annähernd so schwierig ist, wie der dauerhafte Erhalt des neuen Gewichts. Hier macht sich die positive Wirkung von Körperbewegung besonders bemerkbar. Eine meiner Heldinnen auf dem Gebiet der Bekämpfung von Fettleibigkeit, Dr. Rena Wing von der Brown University, unterhält ein Nationales Gewichtskontrollregister über rund 10.000 Menschen, die meisten von ihnen Frauen, die viel Gewicht verloren haben (durchschnittlich 32 Kilo) und ihr neues Gewicht mindestens seit sechs Jahren halten. Das statistische Element, das aus diesem Pool an dauerhaft schlankeren Menschen heraussticht, ist die Körperbewegung. Alle diese Menschen bewegen sich regelmäßig; ihre sportlichen Aktivitäten entsprechen im Schnitt einem täglichen Spaziergang von 6,5 Kilometern. Wenn Ihre Abnehmziele bescheidener sind, müssen Sie nicht ganz so streng mit der Körperbewegung sein. Die meisten meiner Kunden und auch ich selbst gehen fast täglich einer oder einer Kombination an körperlichen Aktivitäten nach: Spazierengehen, Wandern, Joggen, Radfahren, Schwimmen, Pilates, Rollschuhlaufen – was Sie wollen. Wichtig ist, dass Sie die Aktivität finden, die zu Ihnen passt und die Sie gerne machen.

Spazierengehen ist perfekt für Frauen, die seit Jahren nicht körperlich aktiv gewesen sind, und Schwimmen ist gut für Frauen, die bereit für eine anspruchsvollere Körperbewegung sind, aber Gelenkprobleme haben. Ich habe festgestellt, dass sich Pilates-Übungen oft gut bei Frauen in der perimenopausischen Phase bewähren. In dieser Phase erleben Frauen eine hormonell bedingte Gewichtszunahme, die sie unter Kontrolle bringen möchten. Was Sportarten wie Jogging oder Radfahren betrifft, ist das oft eine Frage des Wiedereinstiegs in einen Sport, den Sie früher ausgeübt haben.

Meine Freundin Reba Schecter, die seit 20 Jahren als Direktorin für Sportphysiologie und Physiotherapie in Canyon Ranch arbeitet, drückt das folgendermaßen aus: »Die beste Übung ist die, die Ihnen Spaß macht. Sie muss Ihnen Spaß machen, damit Sie dranbleiben.«

Reba entwickelte für die Swift-Diät einen Musterübungsplan, der alle wichtigen Fitnessbereiche abdeckt: Herz-Kreislauf, Kraft, Dehnbarkeit und Gleichgewicht. Dieser Plan liefert allen die fehlende Zutat, die wissen, dass regelmäßige Körperbewegung die Ergänzung eines Programms zur Gewichtsreduzierung ist, aber denen diese Zutat derzeit fehlt: Struktur. Der Übungsplan ist selbsterklärend, allerdings sollte er zunächst unter professioneller Anleitung umgesetzt werden. Sprechen Sie zunächst mit Ihrem Arzt, damit er Ihnen bescheinigt, dass es keine gesundheitlichen Bedenken gegen ein Übungsprogramm gibt, dessen Intensität sich schrittweise steigert. Beraten Sie sich anschließend mit einem Physiotherapeuten oder einem Sportphysiologen, damit er in zwei oder drei Sitzungen mögliche Muskel- oder Gelenkprobleme feststellt, die einer Behandlung bedürfen. Wenn Sie eine Weile überhaupt nicht körperlich aktiv waren, erhalten Sie von diesen Spezialisten eine Einführung in einige Übungen sowie Erklärungen zu den Grundlagen der Übungsgeräte. Wenn Sie wollen, können Sie anschließend allein weitermachen. Oder, falls Ihre Finanzen und Ihr Zeitplan es erlauben, Sie engagieren einen kompetenten Personal Trainer, entweder in einem Fitness-Studio oder für häusliche Übungsstunden. Für alle diejenigen, deren Motivation zu Beginn nicht so groß ist, ist das eine gute Methode.

Herz–Kreislauf–Training

Nun wollen wir jeden Fitnessbereich einzeln betrachten. Herz-Kreislauf-Training ist der wichtigste Bereich. Mit Ausdauertraining verbrennen Sie am beständigsten Kalorien, daher nimmt es den größten Platz im Trainingsplan ein. Das Ausdauer-Grundlagentraining findet im aeroben Bereich statt, was so viel bedeutet, dass das Anstrengungsniveau moderat ist, so dass Sie sich nebenher noch unterhalten können. Welche Aktivität Sie wählen, ist Ihre Entscheidung. Das kann Jogging oder Radfahren sein, oder falls Sie ein Schwimmbecken besitzen, Schwimmen oder Wassergymnastik. Falls Sie in der Nähe eines Sees oder Flusses leben, dann können Sie auch Kanu fahren oder rudern. Die Cardiogeräte in Ihrem Fitness-Studio sind auch in Ordnung, und das gilt auch für anstrengende Sportarten wie Tennis (Einzel, keine Doppel). Kombinieren Sie verschiedene Sportarten nach Ihrem Gusto. Das Rezept lautet 30 Minuten Herz-Kreislauf-Training an fünf bis sieben Tagen die Woche. Wenn Sie täglich trainieren können, ohne sich erschöpft zu fühlen, dann tun Sie das; so werden Sie Ihre Abnehmziele wesentlich schneller erreichen. Wenn Sie feststellen, dass Sie ein oder zwei Tage Pause brauchen, dann gönnen Sie sich diese. Wenn Sie jedoch – und das ist ein ernstzunehmendes »Wenn« – unter chronischen Schmerzen oder chronischer Erschöpfung leiden, gehen Sie das Thema Sport vorsichtig an. Körperbewegung hat eine therapeutische Wirkung, aber in kleineren Dosen. Treiben Sie nur jeden zweiten Tag Sport und beobachten Sie Ihr Wohlbefinden. Reduzieren Sie das Training bei den geringsten Anzeichen einer Verschlechterung Ihrer Symptome. Achten Sie sorgfältig darauf, wie viel Ihr Körper vertragen kann. Wenn Sie die empfohlenen 30 Minuten zunächst auf zwei oder drei über den Tag verteilte Etappen aufteilen wollen, ist das in Ordnung.

Wie Sie an Rebas Liste sehen werden, handelt es sich bei dem Übungsplan um ein abgestuftes Programm, das im Verlauf der drei Phasen an Intensität zunimmt. Wie schnell Sie Fortschritte machen, hängt von Ihnen ab. Wenn die körperlichen Anforderungen einer Phase zur Routine geworden sind und Sie intuitiv meinen, es sei Zeit für die nächste Phase, dann probieren Sie sie aus. Vielleicht brauchen Sie für die erste Phase einen Monat, vor allem, wenn Sie nach längerer Zeit der Inaktivität den Wiedereinstieg in körperliche Bewegung finden müssen. Zwar ist die Übungsdauer der ersten und der zweiten Phase mit jeweils 30 Minuten die gleiche, aber die zweite Phase ist wegen des intensiveren Intervalltrainings anstrengender. Phase 3, die einen dauerhaften Fitnesserhalt zum Ziel hat, enthält eine einstündige (und länger, wenn Sie können) Trainingseinheit pro Woche. Damit verbrennen Sie nachhaltig Kalorien und zwingen Ihren Stoffwechsel, die Fettreserven anzugreifen. Wichtig ist hier die Abwechslung. Sie wollen nicht dieselben Muskeln strapazieren, die Sie bereits die ganze Woche trainiert haben. Wenn Sie zum Beispiel normalerweise 30 Minuten joggen, dann wählen Sie für die 60-Minuten-Trainingseinheit das Fahrrad.

Reba verwendet eine »wahrgenommene Intensitätsskala« von 1 bis 10, um die Intensität zu messen, mit der Sie trainieren. Eine entspannte, ebene Joggingroute könnte einer 5 entsprechen, eine größere Anstrengung einer 7. Ab der achten Stufe gelangen Sie in den anaeroben Bereich, in dem es schwierig wird, nebenher zu sprechen; Ihre Atmung wird tiefer, schneller und angestrengter. Diesen Intensitätsgrad halten Sie nur ein oder zwei Minuten am Stück durch.

In der zweiten Phase ist jede dritte Trainingseinheit ein Intervalltraining. Das heißt, Sie werden sich 30 Minuten lang abwechselnd zwei Minuten intensiv anstrengen (wahrgenommener Intensitätsgrad von 8 bis 9) – zum Beispiel schwimmen, laufen oder radfahren – und anschließend zwei Minuten entspannt bewegen (wahrgenommener Intensitätsgrad weniger als 5). Mit diesem intensiven Intervalltraining verbrennen Sie weitaus mehr Kalorien.

Herz–Kreislauf–Programm

Phase 1 / Grundlagenaufbau

Aktivität: Spazierengehen, Schwimmen, Aquarobic, Paddeln, Kayakfahren, Rudern, Crosstrainer etc.

Dauer: 30 Minuten

Intensität: Jede Anstrengung, die Sie beständig durchhalten; wahrgenommene Intensität: 5 bis 7 auf der Skala von 1 bis 10.

Häufigkeit: fünf bis sieben Tage die Woche

Phase 2 / Gesteigerte Intensität und Intervalle

Aktivität: Spazierengehen, Schwimmen, Aquarobic, Paddeln, Kayakfahren, Rudern, Crosstrainer etc.

Dauer: 30 Minuten

Intensität: Jeder dritte Tag wird zum Intervalltrainingstag: Wechseln Sie zwischen 2 Minuten intensiver Anstrengung und 2 Minuten Erholung ab – wahrgenommene Intensität: 8 bis 9, gefolgt von einer Intensität von unter 5.

Häufigkeit: fünf bis sieben Tage die Woche

Phase 3 / Erhöhte Trainingsdauer

Aktivität: Spazierengehen, Schwimmen, Aquarobic, Paddeln, Kayakfahren, Rudern, Crosstrainer etc.

Dauer: 30 Minuten, einschließlich des Intervalltrainings an jedem dritten Tag. Verlängern Sie ein Nichtintervalltraining pro Woche auf 60+ Minuten

Intensität: Die lange Trainingseinheit kann mit einer wahrgenommenen Intensität der Stufe 6 beginnen und eine Steigerung auf Stufe 7 beinhalten.

Häufigkeit: fünf bis sieben Tage die Woche

Den Körper formen: Fett oder Muskeln?

Die Verbesserung der Körperkraft bringt uns zum Thema der Zusammensetzung des Körpers. Das ist unglaublich wichtig! Frauen sind oft so auf die absolute Zahl fixiert, die die Waage anzeigt, ignorieren aber ihre Muskelspannung, insbesondere die Frage, wie viel Fett und wie viel schlanke Muskeln auf ihren Knochen sitzen. (Die Kleider- oder Hosengröße ist ein besserer Indikator für die Körperzusammensetzung als das absolute Gewicht, aber auch das ist nicht perfekt – denken Sie an die hohe Zahl an dünnen, aber völlig unsportlichen Frauen.) Eine angemessene Muskelmasse schützt gegen die altersbedingten Stoffwechselerkrankungen wie Typ-2-Diabetes und Herzkrankheiten, aber auch gegen die typischen Stürze im Alter, die so oft mit einer gebrochenen Hüfte und dem Verlust der Unabhängigkeit enden. Eine Vermehrung der Muskelmasse hat auch gewichtsreduzierende Effekte. Muskeln verbrennen mehr Kalorien und beschleunigen daher den Ruhestoffwechsel in anderen Worten, die Kalorien, die wir einfach nur verbrennen, weil wir leben – auch Grundumsatz genannt. »Das ist ein kleiner, aber wichtiger Effekt«, erklärt Reba. »Und wir wollen jeden Vorteil nutzen, der sich uns bietet.«

Wie viel Zeit Sie pro Woche in Ihr Krafttraining investieren, hängt laut Rebas Übungsplan davon ab, wie sehr Sie einen Muskelaufbau brauchen. Wenn Ihr Körper im Verhältnis zu Ihrem Fettanteil zu wenig Muskeln hat, absolvieren Sie drei Trainingseinheiten pro Woche mit einer Dauer von 30 bis 60 Minuten pro Einheit. Studieren Sie die nachstehende Liste, auf der vier messbare Aspekte aufgeführt sind, die Ihrem Körper seine Form geben. Der häufigste, der Body-Mass-Index (BMI) ist wahrscheinlich der am wenigsten nützliche, weil er nicht zwischen dem Gewicht von Fett und Muskeln unterscheidet. Wenn Ihre Werte bei einer oder mehreren der drei Messgrößen Taillenumfang, Taille-Hüft-Quotient und dem Körperfettgehalt (Body-Adiposity-Index, BAI) jedoch außerhalb der empfohlenen Bandbreite liegen, dann empfehlen wir drei intensive Krafttrainingseinheiten pro Woche neben den fünf bis sieben Herzkreislauftrainings. Ansonsten reichen zwei Krafttrainingseinheiten pro Woche aus.

Von diesen drei Messgrößen sind Sie mit dem BAI wahrscheinlich am wenigsten vertraut. Neuere Untersuchungen deuten darauf hin, dass der BAI bei Frauen möglicherweise ein besserer Indikator für die Herzgesundheit ist, als jede andere konventionelle Messgröße.[98] Um Ihren Körperfettanteil zu berechnen, müssen Sie keine komplizierten Berechnungen anstellen. Rufen Sie einfach die weiter unten genannte Website auf, geben Sie Ihr Alter, Geschlecht, Ihre Größe und Ihren Hüftumfang ein, und schon erhalten Sie das Ergebnis. Sie können auch den Trainer in Ihrem Fitness-Studio bitten, mit einem Hautfaltendickenmesser Ihren Fettanteil zu messen. Die Ergebnisse sollten ähnlich ausfallen.

Body-Mass-Index (BMI)

Was er misst und der optimale Wert:

- Zur Messung des BMI nimmt man die Körpergröße und teilt sie durch das Gewicht.
- Ein BMI von 18 bis 25 gilt als gesund.

Was er bedeutet:

- Der BMI ist nur bedingt aussagekräftig, weil er die Körperzusammensetzung (Muskeln, Knochen, Wasser) nicht berücksichtigt.
- Ermitteln Sie neben dem BMI auch andere Werte.

Taillenumfang2* (cm)

Was er misst und der optimale Wert:

- Taillenumfang von weniger als 89 Zentimeter (Frauen)
- Taillenumfang von weniger als 110 Zentimeter (Männer)

Was er bedeutet:

- Ein breiter Taillenumfang wird mit erhöhtem Bauch- und Organfett und damit mit erhöhten Gesundheitsrisiken (Diabetes, Herzkrankheiten, Krebs) assoziiert.

Taille-Hüft-Quotient (T:H)

Was er misst und der optimale Wert:

- T:H-Wert niedriger als 0,8 bis 0,86 (Frauen)
- T:H-Wert niedriger als 1,0 (Männer)

Was er bedeutet:

- Eine weitere Messgröße für die Gesundheitsrisiken, die mit zu viel Bauch- und Organfett einhergehen.

2* Zur Messung Ihres Taillenumfangs verwenden Sie ein Zentimetermaß. Beginnen Sie oberhalb des Hüftknochens, auf der Höhe des Bauchnabels, und legen Sie das Maßband um Ihre Taille. Achten Sie darauf, dass es weder schief noch zu fest sitzt. Ziehen Sie nicht den Bauch ein und halten Sie nicht den Atem an.

Körperfettanteil (Body Adiposity Index, BAI)

Was der BAI misst und der optimale Wert:

- Die Körperzusammensetzung lässt sich auf vielfältige Weise messen, zum Beispiel mit besonderen Waagen oder dem Hautfaltendickenmesser.
- Der BAI ist eine neuere Messgröße für den Fettanteil des Körpers.

Was er bedeutet:

- Der BAI ergibt sich aus der Berechnung einer Formel, die das Geschlecht, das Alter, die Körpergröße und den Hüftumfang berücksichtigt.

Berechnen Sie Ihren BAI mit dem Gratis-Körperfettrechner auf der Website: http://easycalculation.com/health/body-adiposity-index.php (oder alternativ auf der deutschen Website http://carna.d-coded.de/body_index_calculations/new).

- Die gesunde Bandbreite des Körperfettanteils hängt von Geschlecht und Alter ab. Rufen Sie die genannte Website auf und lesen Sie die Interpretation auf Basis des aktuellen Forschungsstands.

Gesundes BAI-Spektrum

Alter	Frauen (in Prozent)	Männer (in Prozent)
20–39	21–33	8–21
40–59	23–35	11–23
60–79	25–38	13–25

Wie Sie mehr Kraft gewinnen wollen, ist Ihre Entscheidung. Sie können dafür Gummibänder mit unterschiedlicher Dehnbarkeit, Hanteln oder Gewichtsmanschetten wählen, die Sie zuhause verwenden können, um das Krafttraining an den Geräten in Ihrem Fitness-Studio zu ergänzen. Um die erwünschten Ergebnisse zu erzielen und Verletzungen zu vermeiden, müssen Sie sich aber auskennen. Das bedeutet, dass Sie mindestens während der ersten Trainingseinheiten mit einem kompetenten Trainer oder Physiotherapeuten arbeiten sollten. Achten Sie darauf, dass Sie die sechs großen Muskelgruppen trainieren: Brust, oberer Rücken, Schultern, Bauch, Lendenwirbelbereich und Oberschenkel/Gesäß. (Pilates ist ein ausgezeichnetes Training für die Bauchmuskulatur und den unteren Rücken oder Lendenwirbelbereich, aber nur weil Sie eine tolle Pilates-Stunde hatten, dürfen Sie nicht glauben, dass Sie die anderen vier Muskelgruppen auslassen können.)

Wie Sie an Rebas Übungsplan erkennen können, durchlaufen Sie drei Phasen. Die Fortschritte sind individuell verschieden, aber die folgenden Richtwerte können einen vernünftigen Vergleichswert bieten:

- Vier bis sechs Wochen Phase 1
- Vier bis sechs Wochen Phase 2
- Phase 3 für einen nachhaltigen Erhalt der Ergebnisse

Die Trainingshäufigkeit bleibt dieselbe, das heißt, zwei oder drei Trainingseinheiten pro Woche, die jeweils nicht mehr als 30 Minuten dauern, allerdings erhöht sich auch hier die Intensität. In Phase 2 zum Beispiel machen Sie weniger Wiederholungen mit mehr Gewicht, bevor Sie die Ermüdungsgrenze erreichen und der Muskel ausbelastet ist, so dass Sie keine weitere Wiederholung mit einem korrekten Bewegungsablauf mehr durchführen können (was »korrekter Bewegungsablauf« bedeutet, hängt von der jeweiligen Übung ab. Halten Sie sich an die Instruktionen Ihres Trainers). Phase 3 hat die höchste Intensität und eine effizientere Methode des Muskelaufbaus, aber Sie machen zwei Übungssätze pro Muskelgruppe statt einem.

Übungsplan Krafttraining

Phase 1

Dauer: vier bis sechs Wochen (empfohlen)

Trainierte Muskeln: die sechs großen Muskelgruppen

Trainingsform: Jede (Hanteln, Kraftgeräte, Wassergewichte, Körpergewicht, Expander etc.)

Häufigkeit: zwei- bis dreimal pro Woche, abhängig vom Ergebnis der Körperfettmessung

Sätze: Ein Satz pro Muskelgruppe

Intensität: 10–15 Wiederholungen bis zur Muskelerschöpfung

Phase 2

Dauer: vier bis sechs Wochen (empfohlen)

Trainierte Muskeln: die sechs großen Muskelgruppen

Trainingsform: Jede (Hanteln, Kraftgeräte, Wassergewichte, Körpergewicht, Expander etc.)

Häufigkeit: zwei- bis dreimal pro Woche, abhängig vom Ergebnis der Körperfettmessung

Sätze: Ein Satz pro Muskelgruppe

Intensität: Steigerung der Kraftausdauer: 8–12 Wiederholungen bis zur Muskelerschöpfung

Phase 3

Dauer: Krafterhalt

Trainierte Muskeln: die sechs großen Muskelgruppen

Trainingsform: Jede (Hanteln, Kraftgeräte, Wassergewichte, Körpergewicht, Expander etc.)

Häufigkeit: zwei- bis dreimal pro Woche, abhängig vom Ergebnis der Körperfettmessung

Sätze: Zwei Sätze pro Muskelgruppe

Intensität: 8–12 Wiederholungen bis zur Muskelerschöpfung

Dehnbarkeit und Gleichgewicht

Am Ende einer kompletten Trainingseinheit, bestehend aus 30 Minuten Herz-Kreislauf-Training und 20–30 Minuten Krafttraining, beschließen Sie Ihr Training mit fünf bis zehn Minuten Dehnungsübungen. Ihre Muskeln sind nach dem Training warm und dehnbarer. Ein Physiotherapeut kann Ihnen dabei helfen, verspannte Muskeln zu bestimmen, die von Dehnungsübungen profitieren, und für Sie individuelle Übungen zusammenstellen, die die wichtigen Muskeln lockern und flexibel machen. Üblicherweise bestehen die Übungen darin, einen Muskel 20 bis 30 Sekunden in statischer Position gedehnt zu halten, um das Muskelgewebe zu strecken.

Bei einem Programm, das auf Gewichtsreduzierung fokussiert, müssen Sie keine speziellen Übungen zur Verbesserung des Gleichgewichts machen, es sei denn, Sie trainieren, um sich in einer bestimmten Sportart zu verbessern. Machen Sie folgenden Test: Stehen Sie auf einem Bein, winkeln Sie das andere Bein im rechten Winkel an und ziehen es zur Brust, bis der Oberschenkel parallel zum Boden zeigt. Wenn Sie diese Position 30 Sekunden halten können, ohne hin- und herzuwackeln oder gar umzufallen, ist das in Ordnung. Gleichgewichtsübungen sind an diesem Punkt keine Priorität. (Testen Sie aber beide Beine.) Wenn Sie mit einem angewinkelten Bein keine 30 Sekunden ruhig stehen können, dann integrieren Sie 5 bis 10 Minuten dieser Bein-Anhebe-Übung in Ihr Übungsprogramm, bis Sie das Gleichgewicht mühelos halten können.

Wellness während der Arbeit

Für die meisten von uns ist es gar nicht so leicht, Zeit für Sport herauszuschinden. Ein Tipp: Sie können Ihr Trainingsprogramm um fünf Minuten verkürzen, indem Sie einige Übungen an Ihrem Arbeitsplatz durchführen. Treppensteigen ist ein ausgezeichnetes Herz-Kreislauf-Training, falls Sie in einem mehrstöckigen Gebäude arbeiten. Und hier zwei Ausdauerübungen, die sich für das Büro eignen, ohne dass Sie groß auffallen. Abgesehen von der Verbesserung Ihrer Kraft und Dehnbarkeit, dient die folgende Übung auch dem Stressabbau und ist eine willkommene Unterbrechung des stundenlangen bewegungslosen Sitzens auf einem Stuhl. Einige Forscher betrachten langes Sitzen als ein genauso großes Gesundheitsrisiko wie Rauchen!

1. **Übung für den Rumpf und unteren Rücken:** Stellen Sie sich hinter einen stabilen Stuhl und halten Sie sich an der Rückenlehne fest. Aus dieser Ausgangsposition machen Sie Kniebeugen, bis sich Ihre Oberschenkel parallel zum Boden befinden, wobei Sie das Gewicht auf Ihre Oberschenkel und Ihr Gesäß verlagern. Achten Sie darauf, dass sich Ihre Knie in einer senkrechten Linie mit den Fersen befinden und nicht über Ihre Fußspitzen hinausragen. Ihre Rumpfmuskulatur sollte angespannt sein und Ihre Brust gestreckt. Richten Sie sich auf, indem Sie mit gestrecktem und gespanntem Rücken allein aus den Beinen arbeiten. Oder Sie kaufen sich einen Gymnastikball. Wenn Sie auf ihm sitzen und ständig das Gleichgewicht austarieren müssen, trainieren Sie Ihre Rumpf- und Beinmuskulatur, ohne dass Sie darüber nachdenken.

Wenn ein solcher Sitzball zu viele Blicke auf sich zieht, dann verwenden Sie ihn zu Beginn oder am Ende Ihres Arbeitstags oder während der Mittagspause.

2. **Rücken-/Haltungsübung:** Stehen oder sitzen Sie, nehmen Sie in jede Hand das Ende eines Expanders oder Tubes (spezielle Fitness-Gummibänder) und strecken Sie es vor Ihrem Körper auf Brusthöhe. Zu Beginn der Übung sollte der Abstand zwischen Ihren Händen etwas mehr als Schulterbreite betragen. Spannen Sie Ihre Bauchmuskeln an und dehnen Sie das Band, indem Sie Ihre Schulterblätter zusammenziehen. Halten Sie die Position zehn Sekunden lang und kehren Sie anschließend langsam in die Ausgangsposition zurück. Machen Sie zehn Sekunden Pause und wiederholen Sie die Übung.

Tanzen Sie und schütteln Sie Ihren Körper

Hier eine Übung für Stressabbau und neue Energie, ausgedacht und intensiv untersucht von Dr. James Gordon, Gründer und Direktor des Center for Mind-Body Medicine (cmbm.org) in Washington, DC. Stellen Sie zunächst für sieben bis zehn Minuten schnelle, rhythmische Musik an. Schließen Sie die Augen, stellen Sie sich bequem hin, so dass Ihre Füße in einem hüftbreiten Abstand zueinander stehen, lassen Sie die Arme seitlich hängen, beugen Sie leicht Ihre Knie, atmen Sie regelmäßig und schütteln Sie sich oder hüpfen Sie im Takt der Musik. Wenn das Musikstück endet, hören Sie auf und fühlen die Energie in Ihrem Körper, die Sie geweckt haben. Dann legen Sie Ihren Lieblingssong auf und tanzen Sie zur Musik, wie immer es Ihrem Körper gefällt.

Mind–Body–Spirit

Marian
Ich arbeite mit zahlreichen vielbeschäftigten Ärzten wie Marian, die eine gut laufende Hausarztpraxis in den Berkshires hat, die ihr nicht viel Zeit für sich selbst lässt. Marian kam schon seit einigen Wochen in meine Praxis, und zwar wegen dieser hartnäckigen fünf Kilo Übergewicht, begleitet von allen möglichen Verdauungsstörungen, aber irgendwie gab es keinerlei Fortschritte. Dann beschlossen wir, ihre Stressprobleme frontal anzugehen. Ich überredete sie zu einer einfachen Bauchatmungsübung, die sie zwischen zwei Patiententerminen einschieben konnte, während sie Einträge in die Patientenkartei machte. Marian klebte einen Erinnerungszettel an ihren Computer, um es nicht zu vergessen. Dann bat ich sie, sich in ihrer Praxis umzusehen, in der sie so viele Stunden ihres Tages verbrachte. Spiegelte sie eine heilsame Umgebung wider? Marian stellte sich einige Pflanzen und einen Teller mit frischem Obst auf den Schreibtisch. Und wir fanden einen Ort in ihrer Nähe, an dem Yoga unterrichtet wird. Sie versucht nun, zweimal die Woche daran teilzunehmen. Das reicht zunächst, um ihr bewusst zu machen, wie wichtig es ist, dass sie auf sich achtet und ihre Arbeit als Heilerin ehrt. Diese einfachen Veränderungen hatten einige gesundheitsfördernde Entscheidungen zur Folge, und zwei Monate später hatte Marian die Hälfte des Übergewichts verloren, das sie so sehr störte, und ihre Reizdarmsymptome hatten erheblich nachgelassen. Wie sich herausstellte, waren nicht ihre Ernährungsgewohnheiten das Problem, sondern ihr allgemeiner Lebensstil.

Während des größten Teils meiner Laufbahn als Ernährungsexpertin habe ich in der Arbeit mit meinen Kunden Techniken wie Visualisierung und Selbstbestätigung verwendet. Als ich vor sieben Jahren jedoch an das Kripalu Center kam, sah ich, welch positiven Einfluss Mind-Body-Übungen wie Yoga und Qi Gong auf die Gewichtsreduzierung und eine gesunde Verdauung haben. Diejenigen von uns, die mit Verdauungs- und Gewichtsproblemen zu kämpfen haben, haben auf eine sehr reale Weise das Gefühl für ihren Körper verloren und wissen nicht mehr, wie sie aussehen und sich fühlen wollen. Wenn wir unsere Aufmerksamkeit auf positive Weise auf unser physisches Ich lenken, auf unsere Fähigkeit, uns nach Belieben zu dehnen und zu strecken, können selbst einige ganz grundlegende Techniken als Weckruf dienen. Zwar hat Yoga seinen Ursprung in Indien und Qi Gong in China, beide Traditionen definieren ihre Mission jedoch auffallend ähnlich. Beide konzentrieren sich auf den Zugang und die Intensivierung der Lebensenergie, die durch unseren Körper fließt – *prana* in Sanskrit und *qi* auf Chinesisch. Man könnte auch sagen, die Swift-Diät widme sich der Stärkung und Nährung des »digestiven und metabolischen *qi*«!

Ob Sie an die physische Realität der Lebensenergie glauben oder nicht, die Forschung belegt, dass sich die Aufmerksamkeit, die wir diesen Mind-Body-Techniken entgegenbringen, von der Übungsmatte auf die alltäglichen Entscheidungen übertragen kann, die wir zum Beispiel über die Auswahl, Zubereitung und den Verzehr unserer Nahrung treffen. In einer meiner Lieblingsstudien analysierte Alan Kristal von der University of Washington Daten über rund 15.000 Teilnehmer. Diejenigen, die in ihren Vierzigern übergewichtig waren, dann aber mindestens vier Jahre lang Yoga praktizierten, nahmen in ihren Fünfzigern im Schnitt 2,5 Kilo ab. Dabei folgte die Mehrheit keinem formellen Abnehmprogramm. Die Vergleichspersonen, die kein Yoga praktizierten, nahmen in derselben Zeit im Schnitt fast 9 Kilo zu![99]

Eine australische Studie verfolgte die entgegengesetzte Methode und untersuchte die intimen Gedanken einer kleinen Gruppe übergewichtiger Frauen, die einen dreimonatigen Yogakurs besuchten. In ihren Tagebüchern berichteten diese Frauen, dass sie im Verlauf des Kurses eine engere Beziehung zu ihrem Körper entwickelten und ihre Essgewohnheiten verbesserten: Sie trafen gesündere Ernährungsentscheidungen, aßen weniger und langsamer.[100] In einer kleinen Studie, die von einem indischen Forschungsteam durchgeführt wurde, ergab sich, dass sich Reizdarmsymptome mit Yoga effektiver behandeln ließen, als mit einer konventionellen medikamentösen Therapie.[101]

Während die traditionelle Yoga-Literatur über die gesundheitlichen Nutzen der Yoga-Praxis spricht, spricht die große medizinische Autorität der Moderne, Dr. Chutkan, die selbst Yoga praktiziert, über die positive Wirkung des Yoga auf die Beseitigung von Blähungen und die Entwicklung der Bauchmuskulatur, die eine gute Darmgesundheit unterstützt. Im Kripalu Center arbeiten die Yogalehrerin Vandita Kate Marchesiello und ich zusammen, um einfache Yoga-Übungen zu vermitteln, die die Widerstandsfähigkeit des Darms und die Dehnbarkeit, das Ausdauervermögen und die Kraft der Muskeln und Gelenke fördern.

Zwei liebe Freunde haben mir dabei geholfen, einige dieser einfachen Übungen und Qi-Gong-Techniken nachfolgend vorzustellen, die speziell darauf ausgerichtet sind, die Verdauung und eine Gewichtsreduzierung zu fördern. Mein Qi-Gong-Lehrer, Dr. Yang Yang, der als Kinesiologe an der Universität von Illinois promovierte, vermittelt diese ehrbare chinesische Praxis an Krebspatienten in Manhattans renommiertem Krebszentrum Memorial Sloan Kettering Cancer Center und unterrichtet andere Teilnehmer an seinem eigenen Zentrum, dem Center for Taiji Studies, das sich ebenfalls in Manhattan befindet. Die Yogalehrerin Jenne Young unterrichtet Yoga in Kripalu und anderen Studios in den Berkshires und arbeitet mit Patienten des Berkshire Health Systems. Zusammen haben Jenne und ich im ganzen Land, einschließlich dem berühmten Spa Rancho La Puerta in der Nähe von San Diego, Workshops zum Thema »Ernährung und gesunde Verdauung mithilfe von Yoga« abgehalten.

Mit den Yoga und Qi Gong entlehnten Übungen, mit denen ich dieses Kapitel abschließe, lade ich Sie dazu ein, etwas Neues – so wie ein neues Kleidungsstück – auszuprobieren. Stöbern Sie in diesem Abschnitt, bis Sie einige Dinge gefunden haben, die zu Ihrem Leben passen und auf deren tägliche Übung Sie sich freuen.

Yoga 101

Menschen, die mit Yoga nicht vertraut sind, halten das oft für eine Sammlung an Dehnübungen. Die Yoga-Tradition, die bis zur indischen Sage *Pantanjali* aus dem zweiten Jahrhundert zurückreicht, ist aber viel mehr als das; sie ist zugleich eine Lebensphilosophie, Meditation, eine Atemübung und natürlich auch Körperübung in Form verschiedener Positionen, den sogenannten *asanas*. Im Wesentlichen geht es bei Yoga um die Verschmelzung von Körper, Geist und Seele. Jennes Arbeit mit unseren Teilnehmern taucht tief in alle diese Gebiete ein. Nachfolgend eine Schritt-für-Schritt-Anleitung. Probieren Sie sie aus, und zwar eine Woche lang täglich. Jede Position sollte fünf bis zehn Minuten dauern.

Benötigte Übungsgegenstände: eine Yogamatte und ein Kissen oder eine zusammengelegte Decke.

1. **Sitzposition:** Wir beginnen in der *Sukhasana*-Position – auch »**der leichte Sitz**« genannt –, einer bequemen Sitzhaltung mit gekreuzten Beinen. Setzen Sie sich mit geradem Rücken auf den Rand einer mehrfach zu-

sammengelegten Decke oder eines Kissens, um die natürliche Kurve Ihrer Wirbelsäule zu unterstützen. Winkeln Sie Ihr rechtes Knie an und bringen Sie Ihre rechte Fußsohle in Richtung Leiste. Winkeln Sie das linke Bein an und positionieren Sie Ihren linken Fuß unter die rechte Wade. Wenn Sie feststellen, dass sich Ihre Knie oberhalb Ihrer Hüfte befinden, dann legen Sie sich eine weitere Decke unter das Gesäß, um höher zu sitzen, oder legen Sie sich ein Kissen oder eine zusammengerollte Decke unter die Knie. Die Idee ist nicht, die Knie zu belasten, sondern sie zu entspannen. Achten Sie darauf, dass beide Sitzknochen Ihres Gesäßes fest positioniert sind, während Sie sich aus der Hüfte heraus strecken. Ihre Schultern befinden sich senkrecht über Ihrer Hüfte und Sie ziehen die Schulterblätter mehrmals ein wenig vor und zurück, um den Brustkorb zu öffnen. Ihr Scheitel zeigt zur Decke. Heben Sie sanft das Kinn an, um ihren Nacken zu strecken und legen Sie die Hände locker auf den Oberschenkeln ab.

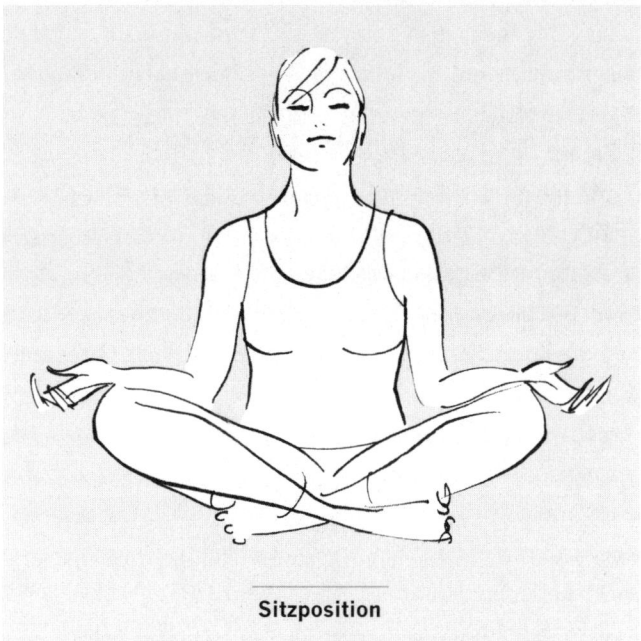

Sitzposition

2. **Dirgha Pranayama – verlangsamte Atmung:** Wir befinden uns noch immer in der Sitzposition und beginnen mit einer grundlegenden Atemübung, der **vollen yogischen Atmung** – auch Dirgha-Atmung genannt – was so viel bedeutet wie »langsam und tief«. Bei dieser Atmung nutzen wir die volle Kapazität unserer Lungen, wärmen das System auf, versorgen unser Blut mit Sauerstoff, leiten Giftstoffe aus und beruhigen den Körper. Dann machen wir zehn Dirgha-Atemzüge. Bei jedem Atemzug beginnen wir ganz langsam einzuatmen und füllen die Lungen bis zur Lungenspitze mit Luft. Spüren Sie, wie sich Ihr Bauch aufzublähen beginnt. Atmen Sie weiter ein und spüren Sie, wie sich der mittlere Abschnitt Ihrer Lungen unter den Rippen ausdehnt, so dass sich ihre Rippen heben und seitlich leicht hervortreten. Atmen Sie weiter ein, bis sich der obere Teil Ihrer Lungen mit Luft füllt. Wenn Ihre Lungen ganz angefüllt sind, beginnen Sie, ganz langsam auszuatmen, indem Sie zunächst die Luft aus dem oberen Teil der Lunge entweichen lassen, dann aus dem mittleren Teil und zum Schluss aus dem unteren Teil. Pressen Sie die Luft mithilfe Ihrer Bauchmuskulatur hinaus, indem Sie den Bauchnabel in Richtung Wirbelsäule einziehen.

3. **Seitbeugen:** Nun kommen wir zum Bewegungsteil, und zwar als Erstes dem Seitbeugen, das die Verdauung unterstützt, weil es den abdominalen Bereich (Unterleib) dehnt, und das hilft, um Gase zu beseitigen. Nach Ihrem letzten tiefen Atemzug atmen Sie ein und strecken Ihren Oberkörper, wobei sich Ihre Arme seitlich vom Körper befinden. Beim Ausatmen pressen Sie Ihre linke Hand neben sich fest auf die Matte. Beim Einatmen schwingen Sie Ihren rechten Arm in die Luft, führen ihn über den Kopf und beschreiben einen Bogen nach links, wobei Sie Ihre gesamte rechte Körperseite dehnen. Achten Sie darauf, dass Ihr Gesäß und Ihre Sitzknochen in der seitlich gedehnten Position fest auf dem Boden bleiben. Atmen Sie in dieser Position zweimal tief ein und aus und vertiefen Sie dabei die Dehnung. Mit dem dritten Atemzug richten Sie sich wieder auf und kehren zur aufrechten Sitzhaltung zurück. Atmen Sie aus und pressen Sie anschließend Ihre rechte Hand neben sich fest auf den Boden. Atmen Sie tief ein und schwingen Sie nun Ihren linken Arm über den

Kopf auf die rechte Seite und dehnen Sie Ihre linke Körperseite. Beim dritten Atemzug kehren Sie wieder in die aufrechte Grundhaltung zurück. Wiederholen Sie diese Dehnungsübung noch zweimal pro Körperseite. Lassen Sie sich Zeit, spüren Sie in Ihren Körper hinein und genießen Sie das Dehngefühl.

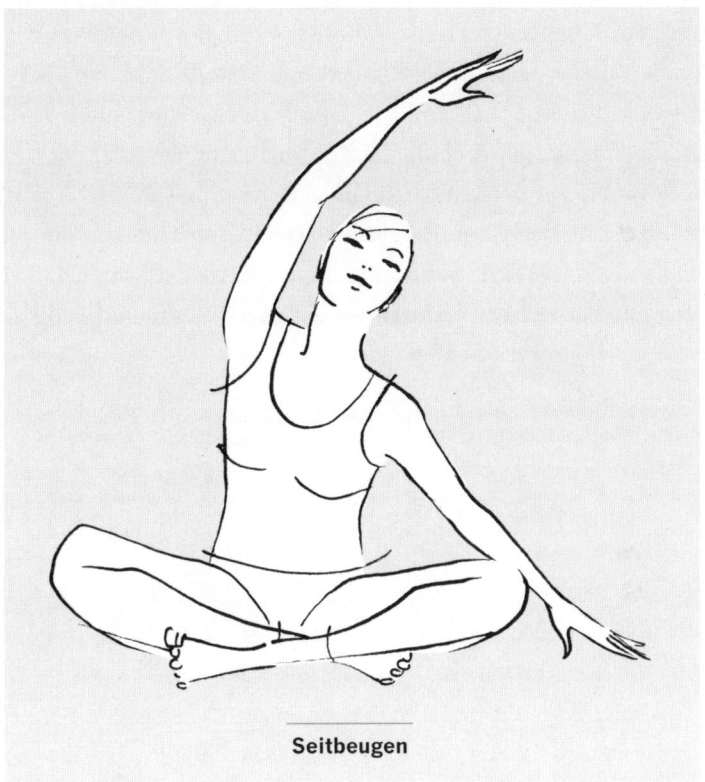

Seitbeugen

4. **Ardha-Matsyendrasana – der Drehsitz:** Zurück in der Grundhaltung, unserer aufrechten Sitzposition, vollführen wir nun seitliche Drehungen. Diese Bewegungen können die Verdauung verbessern, indem sie die Anspannung im Rumpf lösen. Sie massieren und stimulieren die gesamte Unterleibsregion und helfen auf diese Weise, Verstopfung, Gase und Blähungen zu beseitigen. Strecken Sie zunächst die Arme seitlich aus, legen

Sie die rechte Hand auf Ihr linkes Knie, so dass die Fingerspitzen nach außen zeigen und stützen Sie den linken Arm beziehungsweise die Hand hinter sich, und zwar direkt hinter Ihrem Steißbein, fest auf den Boden. Atmen Sie tief ein, halten Sie den Kopf aufrecht mit leicht angehobenem Kinn. Beim Ausatmen beginnen Sie, den Oberkörper langsam in die entgegengesetzte Richtung (links) zu drehen. Die Drehbewegung beginnt beim Bauchnabel und setzt sich über den Brustkorb bis zu den Schultern fort. Zum Schluss wenden Sie behutsam den Kopf nach links und blicken über Ihre linke Schulter. Verharren Sie zwei Atemzüge lang in dieser Position. Bei jedem Einatmen strecken Sie sich weiter und bei jedem Ausatmen, vertiefen Sie die Dehnung. Beim dritten Atemzug kehren Sie ganz langsam in die Ausgangsposition zurück. Wenn Sie ausatmen, führen Sie Ihre Hände wieder seitlich an den Körper zurück. Wiederholen Sie die Dehnung nun zur anderen Seite. Insgesamt sollten Sie diese Übung dreimal pro Körperseite wiederholen.

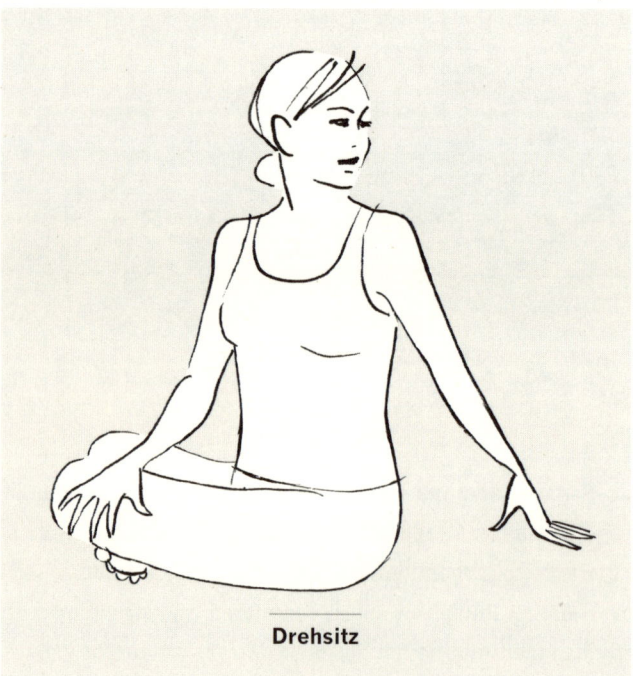

Drehsitz

5. **Katze-Kuh-Haltung:** Langsame Bewegungen zwischen diesen zwei Positionen unterstützen die Blutzirkulation in den Unterleibsorganen. Außerdem dehnen sie die Wirbelsäule und helfen, Anspannungen zu lösen, die eine gute Verdauung behindern können. Begeben Sie sich aus der Sitzposition in den Vierfüßlerstand, indem Sie Ihre Hände im rechten Winkel direkt unter Ihren Schultern positionieren. Ihre Hüften bilden eine Linie mit Ihren Knien, die sich auf dem Boden befinden. Falls Sie empfindliche Knie haben, können Sie eine gefaltete Decke unterlegen. Pressen Sie Ihre flachen Hände mit gespreizten Fingern fest in den Boden, um eine stabilere Stützposition zu haben. Beim Einatmen heben Sie Ihre Schultern und das Steißbein Richtung Decke, pressen Ihren Bauch in Richtung Matte und heben den Kopf an (»Kuh«). Beim Ausatmen senken Sie Ihr Steißbein und Ihre Schultern und bewegen Sie das Kinn zur Brust, so dass Sie einen Katzenbuckel machen. Wiederholen Sie diese beiden Positionen abwechselnd – insgesamt fünfmal.

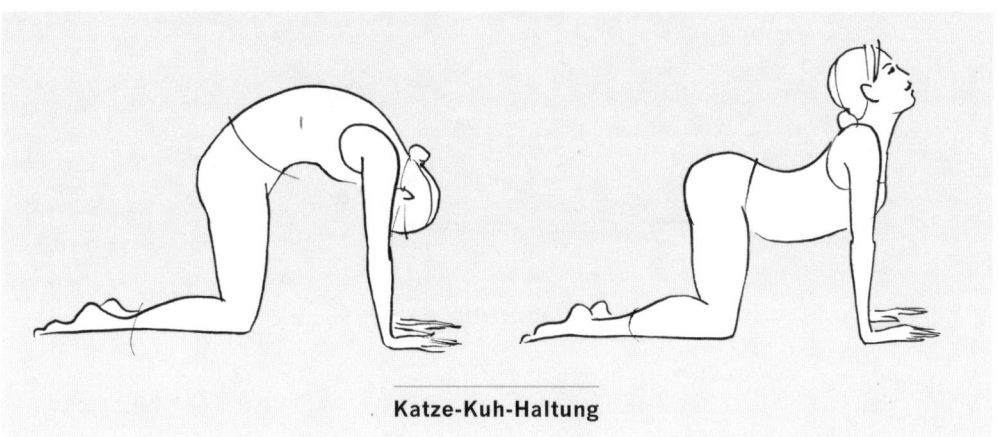

Katze-Kuh-Haltung

6. **Balasana – Baby-Haltung** (*Child Pose*): Nun begeben wir uns in die Baby-Haltung. Das ist eine Entspannungshaltung, die den Magen und die Darmregion sanft dehnt und stimuliert, und das hilft der Verdauung. Außerdem entspannt sie das Nervensystem, was für eine gesunde Verdauung überaus wichtig ist. Begeben Sie sich in einen neutralen Vierfüßlerstand und führen Sie Ihre Hüften langsam in Richtung Fersen, bis Ihr Bauch auf Ihren Oberschenkeln ruht. Sie können Ihre Arme vor sich oder nach hinten parallel zu Ihren Beinen ablegen. Ihre Stirn ruht auf dem Boden oder einer Decke. Entspannen Sie sich vollkommen in dieser zusammengekauerten Haltung. Nach drei tiefen Atemzügen positionieren Sie Ihre Handflächen unter Ihren Schultern und richten sich in eine bequeme Sukhasana-Sitzposition oder eine andere für Sie bequeme Sitzhaltung auf. Machen Sie einige weitere reinigende Atemzüge und genießen Sie einige Minuten der stillen Meditation.

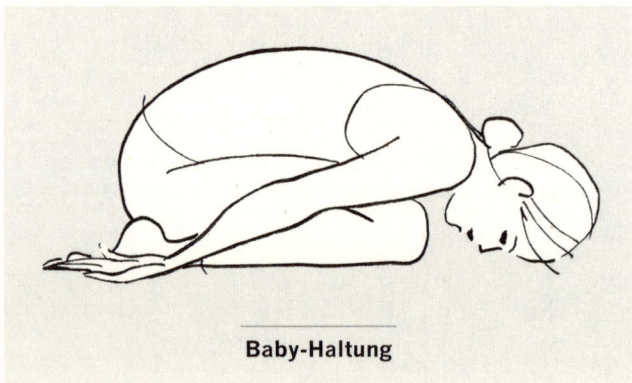

Baby-Haltung

Qi Gong 101

Im Kripalu Center hatte ich das große Glück, mit zahlreichen Lehrern, darunter Deborah Davis, Roger Jahnke, Robert Peng, Lee Holden und Dr. Yang Yang, Qi Gong studieren zu können. Im buchstäblichen Sinne bedeutet Qi Gong »Energiearbeit« – *qi* ist die Lebensenergie und *gong* bedeutet Arbeit. Das ist so etwas wie ein Sammelbegriff, der eine Reihe unterschiedlicher chinesischer Traditionen umfasst, von beinahe bewegungsloser Meditation bis zu den ausgefeilten, sublimen Bewegungen der Kampfkunst des Tai-Chi.

Die Karriere von Dr. Yang Yang ist eine gute Illustration seiner weitreichenden Wirkung. Dr. Yang Yang wuchs in China auf, wo ihm als Kind ein angeborener Herzfehler diagnostiziert wurde. Die Familie meldete ihn zum Qi-Gong-Unterricht an, in der Hoffnung, das würde seinen Gesundheitszustand verbessern, da eine teure Operation während der Kulturrevolution in den Sechziger Jahren unmöglich war. Der junge Yang Yang konnte sein Herzproblem überwinden und wurde zu einem Tai-Chi-Champion. Als Qi-Gong-Lehrer in den Vereinigten Staaten konzentriert er sich heute auf die therapeutischen Wurzeln dieser Kunst, vor allem im Krebszentrum Memorial Sloane Kettering Cancer Center, in dem er sich dem Wiederaufbau von Geist und Körper von Patienten widmet, die den Krebs überlebt haben.

Ich bin zertifizierte Qi Gong-Lehrerin an Dr. Yang Yangs Schule, aber ich habe nicht den Ehrgeiz, komplizierte Choreographien zu beherrschen. (Dr. Yang Yang bezeichnet das als »leere Bewegungen«, das heißt, wenn der oder die Schülerin die meditativen Grundlagen nicht entwickelt hat.) Viele meiner Kunden und auch ich lieben die einfachen repetitiven Bewegungen, die im harmonischen Einklang mit der Atmung stehen. Einem Außenseiter mögen sie extrem simpel erscheinen, aber wenn Sie sie ausführen, fühlen Sie sich, als entwickelten und nutzten Sie große Energie, die sich sehr real und sehr kraftvoll anfühlt und Ihr Verbündeter bei Ihrem Ziel der Gewichtsreduzierung und der Erzielung einer gesunden Verdauung ist.

Die westliche Forschung über Qi Gong steckt noch in den Kinderschuhen, aber sie ist vielversprechend. Eine australische Studie untersuchte zum Beispiel an einer Gruppe von 41 Testpersonen mit einem erhöhten Blutzuckerspiegel, ob regelmäßige Qi-Gong-Übungen eine physiologische Wirkung zeigten. Nach drei Monaten wurde bei der Testgruppe, die Qi Gong praktiziert hatte, im Vergleich zu den Testpersonen, die kein Qi Gong praktizierten, sondern mit herkömmlicher medikamentöser Therapie behandelt wurden, ein verbesserter Blutzuckerspiegel und ein höherer Gewichtsverlust gemessen.[102]

Nachfolgend drei Qi-Gong-Übungen, die ich aus Dr. Yang Yangs Programm adaptiert habe und die als Einführung dienen. Probieren Sie sie eine Woche lang aus und sehen Sie, ob sie Ihnen gefallen und gut tun. Die gesamte Übungsabfolge sollte nicht mehr als 15 Minuten dauern – das ist entspannend und energieaufladend zugleich.

1. **Öffnen und schließen (fünf Minuten):** Nehmen Sie eine normale Standhaltung ein, die Füße stehen ungefähr in Schulterbreite parallel zueinander und die Knie sind ganz leicht gebeugt. Beim Einatmen öffnen Sie den Brustkasten und schwingen die Arme seitlich nach oben über den Kopf, in dem Sie einen Halbkreis beschreiben, wobei die Handflächen nach innen zeigen. Stellen Sie sich vor, Sie würden wachsen und vom Boden abheben. Fühlen Sie sich frei, Ihr Gewicht von einer Seite zur anderen zu schwingen. Beim Ausatmen schließen Sie Ihren Brustkasten, indem Sie den Kopf auf die Brust senken und die Arme seitlich nach unten senken und vor dem Körper kreuzen. Behalten Sie die Kreisbewegungen bei und schwingen Sie sanft in den leicht gebeugten Knien nach. Stellen Sie sich vor, Sie würden sich zusammenziehen und klein machen. Bewegen Sie sich sanft und langsam, so als glitten Sie durch Wasser. Wenn Sie beim Aufrichten Ihr Gewicht auf eine Seite verlagert haben, dann verlagern Sie es nun auf die andere Seite. Wiederholen Sie diese Bewegung insgesamt neunmal. Und das Lächeln nicht vergessen!

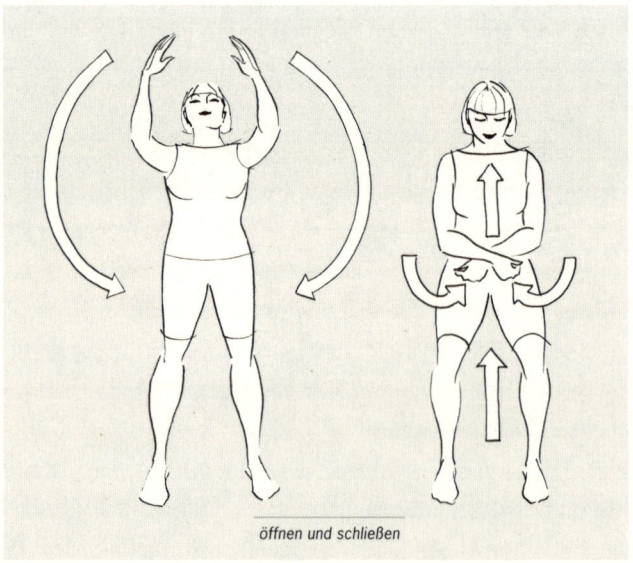

öffnen und schließen

2. **Liegende Qi-Gong-Meditation (fünf Minuten):** Legen Sie sich ausgestreckt und bequem auf eine Matte oder eine Decke. Geben Sie Ihrem Körper Zeit, eine optimale Ruheposition zu finden. Lassen Sie alle Anspannung aus Ihrem Körper entweichen, bis er sich wie eine leere Hülle anfühlt. Legen Sie Ihre Hände auf einen Punkt, der sich ungefähr 5 bis 7 Zentimeter unterhalb Ihres Bauchnabels befindet. Das ist Ihr »Dantian« oder Energiezentrum, in dem sich das *qi* sammelt und von dem aus es im Körper verteilt wird. Stellen Sie sich vor, Sie lägen ausgestreckt und ganz entspannt am Strand und Ihr Körper versinke allmählich im Sand, beginnend mit Ihrem Kopf. Stellen Sie sich den Abdruck Ihres Kopfes im Sand vor. Lassen Sie Ihr geistiges Bild dann zum Nacken wandern, der als Nächstes einsinkt, dann zu Ihren Schultern, Ihrem mittleren Rücken, dem Lendenwirbelbereich und Ihrem Becken – spüren Sie, wie ein Körperbereich nach dem anderen im Sand versinkt. Als Nächstes lassen die Beine nach und schließlich Ihre Füße. Spüren Sie während der ganzen Zeit, ob Sie noch irgendeine Anspannung in Ihrem Körper entdecken, und falls Sie eine bemerken, nehmen Sie sie an, atmen Sie und entspannen Sie diesen Körperteil ganz bewusst. Nutzen Sie Ihre geistige Vorstellungskraft, aber versuchen Sie nicht, irgendetwas zu erzwingen; lassen Sie alle Anspannung natürlich entweichen und lassen Sie sich fallen. Schließen Sie die Augen und Ohren und erspüren Sie Ihr Energiezentrum. Sie lächeln und haben einen wunderschönen Strandtag. Falls Sie einschlafen, ist das auch in Ordnung.

3. **Xi Sui Jing – Knochenmarkwaschen (fünf Minuten):** Nehmen Sie eine normale Standhaltung ein, die Füße stehen ungefähr in Schulterbreite parallel zueinander und die Knie sind ganz leicht gebeugt. Halten Sie Ihre Arme zunächst locker seitlich vom Körper und atmen Sie normal. Führen Sie die Arme in einer seitlichen Halbkreisbewegung über den Kopf und folgen Sie der Bewegung mit den Augen, um sich gleichzeitig aus dem Universum Energie zu holen. Anschließend führen Sie Ihre Hände vor dem Körper in einer langsam absenkenden Bewegung nach unten; die Handflächen zeigen dabei nach unten. Stellen Sie sich gleichzeitig vor, die Energie, die Sie sich gerade geholt haben, fließe durch alle Organe und

fülle jede Zelle Ihres Körpers. Beugen Sie leicht die Knie, während Sie die Arme herabsenken. Atmen Sie, entspannen Sie sich und LÄCHELN SIE! Dr. Yang Yang sagt: »Sie sammeln Energie aus dem Universum und der Natur. Das kann der Ozean, Schnee oder Berge sein.« Wiederholen Sie diese Bewegung insgesamt neunmal.

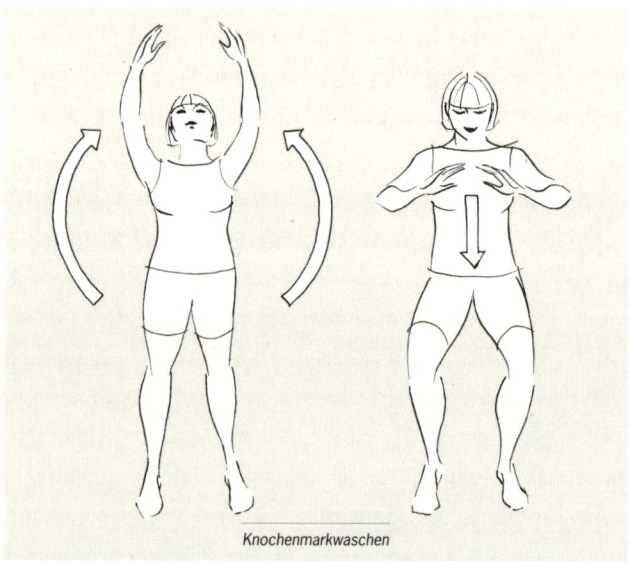

Knochenmarkwaschen

Swift–Qi

Nun sind die fünf Elemente des MENDS-Programms komplett. Wenn Sie und ich unsere Aufgaben gemacht haben, sind Sie nun von der Idee inspiriert, Ihr Leben in achtsamem Bewusstsein zu leben und bewusste Entscheidungen zu treffen – in Bezug auf Ihre Ernährung und die Auswahl Ihrer Nahrungsmittel, in Bezug auf Ihre täglichen Lebensgewohnheiten und die Mind-Body-Übungen, die uns auf lohnende Weise aus unserer Routine lösen können. Sie bekennen sich zu einer Philosophie der Ganzheitlichkeit – vollwertige Ernährung, eine ganzheitliche Person und ein ganzheitliches Leben. Sie sind nun angemessen entspannt, offen, bereit und willig, sich auf den vierwöchigen Swift-Speiseplan zu verpflichten.

KAPITEL 7

Der Vier–Wochen–Swift–Plan

Woche 1: Übergangsphase

Es ist an der Zeit, sich ernsthaft der Aufgabe zu widmen, einen gesunden Darm und ein leichteres, widerstandsfähigeres Ich zu entwickeln. In der ersten Woche, der Übergangsphase, streichen wir alle toxischen Nahrungsmittel, die Ihren Darm möglicherweise belasten, und beginnen die Regenerierung des Darms mit gesunden Nahrungsmitteln. Am Ende der Woche sollten Sie bereits körperliche Veränderungen wahrnehmen können. Welche das sein werden, und wie schnell sie sich einstellen, ist individuell verschieden, dennoch will ich Ihnen hier einige typische Erfahrungen nennen, die meine Kunden nach der ersten Woche gemacht haben. Der Unterleib beruhigt sich, das heißt, weniger Gasbildung und weniger Blähungen. Die guten Darmbakterien werden angemessen genährt und beginnen, zu Ihrem Nutzen, und nicht zu Ihrem Schaden, zu arbeiten. Wenn Ihre Ernährung bisher jedoch zu wenig ballaststoffreich gewesen ist, werden Sie die ersten Tage möglicherweise eher stärkere Blähungen verspüren, bevor sich Ihr Verdauungstrakt auf die neue Ernährung eingestellt hat. Nach einer Woche Abstinenz von künstlich zugesetztem Zucker lässt der Heißhunger auf Süßes nach. Sie treiben Ihren Insulinspiegel nicht länger in die Höhe und hören auf, die Belohnungszentren im Gehirn überzustimulieren, die auf neurologischer Ebene Süchte auslösen.

Verzichten Sie auf
- Zucker, Gluten und die am stärksten FODMAP-haltigen Nahrungsmittel (siehe Liste S. 111)
- Verarbeitete Nahrungsmittel mit künstlichen Süß-, Farb- und Konservierungsstoffen und anderen toxischen Inhaltsstoffen (siehe Liste der Swift-feindlichen Inhaltsstoffe auf S. 121)

Schränken Sie folgende Nahrungsmittel ein

- Getreide (in dieser Woche nur wenige Portionen glutenfreies Getreide)
- Alkohol (nicht mehr als zwei Drinks pro Woche)
- Koffeinhaltige Getränke (nicht mehr als eine Tasse Kaffee täglich oder zwei Tassen weißer, grüner oder schwarzer Tee)

Denkaufgabe: Formulieren Sie für die kommende Woche ein Vorhaben, das Ihr Ziel in eine positive Aussage kleidet, zum Beispiel: »Mein Verdauungssystem funktioniert gut und unterstützt auf diese Weise mein gesundes Gewicht« oder »Meine Ernährungsentscheidungen verleihen meinem Körper die Energie für einen produktiven Tag.«

Bewegung: Beginnen Sie mit dem Übungsplan in Kapitel 6. Machen Sie einen Test über Ihre Körperzusammensetzung, um zu sehen, ob Sie zwei oder drei Krafttrainingseinheiten pro Woche benötigen, mit denen Sie Ihr Herz-Kreislauf-Training ergänzen. Wenn Sie zum ersten Mal Sport treiben, dann beginnen Sie damit, mindestens nach zwei Mahlzeiten am Tag zehn Minuten spazierenzugehen. Das wird Ihre Verdauung verbessern und eine Fitnessgrundlage schaffen.

Bringen Sie Körper und Geist miteinander in Einklang: Probieren Sie entweder die Yoga- oder die Qi-Gong-Übungen in Kapitel 6 aus. Sie können sie auch miteinander verbinden.

Nahrungsmittelzubereitung: Durchforsten Sie Ihre Küchenschränke und entfernen Sie alle Nahrungsmittel, die weder Ihrer Gesundheit noch Ihrer Verdauung gut tun. Gehen Sie den Speiseplan durch und vergessen Sie nicht, dass Sie jederzeit ein Nahrungsmittel durch ein anderes ersetzen können. Wenn Sie zum Beispiel allergisch auf Eier reagieren oder keinen Tofu mögen, können Sie eine Frühstücksalternative eines anderen Tags wählen. Stellen Sie auf dieser Basis Ihre Einkaufsliste zusammen und gehen Sie los. Werfen Sie einen Blick auf meine Mustereinkaufsliste am Ende des nächsten Kapitels.

Einkaufen: Kaufen Sie zu einer Zeit ein, die Ihnen am besten passt und beachten Sie die folgenden Einkaufsregeln:

1. Gehen Sie einkaufen, nachdem Sie gegessen haben; kaufen Sie nie hungrig ein.

2. Halten Sie sich an Ihre Einkaufsliste, damit Sie nicht von unwichtigen Artikeln abgelenkt werden.

3. Machen Sie sich mit Ihren lokalen Einkaufsmöglichkeiten vertraut, damit Sie die bestmögliche Produktqualität zu einem Preis erhalten, der sich mit Ihrem Budget verträgt.

Kochen: Eine der besten Methoden für eine gesunde Verdauung ist das Selberkochen. Schaffen Sie sich also die Zeit dafür. Viele meiner Kunden nehmen sich am Wochenende einige Stunden Zeit, um für die folgende Woche vorzukochen. Andere ziehen es vor, jeden Abend zu kochen. Die folgenden Rezepte sind eine hervorragende Einführung in die Eigenzubereitung; sie sind lecker, aber nicht aufwändig oder extravagant. Wenn Sie nicht gerne nach Rezept kochen, werfen Sie einen Blick auf meine Vorlage für die eigene Zusammenstellung der täglichen Mahlzeiten im Abschnitt »Häufige Fragen« auf S. 353. Unabhängig davon, welche Methode Sie vorziehen, achten Sie auf Folgendes:

1. Waschen und schneiden Sie eine Auswahl an verzehrfertigen frischen Gemüsesorten. Bewahren Sie sie in Glasbehältern in Ihrem Kühlschrank auf, damit Ihr gekühltes »Salatbuffet« immer gut für Salate, Pfannengemüse, Suppen oder irgendein anderes gemüsehaltiges Rezept des Speiseplans gefüllt ist. Sie haben grünes Licht für nicht stärkehaltige Gemüsesorten (siehe die Liste auf S. 141). Wenn Sie wollen, können Sie eine Extraportion gekochter Gemüsebeilagen oder einen Rohkostsalat hinzufügen.

2. Bereiten Sie mindestens zwei Salatsaucen/Marinaden vor, damit Sie sie für bestimmte Rezepte parat haben, oder für die Gelegenheit, dass Sie Ihre Mahlzeiten mit einem bestimmten Geschmack oder Aroma aufpeppen wollen.

3. Unterstützen Sie Ihren Ernährungserfolg, indem Sie sich an Ihren freien Tagen einige Stunden Zeit nehmen, um größere Mengen vorzukochen. Kochen Sie Suppen, bereiten Sie Proteine vor (marinieren oder backen

Sie Tofu und Hühnerfleisch für ein schnelles Mittag- oder Abendessen), rösten Sie Wurzelgemüse, kochen Sie größere Portionen glutenfreien Haferschrot (Porridge) und Quinoa. Frieren Sie Einzelportionen ein, damit Sie viele fertig vorbereitete Alternativen haben, die Sie nur noch erhitzen müssen.

Zwischenmahlzeiten: Auf S. 335 finden Sie einige Ideen, aber Sie müssen sie nicht essen. Dabei handelt es sich um Optionen, falls Sie zwischendurch richtigen Hunger bekommen. Wenn Sie am liebsten ein Stück frisches Obst essen, dann essen Sie Obst oder mischen Sie es mit einer der anderen Alternativen. Das gilt für alle Wochen des Swift-Plans.

Montag
Frühstück: Swift-Smoothie: Berry Best (S. 281)
Mittagessen: Spinatsalat mit Lachs in Basilikum-Balsamico-Sauce (S. 299)
Abendessen: Huhn in Pekannuss-Kruste mit Mangold und aromatisierten Orangen-Karotten (S. 311)

Dienstag
Frühstück: Karotten-Ingwer-Powermuffins (S. 271)
Mittagessen: Truthahn-Gemüse-Suppeneintopf (S. 299)
Abendessen: Thai-Gemüsepfanne mit Shrimps (S. 323)

Mittwoch
Frühstück: Power-Porridge (S. 275)
Mittagessen: Fisch-Wrap mit Gemüse und Zitronen-Dill-Dressing (S. 301)
Abendessen: Truthahnkoteletts mit Kiwisauce, grüne Bohnen »Almondine«, Ofenkartoffel und Zitronen-Dill-Sauce (S. 324)

Donnerstag
Frühstück: »Eier Benedikt«: Soleier auf Blattgemüse und Tomaten (S. 274)
Mittagessen: Hühnersuppe mit Endivien (S. 288)
Abendessen: Zitronenglasierter Lachs mit Ananas-Weißkohl-Salat (S. 304)

Freitag

Frühstück: Swift-Smoothie: Kiwi Kraze (S. 281)

Mittagessen: Asiatischer Salat mit Erdnuss-Limetten-Tofu (S. 285)

Abendessen: Gebackenes Huhn in Basilikum-Balsamico-Sauce mit italienischen Kräuterzucchini (S. 302)

Samstag

Frühstück: Thai-Gemüsepfanne mit Tofu (S. 282)

Mittagessen: Grünkohlsalat mit Orangen-Huhn (S. 292)

Abendessen: Zitronen-Dill-Shrimps mit Sesam-Pak-Choy (S. 307)

Sonntag

Frühstück: Eiweiß-Gemüseomelette mit grünem Ingwer-Gemüse-Saft (S. 284 und 276)

Mittagessen: Quinoa-Linsen-Taboulé mit Oliven-Kräuter-Pesto (S. 294)

Abendessen: Vietnamesisches Rindfleisch mit grünen Bohnen (S. 328)

Energie tanken: Reiben Sie sich am »Nachmittagstief« einen Tropfen Eukalyptusöl auf die Schläfen, anstatt die übliche Tasse Kaffee zu trinken.

Woche 2: Intensivierung

In der zweiten Woche bauen Sie auf den Erfolgen der ersten Woche auf und verinnerlichen die Vorstellung, Ihren Körper zu nähren und zu pflegen, und Kraft aus den Pflanzennährstoffen, Mineralien und Vitaminen zu ziehen, die Sie Ihrem Körper zuführen. Ohne verarbeitete Nahrungsmittel und Zucker, die Ihr System durcheinanderbringen, sollten Ihr Darm und die dort angesiedelten Bakterien ein neues Gleichgewicht und eine neue Widerstandsfähigkeit entwickeln. An diesem Punkt lassen sich oft bereits merkliche Verbesserungen der Verdauungsprobleme feststellen. Viele meiner Kunden verspüren in dieser Phase bereits mehr Energie. Weil sich ihr Insulinspiegel stabilisiert hat, werden mehr Kalorien in Energie umgewandelt und verbrannt und weniger als Fettreserven gespeichert. Und auf einer tieferen Ebene schützen die großen Mengen an Antioxidantien, die Sie zu sich nehmen, die Mitochondrien – die Kraftwerke Ihrer Körperzellen – vor Beschädigung.

Streichen: Die gleichen Nahrungsmittel wie in der ersten Woche.

Beschränken: Die gleichen Nahrungsmittel wie in der ersten Woche.

Denkaufgabe: Denken Sie über die vergangene Woche der Übergangsphase nach. Notieren Sie die positiven Veränderungen, die Sie festgestellt haben, aber auch Ihre möglichen Ausrutscher. Schreiben Sie das in Ihr Tagebuch und nutzen Sie diese Einträge als Inspiration für die folgende Woche. Erinnern Sie sich an und bekräftigen Sie Ihr Vorhaben. Ist es noch dasselbe? Würden Sie es für die zweite Woche verändern?

Bewegung: Arbeiten Sie an der Etablierung eines regelmäßigen Trainingsplans und -rhythmus für Ihr Herz-Kreislauf- und Ihr Krafttraining.

Bringen Sie Geist und Körper miteinander in Einklang: Inzwischen haben Sie eine gute Vorstellung davon, welche Yoga- und/oder Qi-Gong-Übungen am besten für Sie sind. Stellen Sie eine kurze tägliche Übungssitzung zusammen, entweder um morgens Kraft für den Tag zu schöpfen, oder um abends zur Ruhe zu kommen.

Nahrungsmittelzubereitung: In dieser Woche liegt der Schwerpunkt auf kreativen Kombinationen und schnellen Mahlzeiten, für die weniger Rezepte erforderlich sind. Im Mittelpunkt dieser Intensivierungswoche: vegetarische Salate, die sich für mittags und abends eignen. Wenn Sie einen anstrengenden Tag hatten oder sich einfach nicht zum Kochen aufgelegt fühlen, denken Sie daran, dass Sie jederzeit irgendeine Mahlzeit aus der vorhergehenden Woche wiederholen können. In dieser Intensivierungsphase stehen Ihnen einige neue Speisevorschläge zur Verfügung, mit denen Sie arbeiten und Ihr kulinarisches Repertoire erweitern können! Und vergessen Sie nicht, dass Sie aus den Resten auch ein großartiges Mittagessen zusammenstellen können. Also kochen Sie heute Abend ein wenig mehr und genießen Sie es morgen noch einmal.

Einkaufen: In dieser Woche geht es um die Erweiterung von Optionen, also probieren Sie die Liste der nicht stärkehaltigen Gemüsesorten aus Kapitel 4 aus. Wenn

Spinat und Grünkohl Ihre bevorzugten Blattgemüse waren, denken Sie diese Woche darüber nach, Rucola und Brunnenkresse hinzunehmen. Fügen Sie auch ein oder zwei frische Kräuter hinzu, zum Beispiel Petersilie, frischen Koriander oder Basilikum, mit denen Sie Salate verfeinern können. Nutzen Sie das Angebot der Saison und experimentieren Sie! Probieren Sie Gemüsesorten aus, die Sie vielleicht noch nie gegessen haben, zum Beispiel lila Blumenkohl, Pak Choy oder Daikon-Rettich, um Ihre Salate noch knackiger zu machen. Hier geht es darum, Ihren vegetarisch-kulinarischen Horizont zu erweitern und die Nährstoffvielfalt auf Ihrem Teller zu steigern.

Kochen: Das perfekte Mittagessen in eine Tupperdose oder einen anderen tragbaren Behälter zu verpacken, ist ein Kinderspiel, vor allem, wenn Sie es im Voraus zubereitet haben. Hacken Sie einen Bund Wirsing und mischen Sie ihn mit einem Esslöffel Olivenöl Extra Vergine und zwei Esslöffeln frisch gepressten Zitronen, bis alles vollständig mariniert ist. Stellen Sie die Mischung einige Stunden oder über Nacht in einen Glasbehälter, und schon haben Sie eine perfekte Grundlage für ein nährstoffreiches Mittagessen.

Schicht 1: Blattgemüse und Salate – mindestens zwei Tassen Rucola, Spinat, Romana, Brunnenkresse, junge Salate der Saison etc.
Schicht 2: 1 Tasse knackiges buntes Gemüse
Schicht 3: ¼ Tasse frische Kräuter (Basilikum, Dill, Koriander, Petersilie etc.)
Schicht 4: 85 Gramm Protein (Dosenfisch, zwei hart gekochte Eier, gekochtes Hühnerfleisch, Truthahn, Tofu oder Linsen)
Schicht 5: ¼ Tasse Garnitur (Oliven, Nüsse, Kerne)
Schicht 6: 2 Esslöffel Dressing (jedes Swift-Dressing, Rezepte ab S. 329 oder Sie mischen kaltgepresstes Olivenöl, frisch gepressten Zitronensaft und Kräuter)

Für einfache Swift-Salate in einem Glasbehälter: Verwenden Sie ein Einweckglas, damit der Salat leicht transportabel ist. Achten Sie darauf, dass Sie genügend Platz lassen, damit Sie das geschlossene Glas vor dem Verzehr schütteln können, um alle Zutaten zu mischen. Beachten Sie die nachfolgende schichtweise Zubereitung – das Dressing sollten Sie zuerst hineingeben. Kurz vor dem Verzehr schütteln Sie das Einweckglas einige Male, damit sich alle Schichten und das Dressing gut vermischen.

Schicht 1: Dressing
Schicht 2: Knackiges Gemüse, das nicht aufweicht, wenn es in der Salatsauce liegt (zum Beispiel Karotten, Gurken, Paprika, Rettich, Rote Bete)
Schicht 3: Protein
Schicht 4: Garnitur
Schicht 5: Blattgemüse

Wellnesspause: Hier ein Wohlfühlritual vor dem Schlafengehen, das der traditionellen indischen Gesundheitsphilosophie Ayurveda entlehnt ist: Geben Sie sich selbst kurz vorm Schlafen eine fünfminütige Fußmassage mit Mandel- oder Kokosöl.

Woche 3: Wiedereinführung

Glückwunsch! Sie haben Ihre Gemüsezufuhr drastisch gesteigert. Sie kochen öfter selbst. Sie pflegen Ihren Körper und Ihren Bauch, und können stolz auf sich sein. In dieser dritten Woche merken Sie vielleicht, dass die entzündlichen Körperreaktionen nachlassen. Möglicherweise hören Ihre Muskeln und Gelenke auf zu schmerzen, oder Sie leiden nicht mehr so oft unter Kopfschmerzen. Ein Bereich, in dem viele meiner Kunden einen Unterschied bemerken, ist die Haut. Das ergibt Sinn, oder nicht? Sowohl der Darm als auch die Haut sind die Eingangspforten des Körpers zur Außenwelt – die innere und die äußere Haut sind beides Wirte einer Vielzahl (hoffentlich) schützender Bakterien. Ein beruhigter Darm und ein Körper, der weniger Stresshormone ausschüttet, bedeuten ein robusteres Immunsystem und oftmals eine Verbesserung des Hautbilds: die dunklen Augenringe lassen nach, Akne bildet sich zurück, Ekzeme und Schuppenflechte gehen zurück. Die schnellsten Hautverbesserungen lassen sich mit dem Verzicht auf Nahrungsmittel und Inhaltsstoffe erzielen, die für die meisten Probleme verantwortlich sind: Milchprodukte und glutenhaltige Nahrungsmittel.

Wenn Sie immer noch an erheblichen Verdauungsbeschwerden leiden und keine nennenswerten Veränderungen feststellen konnten, sollten Sie überlegen, ob Sie die ersten zwei Diätwochen nicht mindestens um zwei Wochen verlängern möchten. Sie können die Nahrungsmittel, die wir ab der dritten Woche wiedereinführen, auch später in den Speiseplan aufnehmen. Folgen Sie Ihrem eigenen Rhythmus und der Anleitung für die Wiedereinführung bestimmter Nahrungsmittel, die sich am Ende des Abschnitts »Woche 3« befindet. Wenn Ihre Verdauung in Ordnung ist, ist es Zeit, mit der Wiedereinführung kultivierter Milchprodukte (für einige ist es vielleicht die erstmalige Aufnahme solcher Produkte in den Speiseplan) und stärker FODMAP-haltiger Nahrungsmittel zu beginnen. Wenn Ihr inzwischen widerstandsfähigerer Darm diese problemlos verdauen kann, werden sie Ihnen beim Abnehmen helfen und Ihren allgemeinen Gesundheitszustand verbessern. Genießen Sie den Abwechslungsreichtum der Rezepte dieser dritten Woche, der Hülsenfrüchte und fermentierte Nahrungsmittel beinhaltet, einschließlich kultivierter Milchprodukte.

Einführung/Wiedereinführung
- Nahrungsmittel der »FODMAP-Gang« (siehe Liste S. 111)
- Kultivierte Milchprodukte und fermentierte Nahrungsmittel

Fortsetzung
- Verzicht auf Zucker und Gluten
- Verzicht auf verarbeitete Nahrungsmittel wie künstliche Süßstoffe, Farb- und Konservierungsstoffe und andere toxische Inhaltsstoffe (siehe S. 116)
- Beschränkter Alkoholkonsum (nicht mehr als zwei Drinks pro Woche)
- Beschränkter Konsum koffeinhaltiger Getränke (nicht mehr als eine Tasse Kaffee oder zwei Tassen weißer, grüner oder schwarzer Tee pro Tag)
- Ersatz irgendeines Rezepts durch ein anderes der ersten zwei Wochen, das Ihnen besonders gut geschmeckt hat

Bewegung: Überprüfen Sie Ihr Herz-Kreislauf- und Ihr Krafttrainingsprogramm. Wenn es immer noch anstrengend ist, Ihre Kräfte aber nicht völlig erschöpft, dann setzen Sie es fort. Wenn Sie den Eindruck haben, es könnte intensiver sein, dann gestalten Sie es anstrengender.

Bringen Sie Geist und Körper miteinander in Einklang: Wenn Sie die Zeit haben, halten Sie die Yoga-Positionen länger oder wiederholen Sie die Qi-Gong-Bewegungen öfter, um Ihre Mind-Body-Übung zu intensivieren und noch meditativer zu gestalten.

Denkaufgabe: Betrachten Sie die Formulierung Ihrer Absichten für die zweite Woche. Müssen Sie sie aufgrund realer Lebensumstände oder irgendeines Drucks nachjustieren? Gibt es irgendwelche Bedenken, denen Sie Aufmerksamkeit schenken müssen? Was möchten Sie in dieser Woche erreichen?

Nahrungsmittelzubereitung: Diese Woche bereiten wir leckere Smoothies nach der Methode »Swift and Simple« vor, die als Frühstück oder Zwischenmahlzeit dienen, wenn Sie plötzlich physischen Hunger verspüren. Mit ihrer perfekten Balance aus Kohlehydraten, Proteinen und Fett sowie ihrem minimalen Zuckergehalt werden Ihnen diese Joghurt- und Kefir-Smoothies dabei helfen, Ihre Komfortzone im Hinblick auf fermentierte Nahrungsmittel zu finden (siehe Anleitung zur Zubereitung von Swift-Smoothies auf S. 264 und 281).

Einkaufen: Diese Woche bedeutet eine Rückkehr der Milchprodukte auf Ihre Einkaufsliste; allerdings keiner herkömmlichen industriell hergestellten Produkte voller Antibiotika und Hormone, sondern organischer, kultivierter Bio-Joghurt und Bio-Kefir, ergänzt durch kleine Portionen qualitativ hochwertiger Käsesorten. In dem Maße, wie Sie Ihre Nahrungsmittelauswahl um gut verdauliche FODMAP-Produkte ergänzen, zum Beispiel Äpfel, Pilze, Knoblauch und Zwiebeln, steht Ihnen eine größere Vielfalt zur Verfügung. Auch einige Bohnensorten und Hülsenfrüchte stehen ab dieser Woche auf der Liste.

Kochen: Holen Sie Ihren Schongarer hervor und beginnen Sie, herzhafte Mahlzeiten wie vegetarisches Chili aus schwarzen Bohnen und Süßkartoffeln (S. 287) und Rindfleischeintopf (S. 317) zu kochen. Wenn Sie mit Ihren Vorbereitungen an Ihrem freien Tag ein wenig in Verzug geraten sind, dann macht das nichts. Eine Übung, die sich bei einigen meiner Kunden gut bewährt hat, ist die »Veggie-Prep-Meditation« – das Waschen und Kleinschneiden der Zutaten für das Abendessen.

Nehmen Sie sich morgens oder abends vor dem Schlafengehen 10 Minuten Zeit, um die Gemüsezutaten für die nächsten ein oder zwei Mahlzeiten vorzubereiten. Stellen Sie eine meditative Instrumentalmusik an und beginnen Sie entspannt mit der Arbeit. Die Idee ist, die Vorbereitung als meditative Aufgabe zu betrachten, und nicht als Pflichtübung für einen vernünftigen Zweck. Achten Sie auf die Klänge und Geräusche, die Aromen, die Schönheit, die darin liegt, frisches, knackiges und buntes Gemüse zu schneiden, und genießen Sie diese friedliche Aktivität. Konzentrieren Sie Ihren Geist, Ihren Körper und Ihre Seele darauf.

Zwischenmahlzeiten: Vertreiben Sie eventuelle Schuldgefühle, falls Sie physischen Hunger auf eine gesunde Zwischenmahlzeit verspüren. Wählen Sie eine Zwischenmahlzeit aus der Snack-Liste auf S. 335 aus, die Ihren Geschmackssinn befriedigt und Ihren Körper nährt.

Montag
Frühstück: Swift-Smoothie: Creamsicle (S. 281)
Mittagessen: Salat »Southwest« mit Avocado-Dressing (S. 298)
Abendessen: Kabeljau in Orangensauce mit Spinat und Cherrytomaten (S. 310)

Dienstag
Frühstück: »Eier Benedikt«: Soleier auf Blattgemüse und Tomaten (S. 274)
Mittagessen: Laurens Linsensuppe (S. 293)
Abendessen: Truthahnhackbraten mit sonnengetrockneten Tomaten und gerösteten roten Rosmarinkartoffeln (S. 326)

Mittwoch
Frühstück: Süßkartoffel-Powermuffins (S. 280)
Mittagessen: Hummus-Gemüse-Wrap (S. 291)
Abendessen: Wildfisch mit Macadamianüssen und Zitronenspargel (S. 319)

Donnerstag

Frühstück: Chia-Pudding »Ciao Bella« (S. 273)

Mittagessen: Chili aus schwarzen Bohnen und Süßkartoffeln (S. 287)

Abendessen: Kokos-Curry-Huhn aus dem Schongarer (S. 318)

Freitag

Frühstück: Vegetarische Gemüse-Muffins (S. 278)

Mittagessen: Herzhafte Lachspuffer mit rosa Sauerkraut (S. 296)

Abendessen: Mexikanischer Hackfleischtopf (S. 320)

Samstag

Frühstück: Aromatisierter Fruchtjoghurt (S. 279)

Mittagessen: Ratatouille-Frittata mit Rucolasalat (S. 289)

Abendessen: Rindfleischeintopf aus dem Schongarer (S. 317)

Sonntag

Frühstück: Thai-Gemüsepfanne mit Tofu (S. 282)

Mittagessen: Waldorfsalat mit Huhn (S. 301)

Abendessen: Aubergineneintopf auf marokkanische Art (S. 308)

Wellnesspause: Die Haut zu massieren, ist eine ayurvedische Methode zur angenehmen Körperreinigung. Kaufen Sie Handschuhe aus Rohseide oder einen Luffaschwamm. Massieren Sie damit Ihren gesamten Körper vor dem Schlafengehen oder am Wochenende in einem Moment der Ruhe. Spüren Sie, wie diese Hautstimulierung einen Glanz auf Ihre Haut zaubert. Ayurveda-Experten sagen, damit werde das Lymphsystem angeregt.

Rezept zur Wiedereinführung

Mit Beginn der dritten Woche haben Sie eine neue Aufgabe, nämlich die eines Ernährungsdetektivs. Sie müssen herausfinden, ob die Nahrungsmittel, die Sie wieder in Ihren Speiseplan aufnehmen, Ihnen Probleme verursachen. In diesem Fall müssen Sie darauf verzichten. Sie können zu einem späteren Zeitpunkt erneut versuchen, sie wieder in Ihren Speiseplan zu integrieren. Es gibt zahlreiche unterschiedliche Leitfäden zur Wiedereinführung von Nahrungsmitteln, nachfolgend stelle ich Ihnen den Ansatz vor, den ich oft bei meinen Kunden verwende. In Kapitel 3 wurde er grob beschrieben; hier ist die ausführlichere Version.

Instruktionen

1. Bestimmen Sie, welche Nahrungsmittel Sie wiedereinführen wollen. Wenn Sie zum Beispiel vermuten, dasss Äpfel Ihnen Blähungen und Beschwerden verursachen, dann probieren Sie nun, erneut Äpfel zu essen. Testen Sie immer nur ein »verdächtiges« Nahrungsmittel auf einmal.

2. Halten Sie Ihre Erfahrungen fest. Kehren Sie zu Ihrem Ernährungstagebuch aus Kapitel 2 zurück und schreiben Sie Ihre Reaktion auf den Nahrungsmitteltest auf: bedenkenlos verzehrbar; unangenehme Reaktion; nicht sicher, da schwierig zu bestimmen, ob die Symptome mit dem Verzehr des Nahrungsmittels zusammenhängen. Denken Sie daran, dass sich die Symptome oft nicht auf die Verdauung beschränken. Zu den Reaktionen können auch Dauerermüdung, Kopfschmerzen, Hirnnebel, Muskelschmerzen und Hautirritationen gehören.

3. Testen Sie Ihre Nahrungsmitteltoleranz. Die Testperiode sollte mindestens drei Tage dauern, da Sie nicht nur die unmittelbar auftretenden, sondern auch eventuelle verzögerte Reaktionen abwarten wollen. Essen Sie am ersten Testtag morgens eine kleine Testmenge und steigern Sie die Menge im Verlauf des Tages, es sei denn, die erste Portion löste bereits Symptome aus. Essen Sie zum Beispiel einen halben Apfel zum Frühstück, die an-

dere Hälfte zum Mittagessen und später am Tag einen weiteren ganzen Apfel. Essen sie am zweiten und dritten Tag keine Äpfel, sondern beobachten und notieren Sie mögliche Reaktionen Ihres Körpers.

4. Testen Sie weitere Nahrungsmittel. Nach der dreitägigen Testperiode sind Sie für das nächste »verdächtige« Nahrungsmittel bereit (hoffentlich sind es nicht so viele!). Gehen Sie dabei genauso vor wie beim Test des ersten Nahrungsmittels.

5. Erinnern Sie sich an die Dreierregel. Wenn Sie sich unsicher sind, ob ein Nahrungsmittel für Ihre Symptome verantwortlich ist, dann testen Sie es mindestens bei drei weiteren Gelegenheiten, zwischen denen immer jeweils drei Tage liegen sollten.

Smoothies 101

Geben Sie in den Mixer:

Protein: eine Tasse naturbelassenen, ungesüßten Bio-Joghurt oder -Kefir

Früchte (frisch oder tiefgefroren): eine Tasse Beeren, Bananen, Äpfel, Orangen, Mangos, Ananas, Honigmelone, Avocados

Gemüse/Kräuter: mindestens eine Tasse Blattgemüse: Spinat, Grünkohl, Mangold, Petersilie, Koriandergrün, Dill, Minze, Brunnenkresse

Leckere Zusätze (bis zu drei): ein bis zwei Esslöffel Nussbutter, ein bis zwei Teelöffel Kokosraspel, ein Teelöffel Gewürze (Ingwer, Nelken, Zimt, Muskatnuss), ein Esslöffel Flachs-, Hanf-, Chiasamen, Kürbis- oder Sonnenblumenkerne, ein bis zwei Teelöffel echtes Kakaopulver/-flocken, ein bis drei Datteln, Eiswürfel (optional).

Flüssigkeit: ¼ Tasse Wasser, falls Sie Joghurt verwenden. Falls Sie Kefir verwenden, ist kein zusätzliches Wasser nötig.

Verfeinern mit Kräutern und Gewürzen

Meine persönliche Kochmischung: Wählen Sie fünf Kräuter aus, die Ihnen besonders gut schmecken und stellen Sie Ihre eigene Kräutermischung her, die Sie in ein kleines Glas füllen, um Ihre Speisen damit nach Belieben zu würzen. Oder kaufen Sie fertige Kräuter- beziehungsweise Gewürzmischungen.

Fertige Kräuter- und Gewürzmischungen

- **Italienische Kräutermischung:** Majoran, Thymian, Rosmarin, Bohnenkraut, Salbei, Basilikum und Oregano
- **Chinesische Fünf-Kräuter-Mischung:** Fenchel, Anis, Ingwer, Süßholz, Zimt und Nelken
- **Currypulver:** Koriander, Bockshornklee, Kurkuma, Kumin, schwarzer Pfeffer, Lorbeerblätter, Selleriesamen, Muskatnuss, Nelken, Zwiebel, roter Pfeffer und Ingwer
- **Kräuter der Provence:** Bohnenkraut, Majoran, Rosmarin, Thymian, Oregano, Fenchelsamen und Lavendel
- **Garam Masala:** Koriander, schwarzer Pfeffer, Kumin, Kardamom und Zimt
- **Geflügelgewürz:** Thymian, Salbei, Majoran, Rosmarin, schwarzer Pfeffer und Muskatnuss
- **Pumpkin-Pie-Gewürz:** Zimt, Ingwer, Muskatnuss und Nelkenpfeffer (Piment)

Hinweis: Achten Sie insbesondere bei asiatischen Fertiggewürzmischungen und Pumpkin-Pie-Gewürzen darauf, dass sie kein Glutamat (Geschmacksverstärker) oder sonstige Inhaltsstoffe über die genannten Gewürze hinaus enthalten!

Blähungskiller

Hier einige Methoden zur Beseitigung von Gasbildung und Blähungen, die einige sehr ballaststoffreiche Nahrungsmittel verursachen können:

1. *Steigern Sie Ihren Konsum an Trockenbohnen schrittweise.* Beginnen Sie mit ¼ Tasse pro Tag und steigern Sie die Ration im Verlauf von ein oder zwei Wochen auf eine Tasse. Ihr Körper sollte sich an diese langsame, schrittweise Steigerung gewöhnen.

2. *Weichen Sie die Bohnen über Nacht in Wasser ein.* Durch das Einweichen werden einige der gasbildenden Oligosaccharide aufgebrochen.

   a. Um sie schnell einzuweichen, spülen Sie sie ab und stechen einige Male in sie hinein. Dann bedecken Sie sie mit Wasser (ein Teil Bohnen, drei Teile Wasser) und kochen sie 5 Minuten. Anschließend lassen Sie sie eine Stunde quellen und kochen sie danach gar.

   b. Für ein längeres Einweichen spülen Sie die Bohnen ab, stechen sie an, bedecken sie mit Wassr und lassen sie acht Stunden oder über Nacht quellen. Gießen Sie die Bohnen am nächsten Tag durch ein Sieb und wechseln Sie das Wasser, bevor Sie sie gar kochen.

c. Für langsames und schonendes Garen ist der Schongarer die perfekte Methode. Wenn Sie in Eile sind, stauben Sie Ihren Schnellkochtopf ab – eine schnelle und einfache Methode, mit der Sie perfekt gegarte Bohnen erhalten!

3. *Fügen Sie Ihren Bohnen einige Streifen Kombu hinzu.* Kombu ist ein Meeresgemüse (Algen), das nach makrobiotischer Tradition dazu beitragen kann, Bohnen leichter verdaulich zu machen. Auf jeden Fall verleiht es den Bohnen eine interessante Geschmacksnote!

4. *Geben Sie einige Karminativa (blähungstreibende Mittel) hinzu.* Als Karminativa werden Kräuter oder Kräuterzubereitungen genannt, die Blähungen verhindern. Außerdem können diese Kräuter die Verdauung fördern. Experimentieren Sie mit verschiedenen Kräutern und Kräutermischungen, um die Kombination zu finden, die bei Ihnen am besten wirkt:

Anis

Basilikum

Bohnenkraut

Dill

Fenchelsamen

Ingwer

Kardamom

Koriandersamen

Kümmel

Kumin

Majoran

Minze

Muskatnuss

Oregano

Petersilie

Rosmarin

Salbei

Thymian

Zimt

Mein Anti-Blähungstee beziehungsweise meine Anti-Blähungsbrühe: Bereiten Sie aus Ihren Lieblingskräutern Ihren eigenen Tee oder Ihre eigene Brühe zu und trinken Sie nach der Mahlzeit eine Tasse. Die Kräuterbrühe können Sie auch zum Verfeinern von Saucen, Marinaden, Beilagen oder Vorspeisen verwenden.

Mein persönliches Anti-Blähungsrezept: Kauen Sie nach dem Essen als kleine Verdauungshilfe einige Fenchelsamen, Minzeblätter oder Petersiliengrün.

5. *Dosenbohnen?* So sparen Sie Zeit. Achten Sie aber darauf, dass Sie eine Marke wählen, die nicht mit Sodium überladen, frei von Bisphenol A (BPA) ist – ein chemischer Stoff, der unter anderem in Konservendosen enthalten ist – und wenn möglich Kombu enthält!

6. *Sie brauchen einen Enzymschub?* Sie können ein vegetarisches Enzympräparat ausprobieren und vor einer Mahlzeit einnehmen, die Hülsenfrüchte enthält. Lassen Sie sich in der Apotheke beraten und wählen Sie ein Präparat, das das Enzym α-Galactosidase A enthält, das den Zucker in den Bohnen aufspaltet, die Gasbildung und somit mögliche Verdauungsbeschwerden verhindert. Achten Sie jedoch darauf, dass das Enzympräparat weder Farbstoffe noch Zuckeraustauschstoffe noch gehärtetes Pflanzenfett enthält.

Woche 4: Erneuerung

In dieser abschließenden Woche werden Sie damit fortfahren, neue Gewohnheiten und Rituale zu verinnerlichen, die Ihnen dabei helfen, Ihre Darmflora zu regenerieren. Denken Sie immer daran, dass der Erfolg des Swift-Plans über eine Gewichtsreduzierung hinausreicht, egal welches spürbare Resultat Sie feststellen können. Sie geben Ihrem Körper die Energie zurück – das eigentliche Ziel der Erneuerung. In dieser vierten Woche sind die mentalen Veränderungen möglicherweise genauso deutlich wie die physischen. Ein Monat gesunde Ernährung, guter

Schlaf und bewusste Mind-Body-Übung sollte sich in einem schärferen, fokussierteren Geist und durch ein leichteres, heitereres Körpergefühl ausdrücken.

Fahren Sie damit fort, ...

- größere Mengen an präbiotischen und fermentierten Nahrungsmitteln zu essen,
- Zucker und Gluten zu vermeiden,
- verarbeitete Zutaten und Inhaltsstoffe wie künstliche Süßstoffe, Farb- und Konservierungsstoffe zu vermeiden (siehe hierzu die Liste auf S. 121),
- Ihren Alkoholkonsum zu beschränken (höchstens zwei Drinks pro Woche),
- Ihren Konsum an koffeinhaltigen Getränken zu beschränken (nicht mehr als eine Tasse Kaffee oder zwei Tassen grüner, weißer oder schwarzer Tee pro Tag),
- jedes Gericht durch eines Ihrer Lieblingsrezepte aus den vergangenen drei Wochen zu ersetzen.
- Denkaufgabe: Haben Sie bewusste Übungen und Gewohnheiten integriert? Essen Sie langsamer? Haben Sie irgendwelche Beschwerden festgestellt, die auf Milchprodukte oder FODMAP-Produkte zurückgehen? Ist Ihr Interesse an fermentierten Nahrungsmitteln geweckt? Essen Sie inzwischen weniger, wenn Sie mit Freunden ausgehen? Achten Sie bewusster auf Ihren Alkoholkonsum?

Bewegung: Wenn Sie dreimal die Woche Krafttraining betreiben, testen Sie nun erneut Ihre Körperzusammensetzung. Wenn sich Ihre Ergebnisse in einem guten Bereich befinden, können Sie eine Krafttrainingseinheit pro Woche durch eine weitere Herz-Kreislauf-Trainingseinheit ersetzen. Erwägen Sie, Ihr Herz-Kreislauf-Training zu intensivieren, indem Sie entweder ein Intervalltraining integrieren oder ein einstündiges Grundlagentraining absolvieren.

Bringen Sie Geist und Körper miteinander in Einklang: Wenn Yoga oder Qi Gong zu einem wichtigen Teil Ihres Tages geworden sind, erkundigen Sie sich, ob in Ihrer Gegend regelmäßige Stunden angeboten werden. Wahrscheinlich finden Sie zahlreiche Optionen, entweder in einem Fitness-Studio in Ihrer Gegend oder einem reinen Yoga-Studio. Auch Qi Gong erfreut sich wachsender Beliebtheit, einschließlich der athletischeren und von der Kampfkunst beeinflussten Variante Tai-Chi.

Nahrungsmittelzubereitung: In dieser Woche geht es vor allem um die Kreation kulinarisch befriedigender veganer Speisen. Das Ziel ist, die verschiedenen pflanzlichen Nahrungsmittel aus dem Speiseplan der vergangenen drei Wochen zu integrieren und sie mit Aromen aus allen Teilen der Welt zu verfeinern. Sie können mageres, reines tierisches Protein durch pflanzliches Protein ersetzen; ich möchte Sie gerne dazu ermutigen, sich aus Ihrer ernährungstechnischen Komfortzone zu wagen. Denken Sie daran, dass eine Mahlzeit nicht immer Fisch, Fleisch, Geflügel oder Eier enthalten muss, nur weil es eine Hauptmahlzeit ist.

Einkaufen: Kaufen Sie Gemüse der Saison in unterschiedlichen Farben, die den Hauptanteil auf Ihrem Teller ausmachen sollten. Denken Sie an die Nährstoffvielfalt, die sich unter anderem auch in der Farbvielfalt der Gemüsesorten ausdrückt, und kaufen Sie Gemüse in mindestens vier verschiedenen Farben. Lassen Sie Ihrem inneren Küchenchef freien Lauf! Je mehr Farben Sie auf den Teller bringen, desto mehr Nährstoffe führen Sie Ihrem Körper zu. Halten Sie sich also nicht zurück.

Kochen: Überlegen Sie, ob Sie am Wochenende nicht eine große Portion Gemüse rösten wollen. Kochen Sie ein Urgetreide, mit dem Sie Ihre Mahlzeiten ergänzen können, oder das als Sättigungsbeilage zum Gemüse dienen kann. Das ist eine ausgezeichnete Gelegenheit, um die Bestände in Ihrem Kühlschrank auf ihre Frische zu überprüfen und alles zu verwerten, was sich nicht mehr länger hält. Zögern Sie nicht, Mahlzeiten zu vertauschen, wenn Ihnen danach ist; Sie können die Rezepte für Frühstück, Mittagessen und Abendessen beliebig austauschen. Die Rezepte bilden eine vollständige Ernährungspalette, die Sie frei mischen und neu zusammenstellen können.

Vegane Tellergerichte

Schicht 1: mindestens zwei Tassen gedämpftes/sautiertes Blattgemüse (Grünkohl, Mangold, Blattkohl, Pak Choy)

Schicht 2: mindestens eine Tasse knackiges, buntes Gemüse (geröstet, gedämpft, sautiert oder roh)

Schicht 3: eine Tasse pflanzliches Protein (Bohnen, Linsen, Tofu)

Schicht 4: beliebige Menge an fermentierten Nahrungsmitteln (Sauerkraut, Tempeh, Miso, Pickles, Kimchi, Joghurt)

Schicht 5: ½ Tasse gekochtes Urgetreide (Amaranth, Buchweizen, Millet, Quinoa, brauner Reis), Bohnen-Nudeln (aus Leguminosenmehl)

Schicht 6: beliebige Menge an Kräutern/Gewürzen (Basilikum, Dill, Koriander, Petersilie etc.)

Schicht 7: ein bis zwei Esslöffel Garnitur (Oliven, Nüsse, Samen und Kerne, Avocado, Meeresgemüse)

Schicht 8: ein bis zwei Esslöffel Dressing/Gewürze: Saucen, Swift-Dressings und -Marinaden, scharfe Saucen, Tamari, Olivenöl, Zitrone, Essig

Wellnesspause: Finden Sie einen stillen Moment, um über Ihre gelegentlichen Rückfälle auf diesem Pfad zu einem gesunden Gewicht nachzudenken. Akzeptieren Sie, dass solche Rückfälle unvermeidlich sind. Verzeihen Sie sich und bekräftigen Sie Ihre Selbstverpflichtung auf Ihr Ernährungsprogramm. Erinnern Sie sich an die Absichtskarte, die Sie in Kapitel 2 geschrieben haben. Schreiben Sie eine neue und stecken Sie sie in Ihre Geldbörse oder Brieftasche. Vielleicht ist die Botschaft noch dieselbe; vielleicht haben Sie aber auch etwas Neues über Ihre Motivation, gesünder und schlanker zu werden, hinzugelernt. Falls ja, nehmen Sie diese Lektion in Ihre Absichtskarte auf.

Rezepte

Der Swift-Speiseplan: Frühstücksrezepte

Ein Morgen ohne Frühstück ist wie ein Frühling ohne Mai. Ob Sie Ihr Frühstück lieber am Küchentresen essen, als Wegzehrung in die Arbeit mitnehmen oder sich zivilisiert an einen Tisch setzen und dabei die Zeitung lesen, die nachfolgenden Rezepte bieten Ihnen eine breite Auswahl an köstlichen Optionen für einen guten Start in den Tag. Die Rezepte können aber auch als Zwischenmahlzeit nach der Arbeit oder als leichtes Abendessen dienen, falls Sie keine Zeit zum Kochen haben.

Versuchen Sie, möglichst nicht zwei Tage hintereinander das Gleiche zu frühstücken, damit Ihre Geschmacksknospen herausgefordert werden und Ihre Darmbakterien genügend Vielfalt erleben.

....
Karotten-Ingwer-Powermuffins

Vorbereitungszeit: 10 Minuten
Backzeit: 22 bis 25 Minuten
Ergibt: 12 Muffins (entspricht 6 Portionen à 2 Muffins)

Zutaten
½ Tasse Kokosmehl
2 Teelöffel gemahlener Zimt
½ Teelöffel Backpulver
2 Teelöffel gemahlener Ingwer
¾ Tasse Karottenpüree oder organischer Baby-Karottenbrei

¼ Tasse Walnussöl

6 große Eier

2 Teelöffel reines Vanilleextrakt

¼ Tasse hundertprozentig reiner Ahornsirup

Zubereitung

Schritt 1: Heizen Sie den Ofen auf 180 Grad Celsius vor. Geben Sie in jede Vertiefung eines Muffinblechs ein ungebleichtes Muffin-Papierförmchen.

Schritt 2: Mischen Sie in einer kleinen Schüssel das Kokosmehl, Backpulver, Zimt und Ingwer.

Schritt 3: Schlagen Sie mit dem Schneebesen in einer großen Schüssel Karottenpüree, Walnussöl, Eier, Vanilleextrakt und Ahornsirup, bis alles gut vermischt ist.

Schritt 4: Geben Sie die vermischten trockenen Zutaten aus der kleinen Schüssel langsam in die Karottenpüreemischung und verrühren Sie das Ganze, bis eine homogene Masse entsteht.

Schritt 5: Füllen Sie die Masse in die Vertiefungen des Muffinblechs.

Schritt 6: Backen Sie die Muffins im vorgeheizten Ofen 22 bis 25 Minuten, oder bis Sie ein Messer hineinstechen und es sauber herausziehen können, ohne das Teigreste an der Schneide kleben bleiben. Lassen Sie die Muffins anschließend im Blech abkühlen.

Swift-Tipp: Sparen Sie Backzeit, indem Sie die im Rezept angegebenen Mengen verdoppeln und frieren Sie die Hälfte der Muffins ein, und zwar am besten in individuellen Behältern, damit Sie sie einzeln auftauen und als Wegzehrung für unterwegs mitnehmen können. Nach ungefähr einer halben Stunde sind sie aufgetaut und verzehrfertig.

....

Chia–Pudding »Ciao Bella«

Vorbereitungszeit: 5 Minuten plus 3 Stunden (Kühlzeit)
Koch-/Backzeit: keine
Portionen: 2

Zutaten

1 Tasse naturbelassener, ungesüßter Kefir oder Kefir aus einem milchfreien Produkt wie Kokos, Mandeln etc.

¼ Tasse Chiasamen

2 Teelöffel hundertprozentig reiner Ahornsirup

Gewürze oder eine Swift-Twist-Aromamischung (siehe Rezept)

Verzierung

1 Tasse frische Früchte der Saison

2 Esslöffel gehackte Nüsse

Zubereitung

Schritt 1: Füllen Sie den Kefir, die Chiasamen und den Ahornsirup in ein verschließbares Glasgefäß und schütteln Sie es, bis sich alle Zutaten gleichmäßig vermischt haben.

Schritt 2: Fügen Sie die Swift-Twist-Aromamischung Ihrer Wahl hinzu und schütteln Sie erneut.

Schritt 3: Stellen Sie das Glas mindestens drei Stunden in den Kühlschrank.

Schritt 4: Servieren Sie den Pudding mit frischen Früchten (½ Tasse pro Portion) und einem Esslöffel gehackten Nüssen.

Swift-Twists

Vanille-Mandel: Fügen Sie in Schritt 2 einen halben Teelöffel reines Vanilleextrakt hinzu. Servieren Sie den Pudding mit frischen oder tiefgefrorenen wilden Heidelbeeren und Mandeln (gehackt oder Mandelblätter).

Kakao-Zimt: Fügen Sie in Schritt 2 einen halben Teelöffel Zimt und einen halben Teelöffel ungesüßtes Kakaopulver hinzu. Servieren Sie den Pudding mit gehackten Walnüssen und Bananenscheiben.

Banane-Ingwer: Fügen Sie in Schritt 2 einen halben Teelöffel gemahlenen Ingwer und eine kleine zerdrückte Banane hinzu. Servieren Sie den Pudding mit gehackten Macadamia-Nüssen.

Ahorn-Walnuss: Fügen Sie in Schritt 2 einen halben Teelöffel Ahornextrakt hinzu. Servieren Sie den Pudding mit gehackten Walnüssen.

Erdnussbutter-Schokolade: Fügen Sie in Schritt 2 einen halben Teelöffel ungesüßtes Kakaopulver und einen Esslöffel naturbelassene Erdnussbutter hinzu. Servieren Sie den Pudding mit Bananenscheiben.

Swift-Tipp: Bereiten Sie eine größere Menge zu und bewahren Sie ein Glas in Ihrem Bürokühlschrank auf, damit Sie nötigenfalls darauf zurückgreifen können, anstatt einen Müsliriegel oder ähnliches zu essen.

....
»Eier Benedikt«: Soleier auf Blattgemüse und Tomaten

Vorbereitungszeit: 5 Minuten
Kochzeit: 5 Minuten
Portion: 1

Zutaten
1 Teelöffel roher Apfelessig
1 Teelöffel kaltgepresstes Olivenöl Extra Vergine
1 mittelgroße Tomate, gehackt
3 Tassen frischer Babyspinat
2 große Eier
Meersalz und frisch gemahlener schwarzer Pfeffer nach Geschmack
1 Tasse frische Früchte der Saison

Zubereitung

Schritt 1: Füllen Sie einen kleinen Topf bis zur Hälfte mit warmem Wasser und geben Sie den Essig hinein. Bringen Sie das Wasser bei mittlerer Hitze zum Sieden.

Schritt 2: In der Zwischenzeit sautieren Sie in einer kleinen Pfanne unter ständigem Rühren die Tomatenstücke und den Spinat drei Minuten im Olivenöl.

Schritt 3: Wenn das Wasser kurz vor dem Kochen ist, zerbrechen Sie die Eierschalen vorsichtig über dem Wasser und lassen die Eier ungefähr drei Minuten im Wasser kochen, oder bis das Eiweiß fest ist. Heben Sie die Eier mit einem großen Löffel vorsichtig aus dem Wasser und legen Sie sie auf das Spinat-Tomaten-Bett. Würzen Sie mit Salz und Pfeffer.

Schritt 4: Servieren Sie die Eier mit frischen Früchten der Saison.

Swift-Tipps: Probieren Sie das Rezept auch mit anderen Blattgemüsesorten aus. Soleier schmecken auch sehr gut mit Mangold, Grünkohl, Rucola, Endivien etc. Um dieses Frühstück noch sättigender zu machen, streuen Sie ein oder zwei Teelöffel Chiasamen oder gemahlene Flachs- oder Hanfsamen darüber.

Power–Porridge

Vorbereitungszeit: 5 Minuten
Kochzeit: 20 bis 25 Minuten
Portionen: 4

Zutaten

3 Tassen Wasser

1 Tasse Vollwert-Haferschrot aus garantiert glutenfreiem Hafer (abgespült und über Nacht in Wasser gequollen, wenn Sie möchten)

1 Teelöffel gemahlener Zimt

1 mittlere Banane, in Scheiben geschnitten

4 Esslöffel Walnüsse

1 Esslöffel ungesüßte Kokosraspel

Zubereitung

Schritt 1: Bringen Sie in einem mittleren Topf das Wasser zum Kochen, geben Sie den Haferschrot hinein und reduzieren Sie die Hitze, bis das Wasser leicht siedet. Fügen Sie den Zimt hinzu und köcheln Sie das Ganze 20 bis 25 Minuten, bis der Haferschrot weich und gar ist.

Schritt 2: Servieren Sie mit Bananenscheiben, Walnüssen und Kokosflocken.

....

Grüner Ingwer–Gemüse–Saft

Vorbereitungszeit: 5 Minuten
Kochzeit: keine
Portionen: 1

Zutaten

1 mittelgroße Tomate

1 Gurke

1 Karotte

1 Tasse Blattgemüse

1 Teelöffel gemahlene Kurkuma

1 Esslöffel frischer geriebener Ingwer (ungeschält, falls organisch)

1 Esslöffel frisch gepresster Zitronensaft

½ Tasse Wasser

Zubereitung

Schritt 1: Geben Sie alle Zutaten in einen Mixer und mischen Sie sie so lange, bis eine homogene Masse entstanden ist.

Swift-Tipps: Auf zum gesunden Saftspaß! Aber auf die richtige und gesündeste Art und Weise. Idealerweise verwenden Sie dafür viel Gemüse und wenig Obst. Das Obst sollte das »Sahnehäubchen« sein und dem Gemüsesaft lediglich die nötige Süße verleihen, ihn aber nicht in Fruchtzucker ertränken.

Wenn etwas übrigbleibt, füllen Sie die Masse in einen Eiswürfelbehälter. Die Gemüseeiswürfel können Sie später für kalte Suppen, Eintöpfe oder Marinaden verwenden, um ihnen einen Extraschub an Pflanzennährstoffen zu verleihen.

....

Lachsröllchen

Vorbereitungszeit: 5 Minuten
Kochzeit: keine
Portionen: 1

Zutaten

85 Gramm wilder, naturgeräucherter und nitratfreier Lachs
1 Gurke, in feine Scheiben geschnitten
1 Tomate, in feine Scheiben geschnitten
2 Radieschen, in feine Scheiben geschnitten
1 Teelöffel Meerrettich (optional)
2 große Blätter Blattsalat, gewaschen und vorsichtig trockengeklopft
2 Esslöffel Zitronen-Dill-Dressing (S. 331)

Zubereitung

Schritt 1: Verteilen Sie Lachs, Gurke, Tomate, Radieschen und Meerrettich auf den Salatblättern und sprenkeln Sie Dressing darüber. Rollen Sie die Salatblätter anschließend zusammen.

Swift-Tipps: Halten Sie Ausschau nach geräuchertem Wildlachs.
Räucherlachs hält sich drei bis fünf Tage im Kühlschrank und länger, wenn er gut verpackt im Tiefkühlfach aufbewahrt wird.

....

Vegetarische Gemüse–Muffins

Vorbereitungszeit: 10 Minuten

Backzeit: 20 Minuten

Ergibt: 12 Muffins oder 4 Portionen à 3 Muffins

Zutaten

¼ Tasse Paprika, fein gewürfelt

¼ Tasse Zucchini, fein gewürfelt

1 Tasse tiefgefrorener Spinat, gezupft und gut abgetropft

2 Esslöffel Feta

6 große Eier

Eiweiß von 4 großen Eiern

1 Esslöffel frisches gehacktes Basilikum oder 1 Teelöffel getrocknetes Basilikum

1 Esslöffel Parmesan

Zubereitung

Schritt 1: Heizen Sie den Ofen auf 180 Grad Celsius vor. Geben Sie ungebleichte Muffin-Papierförmchen in die Vertiefungen eines Muffinblechs. Verteilen Sie Paprika-, Zucchini- und Fetawürfel gleichmäßig in die Papierförmchen, so dass sie jeweils den Boden bedecken.

Schritt 2: Schlagen Sie in einer Rührschüssel die Eier, das Eiweiß, das gehackte Basilikum und den Parmesan und gießen Sie die Eiermischung anschließend gleichmäßig über alle Gemüsewürfel, bis die Papierförmchen zu drei Vierteln gefüllt sind.

Schritt 3: Backen Sie die Muffins 20 Minuten im vorgeheizten Ofen, oder bis Sie ein Messer hineinstechen können, ohne das Eimasse an der Klinge kleben bleibt.

Swift-Tipps: Bewahren Sie einige Muffins im Tiefkühlfach Ihres Bürokühlschranks auf und wärmen Sie sie in einem Miniofen auf, bevor Sie nach der Arbeit ins Fitness-Studio eilen. Das verleiht Ihnen die Energie für Ihr Training und verhindert, dass Sie anschließend Heißhunger verspüren.

Wenn Sie zu einer Cocktailparty eingeladen sind, essen Sie vorher einen dieser Muffins, damit Sie nicht zu viele Cocktailhäppchen verschlingen.

....

Aromatisierter Fruchtjoghurt

Vorbereitungszeit: 2 Minuten
Kochzeit: keine
Portionen: 1

Zutaten

1 Tasse naturbelassener, ungesüßter Bio-Joghurt
¼ Teelöffel Gewürze (gemahlener Zimt, Ingwer, Muskatnuss etc.) oder ½ Teelöffel reines Aromaextrakt (Vanille, Ahorn, Orange etc.)
1 Tasse frische oder tiefgefrorene Beeren
1 Esslöffel gehackte Nüsse
1 Esslöffel Samen/Kerne (Sonnenblume, Kürbis, Flachs oder Chia)

Zubereitung

Schritt 1: Mischen Sie den Joghurt mit dem Gewürz oder reinen Aromaextrakt in einem Glas oder einer Servierschüssel.
Schritt 2: Servieren Sie den aromatisierten Joghurt mit Früchten, Nüssen und Samen beziehungsweise Kernen.

Swift-Tipp: Den Varianten des aromatisierten Joghurts sind keine Grenzen gesetzt. Probieren Sie gesunde Zusätze aus, zum Beispiel Zimt, Ingwer und Muskatnuss, und experimentieren Sie mit verschiedenen Früchten, um Ihre Geschmacksknospen immer wieder neu zu überraschen.

....
Süßkartoffel–Powermuffins

Vorbereitungszeit: 10 Minuten
Backzeit: 22 bis 25 Minuten
Ergibt: 12 Muffins oder 6 Portionen à 2 Muffins

Zutaten

½ Tasse Kokosmehl

2 Teelöffel gemahlener Zimt

½ Teelöffel Backpulver

2 Teelöffel gemahlene Muskatnuss

¾ Tasse Süßkartoffelpüree oder organischer Süßkartoffel-Babybrei

¼ Tasse Walnussöl

6 große Eier

2 Teelöffel reines Vanilleextrakt

¼ Tasse hundertprozentig reiner Ahornsirup

Zubereitung

Schritt 1: Heizen Sie den Ofen auf 180 Grad Celsius vor. Geben Sie in jede Vertiefung eines Muffinblechs ein ungebleichtes Muffin-Papierförmchen.

Schritt 2: Mischen Sie in einer kleinen Schüssel Kokosmehl, Backpulver, Zimt und Muskatnuss.

Schritt 3: Schlagen Sie mit dem Schneebesen in einer großen Schüssel Sükartoffelpüree, Walnussöl, Eier, Vanilleextrakt und Ahornsirup, bis alles gut vermischt ist.

Schritt 4: Geben Sie die vermischten trockenen Zutaten aus der kleinen Schüssel langsam in die Süßkartoffelpüreemischung und verrühren Sie das Ganze, bis eine homogene Masse entsteht.

Schritt 5: Füllen Sie die Masse in die Vertiefungen des Muffinblechs.

Schritt 6: Backen Sie die Muffins im vorgeheizten Ofen 22 bis 25 Minuten, oder bis Sie ein Messer hineinstechen und es sauber herausziehen können, ohne das Teigreste an der Schneide kleben bleiben. Lassen Sie die Muffins anschließend im Blech abkühlen.

....
Swift-Smoothie

Vorbereitungszeit: 5 Minuten
Kochzeit: keine
Portionen: 1

Zutaten

0,25 bis 0,35 Liter kaltes Wasser (verwenden Sie mehr Wasser, wenn Sie Ihren Smoothie flüssiger haben möchten)
½ kleine Banane (geschält und tiefgefroren)
½ Tasse Früchte der Saison, frisch oder tiefgekühlt
1 Tasse frisches oder ½ Tasse tiefgefrorenes Blattgemüse nach Wahl (Spinat, Grünkohl, Brunnenkresse etc.)
2 flache Esslöffel rohe, ungesalzene Nüsse oder Nuss- oder Sesambutter
eine Prise Gewürze nach Wahl (gemahlener Ingwer, Muskatnuss, Zimt, Orangenschale etc.)

Zubereitung

Schritt 1: Geben Sie alle Zutaten in einen Mixer und mischen Sie sie auf höchster Stufe, bis Sie eine homogene Masse erhalten (20 bis 30 Sekunden).

Swift-Twists

Dieses Rezept lässt sich auf vielfältige Art und Weise variieren. Hier einige meiner Lieblingsvarianten:

Berry Best: ½ Banane, ½ Tasse Heidelbeeren, 1 Tasse Blattgemüse, 2 Esslöffel rohe, ungesalzene Mandelbutter, 0,25 bis 0,35 Liter kaltes Wasser

Creamsicle: ½ Banane, 1 Orange (geschält und entkernt), 1 Tasse Blattgemüse, ½ Esslöffel Kokosbutter, 2 Esslöffel Macadamia-Nussbutter, 0,25 bis 0,35 Liter kaltes Wasser

Kiwi Kraze: ½ Banane, 1 geschälte Kiwi, 1 Tasse Blattgemüse, 2 Esslöffel rohe, ungesalzene Mandelbutter, 0,25 bis 0,35 Liter kaltes Wasser

Tropical Treat: ½ Banane, ½ Tasse Ananas, 1 Tasse Blattgemüse, ½ Esslöffel Kokosbutter, 2 Esslöffel Macadamia-Nussbutter, 0,25 bis 0,35 Liter kaltes Wasser

Peanut-Choc: 1 Banane, 1 Tasse Spinat, 2 Esslöffel Erdnussbutter, ½ Teelöffel ungesüßtes Kakaopulver, ½ Teelöffel gemahlener Zimt, 0,25 bis 0,35 Liter kaltes Wasser

Strawberry Dream: ½ Banane, 1 Tasse gefrorene, ungesüßte Erdbeeren, 1 Tasse Blattgemüse, 2 Esslöffel rohe, ungesalzene Mandelbutter, 0,25 bis 0,35 Liter kaltes Wasser

Swift-Tipps: Wenn Sie Ihren Smoothie noch proteinhaltiger machen wollen, dann können Sie ein Proteinpulver dazugeben.

Sie haben morgens keine Zeit, um alle Zutaten zusammenzustellen? Geben Sie am Abend zuvor vor dem Schlafengehen alle Zutaten außer Wasser in das Mixgefäß und stellen Sie es in den Kühlschrank. Am nächsten Morgen gießen Sie einfach das Wasser dazu und drücken den Knopf.

Wenn Sie zu viel gemacht haben, gießen Sie den Rest in einen Eiswürfelbehälter. Die Smoothie-Eiswürfel können Sie in Ihren nächsten Smoothie geben.

·····························
Thai–Gemüsepfanne mit Tofu

Vorbereitungszeit: 10 Minuten
Kochzeit: 13 Minuten
Portionen: 4

Zutaten

1 Esslöffel Kokosöl Extra Vergine
½ Tasse Paprikaschoten, fein gewürfelt
½ Tasse geriebene Karotten
½ Tasse gehackte Frühlingszwiebeln (nur der grüne Teil)
½ Tasse Kokosmilch (siehe »Swift and Simple«-Kokosmilch – hausgemacht und frei von Zusatzstoffen; das Rezept hierfür finden Sie im nachfolgenden Swift-Tipp)
2 Teelöffel grüne Currypaste

1 Teelöffel gemahlene Kurkuma

1 Esslöffel glutenfreie Sojasauce

1 Pfund frischer Tofu, abgespült, abgetropft und zerkrümelt

2 Tassen gehackter frischer Spinat oder 1 Tasse Tiefkühlspinat, gezupft und gut abgespült

Zubereitung

Schritt 1: Geben Sie das Kokosöl, die Paprikawürfel, die geriebene Karotte und die gehackten Frühlingszwiebeln in eine große Pfanne und sautieren Sie das Gemüse ca. 3 Minuten bei mittlerer Hitze.

Schritt 2: Fügen Sie die Kokosmilch, die grüne Currypaste, die Kurkuma und die Sojasauce hinzu und rühren Sie, bis sich die Currypaste aufgelöst und alles gut vermischt hat.

Schritt 3: Rühren Sie den zerkrümelten Tofu hinein und lassen Sie alles ungefähr acht Minuten vor sich hinköcheln.

Schritt 4: Geben Sie den Spinat dazu und lassen alles zusammen weitere zwei Minuten köcheln.

Swift-Tipps: Anders als Eier können Sie Tofu wiederaufwärmen, ohne dass er seine Konsistenz verändert. Bereiten Sie also ruhig ein wenig mehr zu und bewahren Sie eine Portion für eine weitere Mahlzeit auf.

»Swift and Simple«-Kokosmilch: Geben Sie 1 Esslöffel Bio-Kokosmus (auch erhältlich als Creamed Coconut) mit 250 ml heißem Wasser in einen Mixer und mischen Sie das Ganze, bis sich eine weiche, homogene Masse ergibt. Diese füllen Sie in ein Glasgefäß. Im Kühlschrank hält sich die Kokosmilch bis zu fünf Tage.

....

Eiweiß–Gemüseomelette

Vorbereitungszeit: 5 Minuten
Kochzeit: 10 Minuten
Portionen: 1

Zutaten

2 Teelöffel kaltgepresstes Olivenöl Extra Vergine

3 Esslöffel bunte Paprika, fein gewürfelt

1 Esslöffel Tomatenwürfel aus frischen Tomaten

1 Esslöffel gehackte frische Petersilie

½ Tasse gehackter frischer Spinat

Eiweiß von drei großen Eiern

eine Prise Salz und frisch gemahlener Pfeffer (optional)

Zubereitung

Schritt 1: Geben Sie das Olivenöl und die Paprikawürfel in eine kleine Pfanne und sautieren Sie die Paprika bei mittlerer Hitze.

Schritt 2: Fügen Sie die Tomatenwürfel hinzu und schmoren Sie das Gemüse eine oder zwei Minuten.

Schritt 3: Fügen Sie den Spinat und die Petersilie hinzu und schmoren Sie das Ganze, bis der Spinat weich ist.

Schritt 4: Gießen Sie das Eiweiß über das Gemüse, lassen Sie es leicht festwerden und klappen Sie das Omelett zusammen. Braten Sie es, bis es die gewünschte Konsistenz hat.

Swift-Tipp: Alternativ können Sie tiefgefrorene Paprikawürfel und Tiefkühlspinat verwenden. Denken Sie nur daran, dass Sie das Gemüse am Abend zuvor auftauen und im Kühlschrank aufbewahren, bis Sie es verwenden. Pressen Sie vorher sanft alle überschüssige Flüssigkeit heraus.

Der Swift–Speiseplan: Mittagsrezepte

Sind Sie oftmals »zu beschäftigt«, um Mittag zu essen? Die meisten Menschen wollen damit eigentlich sagen, dass sie keine Ahnung haben, was Sie essen sollen, vor allem wenn sie keine Zeit haben, das Büro zu verlassen, um sich ein gesundes Mittagessen zu besorgen. Mit dem Swift-Speiseplan haben Sie das Problem nicht, weil Sie Ihre Mahlzeiten so vorbereiten, dass sie fertig sind, wenn Sie gerade eine Pause machen können. Darüber hinaus enthalten sie viele Nährstoffe, damit Sie Kraft und Energie für einen arbeitsreichen Tag haben. Außerdem schmekken sie viel bessser als die immer gleichen Sandwiches, die der Büroservice bringt oder das Geschäft an der Ecke verkauft!

....

Asiatischer Salat mit Erdnuss–Limetten–Tofu

Vorbereitungszeit: 10 Minuten
Kochzeit: keine
Portionen: 2

Zutaten
4 Tassen geschnittener Pak Choy oder Weißkohl
1 Tasse frische Bohnensprossen
1 rote Paprikaschote, in feine Scheiben geschnitten
½ Tasse Wasserkastanien, in Scheiben
¼ Tasse gehacktes frisches Koriandergrün
Marinierter Erdnuss-Limetten-Tofu (siehe unten)
4 Esslöffel Erdnuss-Limetten-Dressing (S. 333)

Zubereitung
Schritt 1: Geben Sie alle Zutaten in eine Schüssel und beträufeln Sie den Salat mit Dressing.

....

Marinierter Erdnuss–Limetten–Tofu

(vorab zubereitet)
Vorbereitungszeit: 1 Stunde und 10 Minuten
Kochzeit: 25 bis 30 Minuten
Portionen: 4

Zutaten
500 g fester Tofu

Marinade
2 Esslöffel dunkles Sesamöl (aus gerösteten Samen)
2 Esslöffel brauner Reisessig
1 Esslöffel glutenfreie Sojasauce
1 Teelöffel gemahlener Ingwer
¼ Tasse Wasser

Swift-Special Panade
1 Teelöffel chinesisches Fünf-Gewürze-Pulver
¼ Tasse Mandelmehl

Zubereitung
Schritt 1: Spülen Sie den Tofu ab und drücken Sie ihn vorsichtig aus, indem sie ihn in Leinentuch pressen, bis das Wasser heraustritt. Klopfen Sie ihn anschließend vorsichtig trocken. Schneiden Sie den Tofu in acht Stücke und legen Sie diese in eine flache Backschüssel.
Schritt 2: Mischen Sie die Zutaten der Marinade in einem Glasmessbehälter und gießen Sie sie über die Tofustücke. Lassen Sie den Tofu mindestens eine Stunde ziehen.
Schritt 3: Heizen Sie den Ofen auf 190 Grad Celsius vor.
Schritt 4: Geben Sie die chinesische Gewürzmischung und das Mandelmehl in eine mittlere Schüssel. Wenden Sie jedes Tofustück in dieser Mischung, bis es von al-

len Seiten mit Panade bedeckt ist und legen Sie es anschließend auf ein geöltes Backpapier.

Schritt 5: Backen Sie den Tofu 25 bis 30 Minuten. Nach der Hälfte der Zeit wenden Sie die Tofustücke, damit sie von allen Seiten gleichmäßig backen.

Hinweis: Dunklen Reisessig aus braunem Reis und Sesamöl aus gerösteten Samen bekommen Sie in Asianläden.

....

Chili aus schwarzen Bohnen und Süßkartoffeln

Vorbereitungszeit: 20 Minuten
Garzeit: 4 bis 5 Stunden
Portionen: 4

Zutaten

1 mittelgroße rote Zwiebel, gehackt

1 grüne Paprikaschote, gehackt

3 Knoblauchzehen, zerdrückt

1 Esslöffel Chilipulver oder Chipotle-Chilipulver

1 Esslöffel gemahlenes Kumin

¼ Teelöffel gemahlener Zimt

1 Esslöffel ungesüßtes Kakaopulver

1 Dose Tomatenwürfel (ca. 800 Gramm)

1 Dose schwarze Bohnen (ca. 450 Gramm)

1 große Süßkartoffel (ungefähr 225 Gramm), in feine Würfel geschnitten

1 Tasse Wasser

Zubereitung

Schritt 1: Geben Sie die gehackte Zwiebel, die Paprika, den Knoblauch, die Gewürze und das Kakaopulver in einen Schongarer.

Schritt 2: Fügen Sie die Tomatenwürfel, die Bohnen (samt Flüssigkeit), die Süßkartoffelwürfel und das Wasser hinzu.

Schritt 3: Machen Sie den Deckel auf den Schongarer und kochen Sie das Chili, bis es eine dickflüssige Konsistenz erreicht hat und die Süßkartoffelwürfel weich sind (bei hoher Hitze 4 bis 5 Stunden, bei niedriger Hitze 7 bis 8 Stunden)

Hinweis: Dieses Rezept können Sie auch in einem normalen Topf zubereiten. Dann geht es schneller.

Chipotle-Chilipulver wird aus geräucherten Jalapeño-Chilischoten hergestellt und ist am einfachsten über einen Online-Versand erhältlich.

Hühnersuppe mit Endivien

Vorbereitungszeit: 15 Minuten
Kochzeit: 1 Stunde und 30 Minuten
Portionen: 10 (1½ Tassen pro Portion)

Zutaten

1 ganzes Huhn aus biologisch-organischer Haltung (3 bis 4 Pfund)

10 Tassen Wasser

2 Esslöffel Apfelessig

1 Fenchelknolle, in Scheiben geschnitten

3 Karotten, gewürfelt

1 Pastinake, gewürfelt

1 Tasse rote Paprikaschoten, gewürfelt

1 Bund Endivien, gewaschen, geputzt und gehackt

1 große Süßkartoffel, fein gewürfelt

2 Esslöffel fein gehackter frischer Estragon oder 1 Esslöffel getrocknete Estragon-blätter

2 Esslöffel fein gehackter frischer Dill oder 1 Esslöffel getrockneter Dill

¼ Teelöffel frisch gemahlener schwarzer Pfeffer

½ Teelöffel Meersalz

Zubereitung

Schritt 1: Waschen Sie das Huhn von innen und von außen.

Schritt 2: Legen Sie das Huhn in einen hohen Topf, geben Sie Wasser und Apfelessig hinzu. Bringen Sie das Wasser auf großer Hitze zum Kochen. Anschließend reduzieren Sie die Hitze auf eine mittlere bis niedrige Stufe und lassen das Huhn 30 bis 40 Minuten ohne Deckel vor sich hinköcheln, bis sich das Fleisch von den Knochen löst. Nehmen Sie das Huhn aus dem Topf und lassen Sie es abkühlen.

Schritt 3: Geben Sie alles Gemüse und die gehackten Kräuter sowie Pfeffer und Salz in die Suppe und lassen Sie sie bei niedriger Hitze weitere 20 Minuten vor sich hinköcheln, bis das Gemüse nicht mehr roh, aber noch bissfest ist.

Schritt 4: Wenn das Huhn so weit abgekühlt ist, dass Sie es anfassen können, lösen Sie das Fleisch von den Knochen, schneiden Sie es in Stücke und geben Sie es wieder in die Suppe. Lassen Sie die Suppe weitere 30 Minuten köcheln, bis das Gemüse weich und gar ist.

....

Ratatouille–Frittata mit Rucolasalat

Vorbereitungszeit: 10 Minuten
Kochzeit: 35 bis 40 Minuten
Portionen: 6

Zutaten

1 mittelgroße rote oder violette Kartoffel, fein gewürfelt

6 große Eier

Eiweiß von 5 großen Eiern

1 Teelöffel getrocknetes Oregano

¼ Teelöffel frisch gemahlener schwarzer Pfeffer

2 Esslöffel geriebener Parmesan

2 Esslöffel Feta

1 Esslöffel kaltgepresstes Olivenöl Extra Vergine

1 Schalotte, gehackt

1 mittelgroße Zucchini, fein gewürfelt

2 italienische Baby-Auberginen, fein gewürfelt

2 Pflaumentomaten, fein gewürfelt

Zubereitung

Schritt 1: Heizen Sie den Ofen auf 180 Grad Celsius vor.

Schritt 2: Hängen Sie einen Garkorb in einen Topf mit Wasser und geben Sie die Kartoffelwürfel hinein. Dämpfen Sie sie ungefähr 5 Minuten oder bis sie weich sind.

Schritt 3: Schlagen Sie in einer Schüssel die Eier, das Eiweiß, die Gewürze, den Parmesan und den Feta und stellen Sie die Mischung anschließend beiseite.

Schritt 4: Erhitzen Sie das Olivenöl in einer ofenfesten Form. Geben Sie die Schalotten-, Zucchini- und Auberginenwürfel hinein und garen Sie sie 5 Minuten. Dann fügen Sie die Tomaten- und die abgekühlten Kartoffelwürfel hinzu und garen das Ganze weitere 2 Minuten.

Schritt 5: Gießen Sie die Eiermischung über das Gemüse, bis alles gleichmäßig bedeckt ist und lassen Sie die Masse 3 Minuten stocken, bis die Masse an den Rändern fest wird. Anschließend stellen Sie die Form für 25 bis 30 Minuten in den Ofen, bis die Frittata aufgegangen und die Oberfläche gebräunt ist. Nehmen Sie die Form aus dem Ofen und lassen Sie die Frittata abgedeckt ein paar Minuten abkühlen, bevor Sie sie in Stücke schneiden.

....

Rucolasalat

Vorbereitungszeit: 10 Minuten

Kochzeit: keine

Portionen: 2

Zutaten

4 Tassen Rucola

2 Rettiche, in dünne Scheiben geschnitten

1 kleine Gurke, in dünne Scheiben geschnitten

1 Esslöffel gehackte schwarze Oliven

2 Esslöffel Walnüsse

4 Esslöffel Beeren-Balsamico-Dressing (S. 330)

Zubereitung

Schritt 1: Mischen Sie Rucola, den Rettich und die Gurke in einer Schüssel und geben Sie die Oliven und die Walnüsse darauf. Sprenkeln Sie anschließend das Dressing darüber.

....
Hummus–Gemüse–Wrap

Vorbereitungszeit: 5 Minuten

Kochzeit: keine

Ergibt 1½ Tasse Füllung

Portionen (Wraps): 12 (2 Esslöffel Füllung pro Wrap)

Zutaten für das Hummus

1 Dose Kichererbsen, gut abgetropft

3 Esslöffel Tahini

5 Esslöffel frisch gepresster Zitronensaft

1 Esslöffel kaltgepresstes Olivenöl Extra Vergine

1 Esslöffel Wasser

1 Esslöffel fein gehackte Petersilie oder 1 Teelöffel getrocknete Petersilie

eine Prise Meersalz

Zubereitung

Schritt 1: Geben Sie alle Zutaten in die Schüssel einer Küchenmaschine und pürieren Sie sie, bis sich eine homogene Masse ergibt. Wenn Sie möchten, dass das Hummus eine weichere Konsistenz hat, geben Sie gegebenenfalls etwas mehr Wasser oder Zitronensaft hinzu.

Zutaten für den Wrap

Wrap: zwei große Blätter Kopf- oder Romanasalat, gewaschen und vorsichtig trockengeklopft oder 2 Nori-Blätter oder 2 glutenfreie Tortilla-Wraps

Gemüse: ¾ Tasse Gemüse: geraffelte Karotten, Gurkenscheiben, Tomatenwürfel, Rettich etc.

Gesunde Fette: ¼ Avocado und 1 Esslöffel Zitronen-Dill-Dressing (S. XXX)

Zubereitung

Schritt 1: Füllen Sie jedes Salatblatt mit 2 Esslöffeln Hummus und geben Sie Gemüse, Avocado und Dressing darüber. Rollen Sie die gefüllten Salatblätter zusammen.

Swift-Tipps: Hummus eignet sich für zahlreiche geschmackliche Varianten. Experimentieren Sie mit dem Rezept und genießen Sie weitere Kreationen!

Hummus pikant: Fügen Sie ½ Tasse geröstete rote Pfefferschoten hinzu und ersetzen Sie die Petersilie durch ¼ Teelöffel Cayennepfeffer.

Hummus aromatisch: Fügen Sie eine kleine gekochte Süßkartoffel hinzu und ersetzen Sie die Petersilie durch einen Teelöffel Garam Masala.

Hummus mit Minze: Ersetzen Sie die Petersilie durch 1 Esslöffel gehackte frische Minze oder 1 Teelöffel getrocknete Minze.

....

Grünkohlsalat mit Orangen-Huhn

Vorbereitungszeit: 10 Minuten
Kochzeit: keine
Portionen: 2

Zutaten

4 Tassen geschnittener Grünkohl

1 Tasse geriebene Karotten

170 Gramm gegrillte ausgelöste Hähnchenbrust, in Würfel geschnitten (vorab gekocht)

2 Esslöffel Kürbiskerne

4 Esslöffel Orangen-Dressing (S. 332)

Zubereitung

Schritt 1: Geben Sie den geschnittenen Kohl und die Karotten in eine Schüssel. Streuen Sie gewürfelte Hähnchenbrust und die Kürbiskerne darüber und sprenkeln Sie Dressing über den Salat.

....

Laurens Linsensuppe

Vorbereitungszeit: 15 Minuten

Kochzeit: 45 Minuten

Portionen: 8 (1½ Tassen pro Portion)

Zutaten

2 Tassen trockene Linsen

9 Tassen Wasser

1 Zwiebel, fein gewürfelt

½ Fenchelknolle, fein gewürfelt

2 große Karotten, fein gewürfelt

2 Stangen Staudensellerie, fein gewürfelt

2 zerdrückte Knoblauchzehen

1 Lorbeerblatt

1 Teelöffel getrockneten Oregano

2 Teelöffel Garam Masala

1 Dose geschälte Tomaten (ca. 420 Gramm)

1 Teelöffel Rotweinessig

2 Tassen gehackter frischer Spinat oder ein 280-Gramm-Päckchen Tiefkühlspinat, aufgetaut und gut abgetropft

Meersalz und frisch gemahlener Pfeffer zum Abschmecken

Zubereitung

Schritt 1: Spülen Sie die Linsen unter fließendem Wasser ab und entfernen Sie eventuelle Steinchen etc.

Schritt 2: Erhitzen Sie in einem Stieltopf eine Tasse Wasser bei mittlerer Hitze, fügen Sie die Gemüsewürfel hinzu und kochen Sie sie ungefähr 5 Minuten, bis das Gemüse weich ist.

Schritt 3: Rühren Sie die zerdrückten Knoblauchzehen und alle anderen Gewürze darunter und kochen Sie alles weitere 2 Minuten.

Schritt 4: Gießen Sie die übrigen 8 Tassen Wasser dazu, geben Sie Linsen und Tomaten in den Topf und bringen Sie das Ganze zum Kochen. Anschließend reduzieren Sie die Hitze auf mittlere Stufe und geben den Essig hinzu. Lassen Sie die Suppe rund 35 Minuten vor sich hinköcheln, bis die Linsen weich sind. Nehmen Sie den Topf vom Herd und entfernen Sie das Lorbeerblatt.

Schritt 5: Geben Sie den Spinat hinzu und kochen Sie die Suppe weitere 2 bis 3 Minuten.

Schritt 6: Schmecken Sie die Suppe mit einer Prise Meersalz und frisch gemahlenem Pfeffer ab.

....

Quinoa–Linsen–Taboulé mit Oliven–Kräuter–Pesto

Vorbereitungszeit: 15 Minuten
Kochzeit: 20 Minuten
Portionen: 3

Zutaten

½ Tasse Quinoa, abgespült und gequollen

1 Tasse Wasser

1 Dose Linsen (ca. 400 Gramm), abgetropft

2 Esslöffel Oliven-Kräuter-Pesto (S. 295)

1 kleine Gurke, fein gewürfelt

4 Pflaumentomaten, gewürfelt

1 Karotte, fein gewürfelt

3 Tassen gemischte Blattsalate

Zubereitung

Schritt 1: Bringen Sie in einem kleinen Topf das Wasser zum Erhitzen. Geben Sie das Quinoa hinein und lassen Sie das Wasser aufkochen. Danach reduzieren Sie die Hitze und lassen das Quinoa bei mittlerer bis niedriger Hitze vor sich hinköcheln, bis das Getreide weich ist. Nehmen Sie den Topf vom Herd und lassen Sie den Inhalt abkühlen.

Schritt 2: Mischen Sie das abgekühlte Quinoa und die Linsen mit dem Pesto und geben Sie anschließend die Gurken-, Karotten- und Tomatenwürfel hinzu.

Schritt 3: Servieren Sie das Taboulé auf einem Salatbett aus gemischten Blattsalaten.

....

Oliven-Kräuter-Pesto

Vorbereitungszeit: 5 Minuten

Kochzeit: keine

Portionen: 6 (2 Esslöffel pro Portion)

Zutaten

½ Tasse frische Kräuter (Basilikum, Petersilie, Minze, Koriandergrün etc.)

2 Esslöffel kaltgepresstes Olivenöl Extra Vergine

2 Esslöffel entsteinte Oliven

1 Esslöffel Miso

2 Esslöffel frisch gepresster Zitronensaft

2 Esslöffel Wasser

½ Teelöffel gemahlene Kurkuma

Zubereitung

Schritt 1: Geben Sie alle Zutaten in den Mixer oder die Schüssel einer kleinen Küchenmaschine und mixen Sie sie, bis Sie eine homogene Masse erhalten.

Swift-Tipps: Übrig gebliebenes Pesto lässt sich luftdicht verschlossen bis zu fünf Tage im Kühlschrank aufbewahren.

Das Taboulé kann man auch aus Buchweizen, einem glutenfreien, magnesiumhaltigen alkalinisierenden Getreide herstellen. Das verleiht dem Taboulé eine festere, dichtere Konsistenz.

....

Herzhafte Lachspuffer mit rosa Sauerkraut

Vorbereitungszeit: 10 Minuten
Kochzeit: 10 Minuten
Portionen: 4

Zutaten

2 170-Gramm-Pakete Wildlachs, gut abgetropft

2 große Eier, geschlagen

3 Esslöffel frischer gehackter Schnittlauch

2 Esslöffel fein gehackte Schalotten

½ Teelöffel Trockensenf

1 Teelöffel getrockneter Dill

½ Tasse Mandelmehl

2 Teelöffel kaltgepresstes Olivenöl Extra Vergine

Zubereitung

Schritt 1: Mischen Sie in einer Schüssel Wildlachs, Eier, Schnittlauch, Schalotten, Trockensenf, Dill und Mehl zu einer mehr oder weniger homogenen Masse. Formen Sie daraus vier gleich große Puffer.

Schritt 2: Erhitzen Sie das Olivenöl bei mittlerer Hitze in einer Pfanne und geben Sie die Puffer in das heiße Fett. Bräunen Sie sie von beiden Seiten und garen Sie die Puffer anschließend bei mittlerer Hitze (ungefähr 10 Minuten insgesamt).

Schritt 3: Geben Sie auf jeden Puffer einen Klecks Joghurt-Schnittlauch-Dill-Dressing (S. 333) und garnieren Sie sie mit rosa Sauerkraut (siehe S. 297).

....

Rosa Sauerkraut

Vorbereitungszeit: 15 Minuten
Fermentierungszeit: 7 bis 14 Tage
Ergibt: 12 Tassen

Zutaten

1½ Esslöffel feines Meersalz
1 Liter Wasser
1 kleiner Weißkohl, geraffelt
1 kleiner Rotkohl, geraffelt
1 Esslöffel Kümmelsamen

Zubereitung

Schritt 1: Mischen Sie das Wasser mit dem Salz und füllen Sie die Salzlake in ein sauberes Glasgefäß.

Schritt 2: Mischen Sie in einer großen Schüssel den geraffelten Kohl mit den Kümmelsamen und füllen Sie die Mischung in ein 1-Liter-Glasgefäß. Drücken Sie den Kohl mit einem Holzlöffel zusammen, während Sie nachfüllen.

Schritt 3: Anschließend gießen Sie die Salzlake darüber. Zwischen dem Flüssigkeitspegel und dem Glasrand sollte ein Abstand von ungefähr 2,5 Zentimeter bleiben. Verschließen Sie die Mischung mit einem »Deckel«, der etwas kleiner sein sollte, als die Öffnung des Glasgefäßes, um den Kohl dicht gepresst zu halten. (Ich finde, dass sich Daikon-Rettich – auch Winterrettich, chinesischer oder japanischer Rettich genannt – gut dazu eignet.)

Schritt 4: Verschließen Sie das Glasgefäß fest, notieren Sie das Datum auf dem Deckel und bewahren Sie es an einem kühlen Ort auf, an dem der Kohl fermentieren kann. Prüfen Sie den Fermentierungsprozess jeden zweiten Tag.

Schritt 5: So prüfen Sie den Fermentierungsprozess: Halten Sie das Glasgefäß über das Waschbecken und öffnen Sie vorsichtig den Deckel. Möglicherweise entweichen Gase, die sich im Rahmen der Fermentierung bilden. Schöpfen Sie von der Oberfläche Schaum oder Unreinheiten ab, falls nötig, und füllen Sie das Glas wieder mit Salzlake bis 2,5 Zentimeter unter den Glasrand auf. Verschließen Sie das Gefäß und stellen Sie es wieder an einen kühlen Ort. Wiederholen Sie diese Prüfung, bis keine Blasen mehr im Glas aufsteigen, was bedeutet, dass die Fermentierung abgeschlossen ist. Üblicherweise dauert das 7 bis 14 Tage.

Schritt 6: Im Kühlschrank können Sie das Sauerkraut bis zu 6 Monate aufbewahren.

....

Salat »Southwest« mit Avocado–Dressing

Vorbereitungszeit: 15 Minuten
Kochzeit: keine
Portionen: 2

Zutaten

1 Kopf Romanasalat ohne äußere Blätter und Salatherz, geschnitten

2 mittelgroße Tomaten, gehackt

1 kleines Bund frisches Koriandergrün, gehackt

1 Tasse gekochte schwarze Bohnen

2 Esslöffel grüne Chilis

2 Esslöffel Avocado-Dressing (S. 329)

Zubereitung

Schritt 1: Mischen Sie alle Zutaten in einer Schüssel und sprenkeln Sie das Dressing darüber.

....
Spinatsalat mit Lachs in Basilikum–Balsamico–Sauce

Vorbereitungszeit: 5 Minuten
Kochzeit: keine
Portionen: 2

Zutaten

4 Tassen Babyspinat

1 mittelgroße rote Paprikaschote, gewürfelt

3 Rettiche, in dünne Scheiben geschnitten

170 Gramm Wildlachs, frisch oder aus dem Paket

2 Esslöffel Sonnenblumenkerne

4 Esslöffel Basilikum-Balsamico-Dressing (S. 330)

Zubereitung

Schritt 1: Geben Sie den Spinat, die Paprikawürfel und den Rettich in eine Schüssel. Verteilen Sie den Lachs darüber und streuen Sie Sonnenblumenkerne auf den Salat. Zum Schluss sprenkeln Sie das Dressing darüber.

....
Truthahn–Gemüse–Suppeneintopf

Vorbereitungszeit: 15 Minuten
Kochzeit: 30 Minuten
Portionen: 8 (1½ Tassen pro Portion)

Zutaten

3 Tassen Wasser

je 1 gelbe, grüne und rote Paprikaschote, gewürfelt

4 Karotten, gewürfelt

1 kleine Fenchelknolle, gewürfelt

2 Pfund mageres Truthahn-Hackfleisch

1 Dose Tomatenwürfel (ca. 400 Gramm)

5 rote oder violette Kartoffeln, fein gewürfelt

2 Tassen Weißkohl, geraffelt

3 Esslöffel Tomatenmark

½ Teelöffel Meersalz

½ Teelöffel frisch gemahlener schwarzer Pfeffer

2 Teelöffel getrocknete Petersilie

½ Teelöffel getrockneter Oregano

¼ Teelöffel Cayennepfeffer

Zubereitung

Schritt 1: Erhitzen Sie in einem großen Topf eine Tasse Wasser bei mittlerer Hitze. Geben Sie die Paprika-, Karotten- und Fenchelwürfel dazu und kochen Sie sie ungefähr 5 Minuten, bis das Gemüse nicht mehr roh, aber noch bissfest ist.

Schritt 2: Geben Sie das Truthahnhackfleisch dazu und garen Sie Fleisch und Gemüse weitere 8 Minuten, bis das Fleisch nicht mehr rosa ist.

Schritt 3: Gießen Sie die übrigen 2 Tassen Wasser, die Tomaten, Kartoffeln, den Kohl, das Tomatenmark und die Gewürze dazu. Verrühren Sie alles gut und lassen Sie den Suppeneintopf aufkochen.

Schritt 4: Reduzieren Sie die Hitze auf eine niedrige Stufe, legen Sie den Deckel auf den Topf und lassen den Suppeneintopf weitere 15 bis 20 Minuten köcheln, bis die Kartoffeln weich, aber nicht zerkocht sind.

Swift-Tipp: Suppengrün oder Suppengemüse ist eine Mischung aus drei bis vier aromatischen Gemüsesorten, mit denen Sie Ihren Suppen, Eintöpfen und Saucen einen aromatischeren Geschmack verleihen können. Eine Mischung mit niedrigem FODMAP-Gehalt besteht aus Paprika, Fenchel und Karotten und wird in den Suppenrezepten für die ersten beiden Wochen verwendet. Falls die FODMAPs von Ihrem Darm gut vertragen werden, können Sie auch Gemüse mit einem höheren FODMAP-Gehalt verwenden, nämlich Sellerie, Zwiebel und Knoblauch.

....

Waldorfsalat mit Huhn

Vorbereitungszeit: 10 Minuten
Kochzeit: keine
Portionen: 2

Zutaten

1 mittelgroßer Apfel, gehackt

1 Stange Staudensellerie, gehackt

1 Frühlingszwiebel (weißer und grüner Teil), gehackt

2 Esslöffel Walnüsse

170 Gramm gares Hühnerfleisch ohne Haut, in Scheiben oder Würfel geschnitten

4 Tassen Romanasalat, gehackt

4 Esslöffel Joghurt-Schnittlauch-Dill-Dressing (S. 333)

Zubereitung

Schritt 1: Geben Sie alle Zutaten in eine Schüssel und vermischen Sie sie gut.

....

Fisch–Wrap mit Gemüse
und Zitronen–Dill–Dressing

Vorbereitungszeit: 5 Minuten
Kochzeit: keine
Portionen: 1 (2 Wraps)

Zutaten

Wrap: 2 große Salatblätter (Romana, Kopfsalat oder Eisbergsalat, gewaschen und vorsichtig trockengeklopft oder 2 Nori-Blätter oder 2 glutenfreie Tortilla-Wraps

Fisch: 85 Gramm Bonito-Thunfisch oder Sardinen (in Wasser)

Gemüse: ¾ Tasse geraffelte Karotten, Gurkenscheiben, gehackte Tomate, Sprossen und dünne Rettichscheiben

Gesunde Fette: 1 Esslöffel gehackte Oliven und 3 Esslöffel Zitronen-Dill-Dressing (S. 331)

Zubereitung

Schritt 1: Füllen Sie die Salatblätter oder Tortilla-Wraps mit den Zutaten, sprenkeln Sie Dressing darüber und rollen Sie sie auf.

Der Swift–Speiseplan: Rezepte für das Abendessen

Das Abendessen ist das Entspannungsritual, das signalisiert, dass der Tag zu Ende ist, egal ob Sie es mit Ihrem Partner beziehungsweise im Kreis der Familie oder mit Freunden einnehmen, oder es als meditative Auszeit alleine genießen. Auf jeden Fall dient es der Nährung und Pflege unseres Körpers mit gesunder Nahrung – dem Höhepunkt eines nahrhaften Tags.

....

Gebackenes Huhn in Basilikum–Balsamico–Marinade mit italienischen Kräuterzucchini

Vorbereitungszeit: 5 Minuten
Backzeit: 45 Minuten
Portionen: 4

Zutaten

2 in der Mitte geteilte Hühnerbrüste mit Haut und Knochen
½ Tasse Basilikum-Balsamico-Dressing (S. 330)

Zubereitung

Schritt 1: Heizen Sie den Ofen auf 160 Grad Celsius vor.
Schritt 2: Entfernen Sie überschüssige Haut und Fett von den Hühnerbrüsten (entfernen Sie von der Haut nur die überhängenden Teile, aber nicht die Haut selbst). Anschließend waschen Sie die Hühnerbrüste und tupfen sie trocken.

Schritt 3: Legen Sie die Hühnerbrüste in eine große flache Ofenform und gießen Sie die gut verrührte Marinade darüber, bis das Fleisch gut bedeckt ist.

Schritt 4: Bedecken Sie die Ofenform mit Alufolie oder einem Deckel und backen Sie die marinierten Hühnerbrüste ungefähr 30 Minuten.

Schritt 5: Nehmen Sie den Deckel beziehungsweise die Folie ab und stellen Sie die offene Form noch einmal für weitere 15 Minuten in den Ofen, bis die Marinade aufgesogen ist oder ein Lebensmittelthermometer, das Sie in den dicksten Teil der Hühnerbrüste stechen, ohne den Knochen zu berühren, 75 Grad Celsius anzeigt.

Schritt 6: Entfernen Sie vor dem Servieren die Haut.

....
Italienische Kräuterzucchini

Vorbereitungszeit: 3 Minuten
Backzeit: 20 Minuten
Portionen: 4

Zutaten

4 mittelgroße Zucchini, gewürfelt
2 Esslöffel kaltgepresstes Olivenöl Extra Vergine
2 Teelöffel getrockneter Oregano
2 Teelöffel zerstampfte Rosmarinnadeln
1 Dose Tomatenwürfel (ca. 800 Gramm)

Zubereitung

Schritt 1: Heizen Sie den Ofen auf 160 Grad Celsius vor.

Schritt 2: Mischen Sie das Olivenöl, die Gewürze und die Tomatenwüfel und wenden Sie die Zucchiniwürfel darin.

Schritt 3: Füllen Sie die Mischung in eine kleine Ofenform und backen Sie sie 20 Minuten (die Kräuterzucchini und das Basilikum-Balsamico-Huhn (s. vorherige Seite) können Sie gleichzeitig backen).

Swift-Tipp: Bereiten Sie das Dressing vorab zu und bewahren Sie es in einem Glasgefäß im Kühlschrank auf. Marinieren Sie die Hühnerbrüste am Morgen und lassen Sie sie abgedeckt bis abends im Kühlschrank ziehen.

....

Zitronenglasierter Lachs mit Ananas–Weißkohl–Salat

Vorbereitungszeit: 15 Minuten
Backzeit: 10 Minuten
Portionen: 4

Zutaten

¼ Tasse frisch gepresster Zitronensaft

1 Teelöffel Orangenschale einer Orange aus organischem Anbau

1 Teelöffel frischer geriebener Ingwer oder ½ Teelöffel gemahlener Ingwer

1 Esslöffel hundertprozentig reiner Ahornsirup

½ Tasse glutenfreie Sojasauce

500 Gramm Wildlachsfilet

Zubereitung

Schritt 1: Heizen Sie den Ofen auf 180 Grad Celsius vor.

Schritt 2: Geben Sie den Zitronensaft, die Orangenschale, den Ingwer, den Ahornsirup und die Sojasauce in ein gläsernes Messgefäß und schlagen Sie die Flüssigkeit, bis alle Zutaten gut vermischt sind.

Schritt 3: Spülen Sie den Lachs ab und legen Sie ihn mit der Hautseite nach unten in eine gläserne Ofenform. Gießen Sie die Marinade über den Fisch, bedecken Sie die Form und schieben Sie sie für 10 Minuten in den Ofen, bis das Lachsfilet gar ist.

....

Ananas–Weißkohl–Salat mit Minz–Tahini–Dressing

Vorbereitungszeit: 10 Minuten
Kochzeit: keine
Portionen: 4 (1½ Tassen pro Portion)

Zutaten

6 Tassen fein geraffelter Weißkohl

½ Tasse gehackter Sellerie

6 Rettiche, gehackt

4 Frühlingszwiebeln (nur der grüne Teil), in Ringe geschnitten

1 Tasse frische Ananas, gewürfelt

¼ Tasse Mandelscheiben

½ Tasse Minz-Tahini-Dressing (S. XXX)

Zubereitung

Schritt 1: Mischen Sie alle Zutaten in einer großen Schüssel.

Schritt 2: Gießen Sie das Dressing über den Salat und vermischen Sie alles gut, bis sich das Dressing gleichmäßig verteilt hat.

Swift-Tipp: Sie können das rosa Sauerkraut aus dem Rezept für die herzhaften Lachspuffer (S. 296) auch durch diesen Ananas-Weißkohl-Salat ersetzen, wenn Sie mehr fermentierte Kost zu sich nehmen wollen.

....
Huhn mit provenzalischen Kräutern und Ofengemüse

Vorbereitungszeit: 5 Minuten
Backzeit: 30 Minuten
Portionen: 4

Zutaten

1 Pfund ausgelöste und enthäutete Hühnerbrust
1 ½ Esslöffel kaltgepresstes Olivenöl Extra Vergine
1 Esslöffel Kräuter der Provence

Zubereitung

Schritt 1: Heizen Sie den Ofen auf 160 Grad Celsius vor.
Schritt 2: Legen Sie die Hünnerbrüste in eine flache Ofenform.
Schritt 3: Gießen Sie das Olivenöl über die Hühnerbrüste und streuen Sie anschließend die Kräuter gleichmäßig über das Fleisch.
Schritt 4: Backen Sie die Hühnerbrüste ungefähr 30 Minuten im Ofen, bis das Fleisch gar ist. Prüfen Sie den Garzustand mit dem Fleischthermometer; es sollte 75 Grad anzeigen.

....
Ofengemüse

Vorbereitungszeit: 10 Minuten
Backzeit: 30 Minuten
Portionen: 4

Zutaten

500 Gramm violette Kartoffeln, geschält
3 Pastinaken, geschält
3 Steckrüben, geschält

2 Esslöffel kaltgepresstes Olivenöl Extra Vergine

3 Esslöffel frisch gehackte Petersilie oder 1 Esslöffel getrocknete Petersilie

Zubereitung

Schritt 1: Heizen Sie den Ofen auf 180 Grad Celsius vor.

Schritt 2: Waschen Sie die Kartoffeln, Steckrüben und Pastinaken gründlich und schneiden Sie sie in kleine Würfel.

Schritt 3: Geben Sie das Gemüse in eine Ofenform und wenden Sie es in Olivenöl und Petersilie, bis alles gleichmäßig bedeckt ist.

Schritt 4: Backen Sie das Gemüse ungefähr 30 Minuten, bis es gar ist.

Swift-Tipps: Die Stiele und Schalen von Obst und Gemüse sind reich an Pflanzen- und Mikronährstoffen, daher sollten Sie sie, wann immer möglich, mitverwenden. Das gilt insbesondere für Gemüse.

Verdoppeln Sie die angegebene Menge, damit Sie eine fertig vorbereitete Extraportion für die nächste Mahlzeit haben.

Zitronen–Dill–Shrimps mit Sesam–Pak–Choy

Vorbereitungszeit: 10 Minuten

Kochzeit: 5 Minuten

Portionen: 4

Zutaten

500 Gramm Shrimps mittlerer Größe

1 Tasse Zitronen-Dill-Dressing (S. 331)

Zubereitung

Schritt 1: Schälen Sie die Shrimps und entfernen Sie den Darm.

Schritt 2: Füllen Sie sie in eine mittlere Schüssel, gießen Sie die Marinade darüber und lassen sie kurz ziehen.

Schritt 3: Sautieren Sie die Shrimps ungefähr 4 Minuten bei mittlerer Hitze, bis sich das Äußere rot färbt und das Fleisch weiß und innen nicht mehr gläsern ist.

....

Sesam–Pak–Choy

Vorbereitungszeit: 5 Minuten
Kochzeit: 5 Minuten
Portionen: 4

Zutaten
500 Gramm Pak Choy, in Streifen geschnitten
1 mittelgroße rote Paprikaschote, in Ringe geschnitten
1 Teelöffel Sesamsamen

Zubereitung
Schritt 1: Geben Sie den Pak Choy und die Paprikawürfel in einen Garkorb, den Sie in einen Dampfgarer hängen.
Schritt 2: Bedecken Sie den Topf und dämpfen Sie das Gemüse 3 Minuten, dann nehmen Sie es aus dem Dampfgarer und streuen Sesamsamen darüber.

....

Aubergineneintopf auf marokkanische Art

Vorbereitungszeit: 15 Minuten
Kochzeit: 30 Minuten
Portionen: 4

Zutaten
1 Esslöffel kaltgepresstes Olivenöl Extra Vergine
1 große Zwiebel, halbiert und in dünne Ringe geschnitten
3 Knoblauchzehen, fein gehackt
1 mittelgroße rote Paprikaschote, fein gewürfelt

1 mittelgroße Aubergine, fein gewürfelt

1 Teelöffel Garam Masala

1¼ Tasse Bio-Gemüsebrühe

½ Tasse Bio-Tomatensauce

1 Dose Kichererbsen (ca. 420 Gramm), abgespült und gut abgetropft

½ Tasse Rosinen

Meersalz und frich gemahlener Pfeffer zum Abschmecken

1 Esslöffel frisches gehacktes Koriandergrün

Zubereitung

Schritt 1: Erhitzen Sie einen Esslöffel Olivenöl bei mittlerer Hitze in einem Feuer- oder Schmortopf. Bräunen Sie darin ungefähr 5 Minuten die Zwiebeln unter häufigem Umrühren, bis die Zwiebeln glasig sind.

Schritt 2: Fügen Sie den Knoblauch, die Paprika- und Auberginenwürfel und das Garam Masala hinzu. Rühren Sie alles gut um und kochen Sie das Gemüse 3 Minuten.

Schritt 3: Gießen Sie die Brühe und die Tomatensauce dazu. Verrühren Sie alles gut, bedecken Sie den Topf, reduzieren Sie die Hitze auf mittlere Stufe und lassen das Ganze unter gelegentlichem Umrühren 15 Minuten garen, bis das Gemüse weich ist.

Schritt 4: Geben Sie die Kichererbsen und die Rosinen dazu und lassen Sie den Eintopf weitere 5 Minuten vor sich hinköcheln. Schmecken Sie ihn mit Salz und Pfeffer ab und streuen Sie gehacktes Koriandergrün darüber.

Schritt 5: Servieren Sie den Aubergineneintopf mit ½ Tasse gedämpftem Quinoa, braunem Reis oder Buchweizengrütze, die Sie nach Packungsanleitung zubereiten.

Swift-Tipp: Die gesundheitsfördernden Eigenschaften von Knoblauch und Zwiebeln entfalten sich besonders, wenn Sie sie nach dem Schälen und Hacken einige Minute stehen lassen.

....

Kabeljau in Orangensauce mit Spinat und Cherrytomaten

Vorbereitungszeit: 10 Minuten
Kochzeit: 20 Minuten
Portionen: 4

Zutaten

¼ Tasse Orangen-Sauce (S. 330)

½ Tasse entsteinte Kalamata-Oliven

½ Tasse grob gehackte frische Petersilie

4 Wildkabeljaufilets (170 bis 220 Gramm pro Filet) oder ein anderer Wildfisch

2 Teelöffel kaltgepresstes Olivenöl Extra Vergine

Zubereitung

Schritt 1: Heizen Sie den Ofen auf 180 Grad Celsius vor.

Schritt 2: Mixen Sie die Sauce, die Oliven und die Petersilie in der Rührschüssel einer Küchenmaschine zu einer weichen Paste.

Schritt 3: Legen Sie die Fischfilets in eine leicht geölte Ofenform. Bestreichen Sie die Fischfilets mit je 1 Esslöffel des Oliven-Orangen-Pestos.

Schritt 4: Backen Sie die Fischfilets 20 Minuten im Ofen und servieren Sie sie mit Spinat und Cherrytomaten.

....

Spinat mit Cherrytomaten

Vorbereitungszeit: 5 Minuten
Kochzeit: 3 Minuten
Portionen: 4

Zutaten
8 Tassen frischer Spinat
1 Tasse Cherrytomaten, halbiert
eine Prise Meersalz (optional)

Zubereitung
Schritt 1: Hängen Sie einen Garkorb in einen mittleren Topf mit Wasser.
Schritt 2: Geben Sie den Spinat und die Cherrytomaten hinein und dämpfen Sie sie 2 Minuten.

....

Huhn in Pekannusskruste mit Mangoldgemüse und aromatisierten Orangen–Karotten

Vorbereitungszeit: 5 Minuten
Kochzeit: 10 Minuten
Portionen: 4

Zutaten
4 ausgelöste, enthäutete Hühnerbrüste (115 bis 170 Gramm je Hühnerbrust)
¼ Tasse frische gehackte Petersilie
½ Esslöffel getrockneter Rosmarin
¼ Tasse gestoßene Pekannüsse
1 Esslöffel Dijon-Senf
eine Prise Meersalz (optional)
1 Esslöffel Kokosöl Extra Vergine

Zubereitung

Schritt 1: Legen Sie jede Hühnerbrust einzeln auf ein Schneidebrett, bedecken Sie sie mit Wachspapier und klopfen Sie die Brüste mit einem Fleischklopfer leicht flach.

Schritt 2: Mischen Sie in einer kleinen Schüssel die Petersilie, die Pekannüsse und das Rosmarin und streuen Sie die Mischung auf einen Teller.

Schritt 3: Bestreichen Sie beide Seiten der Hühnerbrüste leicht mit Dijon-Senf und wenden Sie sie anschließend in der Kräuter-Nuss-Mischung, bis sie von allen Seiten gut bedeckt sind.

Schritt 4: Erhitzen Sie das Kokosöl bei mittlerer Hitze in einer Pfanne. Geben Sie die panierten Hühnerbrüste hinein und sautieren Sie sie ungefähr 5 Minuten auf einer Seite. Dann wenden Sie die Hühnerbrüste und sautieren sie 5 Minuten auf der anderen Seite, bis sie vollständig durchgegart sind. Nehmen Sie die Hühnerbrüste aus der Pfanne und stellen Sie sie beiseite.

....
Mangoldgemüse

Vorbereitungszeit: 10 Minuten
Kochzeit: 4 Minuten
Portionen: 4

Zutaten

2 Esslöffel kaltgepresstes Olivenöl Extra Vergine
Frisch gepresster Zitronensaft von einer Zitrone
8 Tassen Mangold
2 Tassen Wasser
Paprikaflocken (optional)
eine Prise Meersalz (optional)

Zubereitung

Schritt 1: Schlagen Sie in einem gläsernen Messgefäß das Olivenöl mit dem Zitronensaft.

Schritt 2: Zupfen Sie den Mangold in Stücke und geben Sie diese in den Garkorb eines Dampfgarers. Bedecken Sie den Topf und dämpfen Sie das Gemüse 4 Minuten, bis es zusammenfällt.

Schritt 3: Nehmen Sie den Mangold aus dem Garkorb und pressen Sie vorsichtig alles überschüssige Wasser heraus.

Schritt 4: Sprenkeln Sie die Olivenöl-Zitronen-Mischung über das Mangoldgemüse. Wenn Sie möchten, können Sie außerdem Paprikaflocken und Meersalz darüberstreuen. Servieren Sie das Gemüse mit den panierten Hühnerbrüsten und den aromatisierten Orangen-Karotten (siehe nachstehendes Rezept).

Aromatisierte Orangen–Karotten

Vorbereitungszeit: 5 Minuten
Kochzeit: 8 Minuten
Portionen: 4

Zutaten

500 Gramm Karotten

½ Teelöffel getrocknetes Basilikum

1 Teelöffel frisch geriebene Orangenschale einer kleinen Orange aus organischem Anbau oder ½ Teelöffel getrocknete Orangenschale

Zubereitung

Schritt 1: Waschen Sie die Karotten und schneiden Sie sie in schmale Scheiben.

Schritt 2: Geben Sie die Karotten in den Garkorb eines Dampfgarers. Bedecken Sie den Topf und dämpfen Sie das Gemüse, bis es noch leicht bissfest (»al dente«) ist.

Schritt 3: Nehmen Sie die Karotten aus dem Garkorb und lassen Sie sie abtropfen.

Schritt 4: Streuen Sie Basilikum und Orangenschale darüber.

....

Huhn al pesto auf Bohnen-Nudeln mit sautiertem Wirsing

Vorbereitungszeit: 5 Minuten
Kochzeit: 10 Minuten
Portionen: 4

Zutaten

1 Pfund ausgelöste, enthäutete Hühnerbrüste

3 Esslöffel kaltgepresstes Olivenöl Extra Vergine

¼ Tasse Walnüsse

2 Tassen frische Petersilie

2 Teelöffel Dijon-Senf

2 Teelöffel frisch gepresster Zitronensaft

eine Prise Meersalz (optional)

Zubereitung

Schritt 1: Legen Sie jede Hühnerbrust einzeln auf ein Schneidebrett, bedecken sie mit Wachspapier und klopfen sie mit einem Fleischklopfer leicht flach. Schneiden Sie sie anschließend in dünne Streifen.

Schritt 2: Erhitzen Sie 1 Esslöffel Olivenöl bei mittlerer Hitze in einer Pfanne, geben Sie die Hühnerbrüste in die Pfanne und sautieren Sie sie 5 Minuten auf einer Seite. Wenden Sie die Hühnerbrüste und sautieren Sie sie weitere 5 Minuten, bis sie vollständig durchgegart sind. Nehmen Sie die Hühnerbrüste aus der Pfanne und stellen Sie sie beiseite.

Schritt 3: Geben Sie die Walnüsse, die Petersilie, den Dijon-Senf, den Zitronensaft und die restlichen 2 Esslöffel Olivenöl in die Rührschüssel einer Küchenmaschine und mixen Sie die Zutaten, bis sie eine homogene Masse (Pesto-Konsistenz) erhalten.

Schritt 4: Bestreichen Sie die Hühnerbrüste mit dem Pesto, schmecken Sie sie mit einer Prise Meersalz ab und servieren Sie sie mit Bohnen-Nudeln, die Sie nach Packungsanweisung kochen, und sautiertem Grünkohl (siehe nachfolgende Rezepte).

Swift-Tipp: Sie müssen nicht mehr auf Nudeln verzichten! Es gibt inzwischen Nudeln aus Leguminosenmehl – das ist Mehl aus Hülsenfrüchten, zum Beispiel Bohnen und Erbsen. Probieren Sie sie aus!

....

Sautierter Wirsing

Vorbereitungszeit: 5 Minuten
Kochzeit: 4 Minuten
Portionen: 4

Zutaten
700 Gramm Wirsing, Stiele und Blätter grob gehackt
1 Esslöffel kaltgepresstes Olivenöl Extra Vergine
2 Teelöffel frisch gepresster Zitronensaft
Paprikaflocken (optional)

Zubereitung
Schritt 1: Geben Sie den Wirsing in den Garkorb eines Dampfgarers und dämpfen Sie ihn 4 Minuten oder bis die Blätter weich sind.
Schritt 2: Nehmen Sie den Wirsing aus dem Garkorb, lassen ihn gut abtropfen und geben ihn in eine Schüssel. Sprenkeln Sie Olivenöl, Zitronensaft und Paprikaflocken darüber.

....
Gegrillter Fisch mit Sesam–Brokkoli

Vorbereitungszeit: 5 Minuten
Kochzeit: 8 bis 10 Minuten
Portionen: 4

Zutaten
500 Gramm weißer Wildfisch, enthäutet
1 Esslöffel kaltgepresstes Olivenöl Extra Vergine
Kräuter nach Wahl

Zubereitung
Schritt 1: Bestreichen Sie den Fisch mit Olivenöl und bestreuen Sie ihn mit Kräutern.
Schritt 2: Grillen Sie ihn auf dem Grill oder in einer Grillpfanne 4 bis 5 Minuten auf jeder Seite, bis er vollständig gar ist.

....
Sesam–Brokkoli

Vorbereitungszeit: 5 Minuten
Kochzeit: 6 Minuten
Portionen: 4

Zutaten
1 Brokkoli, gewaschen und in Röschen zerteilt
1 Esslöffel kaltgepresstes Olivenöl Extra Vergine
2 Teelöffel geröstete schwarze Sesamsamen
1 Teelöffel frisch geriebene Zitronenschale einer Zitrone aus organischem Anbau

Zubereitung

Schritt 1: Geben Sie die Brokkoliröschen in den Garkorb eines Dampfgarers und dämpfen Sie sie 6 bis 8 Minuten, oder bis sie noch leicht bissfest sind.

Schritt 2: Nehmen Sie den Brokkoli heraus, lassen Sie ihn abtropfen und geben Sie ihn in eine Schüssel.

Schritt 3: Sprenkeln Sie Olivenöl über die Brokkoliröschen und bestreuen Sie sie anschließend mit den gerösteten Sesamsamen und der geriebenen Zitronenschale.

....

Rindfleischeintopf aus dem Schongarer

Vorbereitungszeit: 10 Minuten
Kochzeit: 4 bis 12 Stunden, abhängig von der Kochtemperatur
Portionen: 4

Zutaten

500 Gramm Tenderloin- oder Sirloin-Biorindfleisch, gewürfelt

1 mittelgroße Zwiebel, fein gewürfelt

2 Süßkartoffeln mit Schale, gewürfelt

4 Karotten, gewürfelt

2 Stangen Staudensellerie, fein gewürfelt

1 mittelgroße Pastinake, gewürfelt

1 Tasse Portobello-Pilze, in Scheiben geschnitten

1 Knoblauchzehe, zerdrückt

1 Esslöffel glutenfreie Worcestersauce

½ Teelöffel Meersalz

½ Teelöffel frisch gemahlener Pfeffer

2 Lorbeerblätter oder 1 Teelöffel zerstoßene Lorbeerblätter

2 Teelöffel getrocknetes Rosmarin

2 Teelöffel getrocknete Petersilie

2½ Tassen kaltes Wasser

Zubereitung

Schritt 1: Geben Sie alle Zutaten in den Schongarer.

Schritt 2: Kochen Sie den Eintopf 10 bis 12 Stunden auf niedriger Stufe, oder 4 bis 6 Stunden auf hoher Stufe.

....

Kokos–Curry–Huhn aus dem Schongarer

Vorbereitungszeit: 15 Minuten
Kochzeit: 4 bis 5 Stunden
Portionen: 4

Zutaten

1 Tasse selbstgemachte »Swift and Simple«-Kokosmilch (S. 283)

3 Tassen natriumarmer Gemüsefonds

8 enthäutete Hühnerbeine oder 500 Gramm glutenfreies Tempeh, gewürfelt

1 mittelgroße Zwiebel, fein gewürfelt

3 Knoblauchzehen, fein gehackt

1 rote Paprikaschote, gewürfelt

2 Zucchini, gewürfelt

1 Tasse Blumenkohlröschen

2 mittelgroße Süßkartoffeln, gewürfelt

1 2,5 cm langes Stück frische Ingwerwurzel, grob gehackt

2 Esslöffel glutenfreie Sojasauce

1 Teelöffel Garam Masala

1 Teelöffel gemahlene Kurkuma

Zubereitung

Schritt 1: Gießen Sie die Kokosmilch und den Gemüsefond in einen Schongarer.

Schritt 2: Fügen Sie alle anderen Zutaten hinzu.

Schritt 3: Kochen Sie den Hühnereintopf zugedeckt 4 bis 5 Stunden auf niedriger Stufe.

....

Wildfisch mit Macadamianüssen und Zitronenspargel

Vorbereitungszeit: 5 Minuten
Backzeit: 15 Minuten
Portionen: 4

Zutaten

¼ Tasse gehackte Macadamianüsse
Frisch geriebene Schale einer Zitrone oder Limette aus organischem Anbau
500 Gramm weißer Wildfisch, zum Beispiel Seezunge, Heilbutt oder Buntbarsch
Meersalz und frisch gemahlener Pfeffer zum Abschmecken
1 Esslöffel kaltgepresstes Olivenöl Extra Vergine

Zubereitung

Schritt 1: Heizen Sie den Ofen auf 160 Grad Celsius vor.

Schritt 2: Mischen Sie die Macadamianüsse und die Zitronenschale in einer kleinen Schüssel.

Schritt 3: Legen Sie den Fisch auf ein mit Backpapier ausgelegtes Blech und salzen und pfeffern sie ihn nach Geschmack. Sprenkeln Sie anschließend Olivenöl darüber und bestreuen den Fisch mit der Nuss-Zitronen-Mischung.

Schritt 4: Schieben Sie den Fisch in den Ofen und backen Sie ihn ungefähr 15 Minuten, bis er vollständig gar ist.

....

Zitronenspargel

Vorbereitungszeit: 2 Minuten
Backzeit: 20 Minuten
Portionen: 4

Zutaten

1 Bund möglichst dünner Spargel
2 Esslöffel kaltgepresstes Olivenöl Extra Vergine
1 Teelöffel frisch geriebene Zitronenschale einer Zitrone aus organischem Anbau
Meersalz und frisch gemahlener Pfeffer zum Abschmecken

Zubereitung

Schritt 1: Heizen Sie den Ofen auf 160 Grad Celsius vor.
Schritt 2: Schneiden Sie die Spargelenden ab und waschen Sie den Spargel gründlich.
Schritt 3: Legen Sie den Spargel in eine Ofenform. Sprenkeln Sie Olivenöl darüber. Anschließend bestreuen Sie ihn mit geriebener Zitronenschale, Salz und Pfeffer.
Schritt 4: Garen Sie den Spargel ungefähr 20 Minuten, bis er weich ist.

....

Mexikanischer Hackfleischtopf

Vorbereitungszeit: 5 Minuten
Kochzeit: 20 Minuten
Portionen: 4

Zutaten

1 Esslöffel kaltgepresstes Olivenöl Extra Vergine
1 Pfund mageres Truthahnhackfleisch
1 Dose schwarze Bohnen (ca. 540 Gramm), gut abgetropft
1 Dose geschälte Tomaten (ca. 420 Gramm)

1 Dose spanische Paprikaschoten »Pimientos de Padrón«, in Scheiben geschnitten

1 Esslöffel gemahlenes Kumin

Gekochte, feste Bio-Polenta (Maisgrieß), aus 1 Tasse Polenta, 3 Tassen Wasser und ½ Teelöffel Salz

1/3 Tasse geriebener organischer Cheddar

1 Avocado, geschält und gewürfelt

Zubereitung

Schritt 1: Heizen Sie den Ofen auf 220 Grad Celsius vor.

Schritt 2: Erhitzen Sie das Öl in einem Feuertopf. Geben Sie das Truthahnhackfleisch hinein und sautieren Sie es 8 Minuten, bis es nicht mehr rosa ist.

Schritt 3: Rühren Sie die schwarzen Bohnen, die Tomaten, die Paprikaschoten und das Kumin unter das Hackfleisch.

Schritt 4: Schneiden Sie die Polenta in circa 1,5 Zentimeter dicke Scheiben. Bedecken Sie die Mischung mit den Polentascheiben und stellen Sie den Topf 10 Minuten in den Ofen.

Schritt 5: Nehmen Sie den Topf heraus, bestreuen Sie die Polentascheiben mit dem geriebenen Cheddar und gratinieren Sie den Hackfleischtopf 3 Minuten, bis der Käse geschmolzen und gebräunt ist. Nehmen Sie anschließend den Topf heraus und garnieren ihn mit den Avocadostücken.

....

Tempeh–Gemüse–Spieße

Vorbereitungszeit: 15 Minuten und ungefähr 2 Stunden für die Marinierzeit

Kochzeit: 10 Minuten

Portionen: 4

Zutaten

je 1 rote, gelbe und orange Paprikaschote, fein gewürfelt

1 mittelgroße Zucchini, in kleine Stücke geschnitten

16 Cherrytomaten

1 Tasse frische Ananas, gewürfelt

1 Paket glutenfreies, organisches Tempeh (ca. 220 Gramm), gewürfelt

¼ Tasse kaltgepresstes Olivenöl Extra Vergine

¼ Tasse frisch gepresster Zitronensaft

½ Teelöffel chinesische Fünf-Gewürz-Mischung

8 Holz- oder Metallspieße (wenn Sie Holzspieße verwenden, weichen Sie sie zunächst ungefähr 20 Minuten in Wasser ein)

Zubereitung

Schritt 1: Geben Sie die Paprika- und Tempehwürfel, die Zucchinistücke, die Tomaten und die Ananas in eine große Schüssel.

Schritt 2: Schlagen Sie in einem Glasbehälter das Olivenöl, den Zitronensaft und die chinesische Gewürzmischung.

Schritt 3: Gießen Sie die Marinade über das Gemüse und wenden Sie es, bis es gleichmäßig von der Marinade bedeckt ist. Stellen Sie das marinierte Gemüse für ein bis zwei Stunden in den Kühlschrank.

Schritt 4: Wenn Sie einen Elektrogrill haben, heizen Sie ihn auf mittlerer Stufe vor, oder verwenden Sie die Grillvorrichtung Ihres Ofens.

Schritt 5: Stecken Sie die Gemüse-, Ananas- und Tempehwürfel abwechselnd auf die Spieße und legen Sie diese auf den vorgeheizten Grill oder in den Ofen. Wenden Sie sie regelmäßig, damit sie von allen Seiten gegrillt werden (ungefähr 10 Minuten).

Swift-Tipp: Verwenden Sie Gemüse der Saison, und falls Sie FODMAP-haltige Nahrungsmittel gut vertragen, können Sie das Rezept um Pilze und Zwiebeln ergänzen.

....

Thai-Gemüsepfanne mit Shrimps

Vorbereitungszeit: 20 Minuten
Kochzeit: 6 Minuten
Portionen: 4

Zutaten

1 Esslöffel Kokosöl Extra Vergine

3 Karotten, diagonal in dünne Streifen geschnitten

1 rote Paprikaschote, in Streifen geschnitten

3 Tassen grob gehackter Pak Choy

4 Frühlingszwiebeln (nur der grüne Teil), diagonal in dünne Streifen geschnitten

500 Gramm Garnelen, geschält und gesäubert

1 Tasse frische Bohnensprossen

¼ Tasse frisch gepresster Zitronensaft

2 Esslöffel glutenfreie Sojasauce

1 Teelöffel frischer geriebener Ingwer oder ½ Teelöffel gemahlener Ingwer

2 Teelöffel Sesamöl aus gerösteten Samen

¼ Tasse frisches gehacktes Basilikum

1 Esslöffel Sesamsamen

Zubereitung

Schritt 1: Erhitzen Sie das Kokosöl auf mittlerer Stufe in einer großen Pfanne oder einem Wok.

Schritt 2: Geben Sie die Paprika und Karotten hinein und schmoren Sie das Gemüse 2 Minuten.

Schritt 3: Fügen Sie den Pak Choy, die Frühlingszwiebeln und die Garnelen hinzu und schmoren Sie das Ganze weitere 2 Minuten.

Schritt 4: Geben Sie die Bohnensprossen, den Zitronensaft, die Sojasacue, den Ingwer und das Sesamöl hinzu und schmoren Sie das Gemüse noch einmal 2 Minuten.

Schritt 5: Streuen Sie kurz vor dem Servieren Basilkum und Sesamsamen darüber.

Swift-Tipp: Sie können die Garnelen durch Tempeh ersetzen, wenn Sie mehr fermentierte Nahrungsmittel zu sich nehmen möchten. Es sollte aber glutenfreies Tempeh sein.

....

Truthahnkoteletts mit Kiwisauce, grünen Bohnen »Almondine«, Ofenkartoffel und Zitronen–Dill–Dressing

Vorbereitungszeit: 15 Minuten
Kochzeit: 6 Minuten
Portionen: 4

Zutaten

3 Kiwis, geschält und gehackt
2 Teelöffel frisch gepresster Limettensaft (Saft von einer halben Limette)
1 Teelöffel frischer geriebener Ingwer oder ½ Teelöffel gemahlener Ingwer
1 Esslöffel frische gehackte Minze oder 1 Teelöffel getrocknete Minze
4 Truthahnbrustkoteletts (ca. 112 Gramm pro Kotelett, ungefähr 1,5 Zentimeter dick)
1 Esslöffel Kokosöl
etwas Meersalz
frisch gemahlener Pfeffer zum Abschmecken

Zubereitung

Schritt 1: Mischen Sie die Kiwis, den Zitronensaft, den Ingwer und die Minze in einer Schüssel und stellen Sie die Kiwisauce beiseite.
Schritt 2: Erhitzen Sie eine Grillpfanne bei mittlerer Hitze, bestreichen Sie beide Seiten der Truthahnkoteletts mit Kokosöl und salzen und pfeffern Sie sie nach Ihrem Geschmack. Grillen Sie die Koteletts 3 Minuten auf jeder Seite, bis sie vollständig durchgegart sind.
Schritt 3: Gießen Sie vor dem Servieren die Kiwisauce darüber.

....

Grüne Bohnen »Almondine«

Vorbereitungszeit: 10 Minuten
Kochzeit: 6 Minuten
Portionen: 4

Zutaten

1 Esslöffel kaltgepresstes Olivenöl Extra Vergine
¼ Tasse Mandelscheiben
500 Gramm grüne Bohnen, gestrippt, oder ein Paket Tiefkühlbohnen (ca. 350 Gramm)
½ rote Paprika, in dünne Streifen geschnitten

Zubereitung

Schritt 1: Erhitzen Sie das Olivenöl auf mittlerer Stufe in einer Pfanne. Geben Sie die Mandeln hinein und bräunen Sie sie unter ständigem Rühren für 1 oder 2 Minuten.

Schritt 2: Geben Sie die grünen Bohnen und die Paprikastreifen dazu und garen Sie das Gemüse unter gelegentlichem Rühren 5 Minuten.

Genießen Sie die Truthahnkoteletts mit dem Bohnengemüse und einer mittelgroßen Ofenkartoffel (siehe nachstehenden Swift-Tipp), die Sie mit einem Esslöffel Zitronen-Dill-Dressing (S. 331) würzen.

Swift-Tipp: Die Ofenkartoffel backen Sie ungefähr 45 Minuten bei 160 Grad Celsius. Vergessen Sie nicht, vor dem Backen die Schale anzustechen.

....

Truthahnhackbraten mit sonnengetrockneten Tomaten und gerösteten roten Rosmarinkartoffeln

Vorbereitungszeit: 15 Minuten

Kochzeit: 50 Minuten

Portionen: 8

Zutaten

2 große Eier

½ Tasse Mandelmehl

2 Pfund mageres Truthahnhackfleisch

1 rote Paprikaschote, gehackt

2 Stangen Staudensellerie, gehackt

2 Frühlingszwiebeln (nur der grüne Teil), gehackt

¼ Tasse sonnengetrocknete Tomaten (»pomodori secchi«), in Wasser gequollen und gut ausgedrückt

1 Paket Tiefkühlspinat (ca. 280 Gramm), aufgetaut und gut abgetropft

¼ Tasse Tomatenmark

2 Esslöffel glutenfreie Sojasauce

2 Teelöffel getrockneter Salbei

2 Teelöffel Trockensenf

1 Teelöffel frisch gemahlener Pfeffer

Zubereitung

Schritt 1: Heizen Sie den Ofen auf 180 Grad Celsius vor.

Schritt 2: Schlagen Sie die Eier in einer Schüssel schaumig.

Schritt 3: Geben Sie nach und nach das Mandelmehl zu den geschlagenen Eiern und rühren Sie so lange, bis eine homogene Masse entstanden ist.

Schritt 4: Fügen Sie das Truthahnhackfleisch und alle anderen Zutaten hinzu und kneten oder rühren Sie die Masse, bis sich alles gut vermischt hat.

Schritt 5: Geben Sie den Truthahn-Hackbraten in eine leicht gefettete Kastenform (ca. 23x33 Zentimeter).

Schritt 6: Backen Sie den Hackbraten 50 Minuten oder bis das Fleischthermometer beim Hineinstechen 75 Grad Celsius anzeigt.

Hinweis: Wenn Sie den Hackbraten aus dem Ofen nehmen, wird er von außen leicht milchig wirken.

....
Rote Rosmarin–Röstkartoffeln

Vorbereitungszeit: 10 Minuten
Kochzeit: 35 Minuten
Portionen: 4

Zutaten
700 Gramm rote oder violette Kartoffeln mit Schale, gewaschen und geviertelt
1 Esslöffel kaltgepresstes Olivenöl Extra Vergine
2 Esslöffel frische gehackte Petersilie
1 Teelöffel zerstoßener Rosmarin
Meersalz und frisch gemahlener Pfeffer zum Abschmecken

Zubereitung
Schritt 1: Heizen Sie den Ofen auf 160 Grad Celsius vor.
Schritt 2: Geben Sie die geviertelten Kartoffeln auf ein gefettetes Backblech.
Schritt 3: Bestreichen Sie die Kartoffeln mit Olivenöl.
Schritt 4: Bestreuen Sie sie mit Petersilie, Rosmarin, Salz und Pfeffer.
Schritt 5: Backen Sie die Kartoffeln abgedeckt 25 Minuten und weitere 10 Minuten ohne Abdeckung, bis sie goldbraun sind.

....

Vietnamesisches Rindfleisch mit grünen Bohnen

Vorbereitungszeit: 15 Minuten
Kochzeit: 12 Minuten
Portionen: 4

Zutaten

2 Teelöffel Pfeilwurzelmehl

2 Esslöffel brauner Reisessig

1 Teelöffel dunkles Sesamöl (aus gerösteten Samen)

2 Esslöffel frischer geriebener Ingwer oder 2 Teelöffel gemahlener Ingwer

2 Esslöffel glutenfreie Sojasauce

500 Gramm Rindersteak aus der Spannrippe oder Schulter, in Scheiben (ungefähr 0,6 Zentimeter dick)

1 Esslöffel Kokosöl Extra Vergine

500 Gramm grüne Bohnen, gestrippt und diagonal in ungefähr 5 Zentimeter lange Stücke geschnitten

1 rote Paprikaschote, diagonal in ca. 0,5 Zentimer lange Stücke geschnitten

2 Frühlingszwiebeln (nur der grüne Teil), diagonal in ca 1,25 Zentimeter lange Stücke geschnitten

¼ Tasse Wassser

¼ Teelöffel Paprikaflocken (optional)

Zubereitung

Schritt 1: Rindfleischmarinade: Verrühren Sie in einer Schüssel das Pfeilwurzelmehl, den Essig, das Öl, den Ingwer und 1 Esslöffel Sojasauce, bis sich das Pfeilwurzelmehl vollständig und klümpchenfrei aufgelöst hat.

Schritt 2: Wenden Sie das Rindfleisch in der Marinade, bedecken Sie es und lassen Sie es ungefähr 10 Minuten im Kühlschrank ziehen.

Schritt 3: Erhitzen Sie einen Wok oder eine große Pfanne bei großer Hitze und prüfen Sie mit einigen Tropfen Wasser die Temperatur. Sie ist erreicht, wenn die Wassertropfen Blasen schlagen beziehungsweise sofort verdampfen. Geben Sie dann das Kokosöl in die Pfanne und schwenken Sie diese, bis der gesamte Pfannenboden mit Öl ausgekleidet ist. Geben Sie das Rindfleisch dazu und schmoren Sie es unter ständigem Rühren 4 Minuten. Anschließend nehmen Sie es aus der Pfanne und stellen es beiseite.

Schritt 4: In derselben Pfanne bzw. im selben Wok garen Sie die grünen Bohnen, die Paprika und die Frühlingszwiebeln ungefähr 2 Minuten, so dass sie noch bissfest sind.

Schritt 5: Dann gießen Sie das Wasser hinzu und bedecken die Pfanne beziehungsweise den Wok. Lassen Sie das Gemüse weitere 3 bis 4 Minuten garziehen, bis es nicht mehr roh, aber noch leicht bissfest ist.

Schritt 6: Geben Sie anschließend das Rindfleisch wieder in die Pfanne, gießen Sie die Sojasauce dazu und erhitzen Sie das Ganze 1 Minute.

Schritt 7: Streuen Sie nach Belieben Paprikaflocken darüber.

Schritt 8: Servieren Sie das Fleisch mit ½ Tasse gedämpftem schwarzen oder braunen Reis, den Sie nach Packungsanweisung zubereitet haben.

Hinweis: *Pfeilwurzelmehl erhalten Sie im Reformhaus.*

Dressings und Saucen

Avocado-Dressing

Vorbereitungszeit: 5 Minuten
Kochzeit: keine
Portionen: 8 (2 Esslöffel pro Portion)

Zutaten
¼ Tasse frisch gepresster Limettensaft
¼ Tasse Wasser
1 Esslöffel kaltgepresstes Olivenöl Extra Vergine

¼ Teelöffel Chipotle-Chilipulver

1 Avocado, geschält und entsteint

Zubereitung

Schritt 1: Geben Sie alle Zutaten in die Rührschüssel einer kleinen Küchenmaschine und mixen Sie sie, bis Sie eine homogene, weiche Masse erhalten. Bewahren Sie sie im Kühlschrank auf.

....
Basilikum–Balsamico–Dressing

Vorbereitungszeit: 5 Minuten

Kochzeit: keine

Portionen: 8 (2 Esslöffel pro Portion)

Zutaten

½ Tasse kaltgepresstes Olivenöl Extra Vergine

¼ Tasse Aceto Balsamico (Balsamicoessig)

1 Esslöffel fein gehacktes frisches Basilikum oder 2 Teelöffel getrocknetes Basilikum

¼ Tasse Wasser

Zubereitung

Schritt 1: Mischen Sie alle Zutaten in einer kleinen Schüssel.

....
Beeren–Balsamico–Dressing

Vorbereitungszeit: 5 Minuten

Kochzeit: keine

Portionen: 8 (2 Esslöffel pro Portion)

Zutaten

½ Tasse kaltgepresstes Olivenöl Extra Vergine

¼ Tasse Aceto Balsamico (Balsamicoessig)

¼ Tasse frische oder tiefgefrorene wilde Heidelbeeren

¼ Tasse Wasser

Zubereitung

Schritt 1: Pürieren Sie die Heidelbeeren und mischen Sie alle Zutaten in einer kleinen Schüssel.

Zitronen–Dill–Dressing

Vorbereitungszeit: 5 Minuten

Kochzeit: keine

Portionen: 8 (2 Esslöffel pro Portion)

Zutaten

¼ Tasse kaltgepresstes Olivenöl Extra Vergine

¼ Tasse frisch gepresster Zitronensaft

1 Teelöffel Dijon-Senf

2 Esslöffel fein gehackter frischer Dill oder 2 Teelöffel getrockneter Dill

Zubereitung

Schritt 1: Mischen Sie alle Zutaten in einer kleinen Schüssel.

Minz–Tahini–Dressing

Vorbereitungszeit: 5 Minuten

Kochzeit: keine

Portionen: 12 (2 Esslöffel pro Portion)

Zutaten

½ Tasse Tahini

1 Esslöffel kaltgepresstes Olivenöl Extra Vergine

½ Tasse frisch gepresster Zitronensaft

¼ Tasse frische Minzblätter

¼ Tasse Wasser

Zubereitung

Schritt 1: Geben Sie alle Zutaten in die Rührschüssel einer kleinen Küchenmaschine und mixen Sie sie, bis Sie eine homogene Flüssigkeit erhalten.

....
Orangen-Dressing/-Sauce

Vorbereitungszeit: 5 Minuten
Kochzeit: keine
Portionen: 6 (2 Esslöffel pro Portion)

Zutaten

½ Tasse kaltgepresstes Olivenöl Extra Vergine

2 Esslöffel Apfelessig

2 Esslöffel frisch gepresster Orangensaft

½ Teelöffel frisch geriebene Orangenschale einer mittelgroßen Orange

1/8 Teelöffel gemahlener Zimt

Zubereitung

Schritt 1: Mischen Sie alle Zutaten in einer kleinen Schüssel.

....
Erdnuss–Limetten–Dressing

Vorbereitungszeit: 5 Minuten
Kochzeit: keine
Portionen: 6 (2 Esslöffel pro Portion)

Zutaten
¼ Tasse naturbelassene Erdnussbutter (cremig oder stückig)
3 Esslöffel frisch gepresster Limettensaft
¼ Teelöffel frisch gemahlener Ingwer
¼ Tasse lauwarmes Wasser

Zubereitung
Schritt 1: Geben Sie alle Zutaten in die Rührschüssel einer kleinen Küchenmaschine und mixen Sie sie, bis Sie eine homogene Flüssigkeit erhalten.

....
Joghurt–Schnittlauch–Dill–Dressing

Vorbereitungszeit: 1 Stunde und 5 Minuten
Kochzeit: keine
Ergibt: 2 Tassen

Zutaten
2 Tassen ungesüßter organischer Joghurt
1 Esslöffel kaltgepresstes Olivenöl Extra Vergine
2 Esslöffel fein gehackter Schnittlauch
1 Esslöffel fein gehackter frischer Dill
½ Teelöffel Meersalz
½ Teelöffel frisch gemahlener Pfeffer

Zubereitung

Schritt 1: Mischen Sie alle Zutaten gut in einer Schüssel. Dieses Dressing können Sie bis zu einer Woche im Kühlschrank aufbewahren.

....

Gurkenraita

Dieses Rezept stammt von meiner Freundin Caroline Nation und ihrem Team an Vollwertköchen von myfoodmyhealth.com. Das ist eine tolle Online-Rezept- und Speiseplanseite, für die ich jahrelang als verantwortliche Ernährungsberaterin tätig war.

Vorbereitungszeit: 10 Minuten
Kochzeit: keine
Ergibt: 1 Tasse

Zutaten

1½ Teelöffel Kuminsamen (optional)
1 Tasse ungesüßter organischer Naturjoghurt
¼ mittlere Gurke ohne Kerne, gewürfelt oder grob gerieben
1 Esslöffel gehackte frische Minze
eine Prise Salz und frisch gemahlener Pfeffer

Zubereitung

Schritt 1: Rösten Sie die Kuminsamen für ca. eine Minute bei mittlerer Hitze und unter ständigem Umrühren in einer kleinen Eisenpfanne, bis die Samen beginnen, ihr Aroma zu verströmen.

Schritt 2: Mahlen Sie die gerösteten Kuminsamen in einer Gewürzmühle oder zerstoßen Sie sie mit dem Mörser zu Pulver.

Schritt 3: Mischen Sie Joghurt, Gurke, Minze, Kuminsamen, Salz und Pfeffer. Servieren Sie das Gurkenraita gekühlt.

Snacks und Zwischenmahlzeiten

Es ist heute gar nicht so leicht, sich die Zeit zu nehmen, um sich gut zu ernähren. Anstatt eine anständige Mahlzeit zu essen, hangeln wir uns mit Snacks durch den Tag. Wie Sie bereits wissen, braucht Ihr Verdauungssystem eine Auszeit. Die ständigen Zwischenmahlzeiten können ein dauerhaftes Abnehmen verhindern, weil wir dabei den Überblick über die konsumierten Kalorien verlieren.

Ich rate den meisten meiner Kunden mit oder ohne Gewichtsproblemen, sich abzugewöhnen, zwischen den Mahlzeiten etwas zu essen. Wenn Sie eine Zwischenmahlzeit einnehmen müssen, zum Beispiel weil zwischen Mittagessen und Abendessen beruflich bedingt sonst mehr als vier bis sechs Stunden liegen, oder Sie während Ihres sportlichen Trainings einen kleinen Energieschub brauchen, dann essen Sie etwas möglichst Nahrhaftes anstatt irgendwelche leeren Kalorien. Hier einige einfache Richtlinien:

- Machen Sie frisches Obst zu Ihrer ersten Wahl, wenn Sie zwischendurch einen Snack brauchen, und tragen Sie immer eine Portion bei sich.
- Essen Sie nicht immer dasselbe. Wechseln Sie zwischen verschiedenen Snacks, um Ihrer Darmflora möglichst viel Abwechslung zu bieten.
- Wenn Sie an einem bestimmten Tag keinen Hunger auf eine Zwischenmahlzeit verspüren, lassen Sie sie aus. Nur wenn es gar nicht anders geht, sollten Sie auf einen Snack zurückgreifen.
- Heben Sie den Snack nicht als Dessert nach dem Abendessen auf – entweder Sie brauchen ihn zwischen den Mahlzeiten oder Sie brauchen ihn nicht.
- Wählen Sie für den kleinen Hunger zwischendurch eine Alternative aus der nachfolgenden Liste aus:

Optionen für Woche 1 und 2
- Frische Früchte der Saison
- ¼ Tasse rohe ungesalzene Mandeln, Walnüsse, Kürbis- oder Sonnenblumenkerne (Sie können die Kerne auch mischen)
- 3 Esslöffel Oliventapenade mit 1 Tasse Rohkost
- 10 bis 15 Oliven
- 2 Teelöffel rohe, ungesalzene Nussbutter auf einer kleinen Banane

- 25 Gramm dunkle Schokolade mit einem Kakaoanteil von mindestens 70 Prozent
- ½ Glas Swift-Smoothie

Optionen für Woche 3 und 4
- Jede Option aus den ersten beiden Wochen
- 1 Tasse ungesüßter Bio-Kefir mit einer Prise Zimt oder Muskatnuss
- ½ Tasse ungesüßter Bio-Joghurt mit ½ Tasse Beeren
- 2 Esslöffel Oliven-Käuter-Pesto (S. 295) mit 1 Tasse Rohkost
- 1 Esslöffel Nussbutter mit Sellerie
- 3 Esslöffel Swift-Trockenobst-Aufstrich (S. 340) oder Hummus (S. 291/292) auf 5 glutenfreien Crackern
- Energieriegel aus echten Nahrungsmitteln (zum Beispiel Rote Bete & Karotten der Marke Chimpanzee Bars) oder zwei Swift-Cookies (S. 341)

Süße Lust

Wer von uns hat nicht gelegentlich Lust auf etwas Süßes? Das Problem ist, dass Süßigkeiten und Gebäck wie die meisten anderen industriell verarbeiteten Nahrungsmittel vollgestopft sind mit billigen, nährstoffarmen Zutaten. Dafür enthalten sie aber Unmengen an Zucker und Mehl, die den Heißhunger eher anheizen, als ihn zu stillen.

Wie lautet die Lösung? Ich glaube, je weniger Süßes wir essen, desto besser, wobei der vollständige Verzicht natürlich die Ideallösung ist. Ich verstehe aber auch, dass viele Menschen gelegentlich nicht darauf verzichten wollen, daher stelle ich Ihnen nachfolgend einige Alternativen vor, mit denen Sie Ihren Appetit auf Süßes auf gesunde Art und Weise befriedigen können.

- Versprechen Sie sich selbst, alle industriell hergestellten Kekse, Kuchen, Süßigkeiten, Eiscreme etc. aus Ihrem Haus zu verbannen. Wenn Sie es nicht geschafft haben abzunehmen, dann sollten diese Produkte nicht in Ihrer Speisekammer oder im Kühlschrank lauern.
- Heben Sie keine Süßigkeiten im Schrank versteckt als »Reserve« für die Kin-

der oder für überraschenden Besuch auf, die am Ende doch in Ihrem Mund landen werden. Ganz nebenbei, Ihre Gäste und Ihre Kinder brauchen auch keine leeren Kalorien!

- Wenn Sie wirklich ein Dessert für eine besondere Gelegenheit brauchen, kaufen – oder noch besser – machen Sie es selbst, aber in der letzten Minute. Und entsorgen Sie Überbleibsel, bevor diese bei einer nächtlichen Heißhungerattacke in Ihrem Magen landen.
- Die Kernbotschaft lautet: keine industriell hergestellten Süßigkeiten im Haus (auch nicht in der Garage, im Auto, im Keller oder der Abstellkammer)

Sobald Sie alle Süßigkeiten dauerhaft entsorgt haben, können Sie sie in einem anderen Licht betrachten und gelegentlich etwas Süßes genießen – ohne Schuldgefühle und ohne einen Zuckerrausch auszulösen.

Der Schlüssel zu einem gesunden, leckeren Dessert? Wunderbare, vollwertige, organische Zutaten, die langsam verdaut werden, keinen plötzlichen Blutzucker- und Insulinschub auslösen und keine Schuldgefühle verursachen. Nachfolgend einige süße Ergänzungen zum Swift-Speiseplan. So lecker sie auch sind, mäßigen Sie sich: nicht mehr als zwei Portionen pro Woche. Ich nenne das den »Sweet Kripalu-Effekt«. Unsere Gäste im Kripalu Center genießen die leckeren Mahlzeiten und freuen sich auf die beiden Abende pro Woche, in denen sie ein Dessert serviert bekommen.

....

Apple Almost Pie

Heizen Sie den Ofen auf 180 Grad Celsius vor. Belegen Sie den Boden einer kleinen Ofenform mit einer Schicht Apfelschnitze (½ Tasse) und bestreuen Sie sie mit ½ Teelöffel Chiasamen. Träufeln Sie ein wenig Ahornsirup und Piment oder Nelkengewürz darüber und bestreuen Sie das Ganze mit Flachssamen (ganz oder gemahlen). Backen Sie diese Apfel-Samen-Mischung 15 Minuten, bis die Äpfel gar (aber nicht zerfallen sind). Lassen Sie die Form etwas abkühlen und genießen Sie die Äpfel noch warm!

Schoko–Mandel–Shake

Geben Sie eine Tasse ungesüßte, naturbelassene Mandelmilch, 10 Eiswürfel und 2 Esslöffel ungesüßtes Kakaopulver in den Mixer. Geben Sie eine entsteinte Dattel sowie eine Prise Zimt dazu und mixen Sie die Zutaten, bis Sie einen homogenen Shake bekommen.

Schoko–Nussbutter–Sandwich

Nehmen Sie eine kleine Tafel dunkle Schokolade (25 Gramm) mit mindestens 70 Prozent Kakaoanteil und schneiden Sie sie der Länge nach in zwei Teile. Bestreichen Sie eine Hälfte mit 1 Esslöffel roher, ungesalzener Mandelbutter und legen Sie die andere Hälfte der Schokoladentafel darauf. Genießen Sie Ihr süßes Sandwich!

Chia–Pudding »Ciao Bella«

(siehe Rezept auf S. 273)

Frischer Früchtebecher

Genießen Sie die natürliche Süße einer Tasse Früchte der Saison mit einer Prise Ihres Lieblingsgewürzes und ungesüßten Kokosraspeln; zum Beispiel Orangenspalten mit Zimt, Birne mit Muskatnuss etc.

Aromatisierter Fruchtjoghurt

(Rezept siehe S. 279)

....

Süßkartoffel–Powermuffins »Walnuss–Banane«, »Waldbeere« oder »Schoko«

(Rezept siehe S. 280)

Walnuss-Banane: Ersetzen Sie das Vanilleextrakt aus dem Originalrezept durch 2 Teelöffel reines Walnussextrakt und die Karotten durch ¾ Tasse Bananenpüree.

Waldbeere: Geben Sie eine Tasse frische oder tiefgefrorene Beeren zum Teig.

Schoko: Verwenden Sie statt dem Ingwer 2 Esslöffel ungesüßtes Kakaopulver und geben Sie ¾ Tasse Avocadopüree dazu.

....

Swift Schoko–Avocado–Shake

Vorbereitungszeit: 10 Minuten

Kochzeit: keine

Portionen: 2

Zutaten

1 reife Avocado

3 entsteinte Datteln

½ Tasse naturbelassenes, ungesüßtes milchfreies Getränk (zum Beispiel aus Mandeln)

2 Esslöffel ungesüßtes Kakaopulver

1 Teelöffel reines Vanilleextrakt (Sie können auch andere reine Extrakte verwenden, zum Beispiel Ahorn, Orange, Mandel etc.)

Zubereitung

Schritt 1: Schälen und entsteinen Sie die Avocado.

Schritt 2: Mixen Sie die Zutaten in einem Mixer auf höchster Geschwindigkeit, bis Sie eine cremige, weiche Masse erhalten.

Schritt 3: Gießen Sie den Shake in ein Glas und garnieren Sie es mit ungesüßten Kokosraspeln, geriebener Orangenschale oder gerösteten Nüssen.

....
Swift-Trockenobst-Aufstrich

Vorbereitungszeit: 5 Minuten
Kochzeit: keine
Portionen: 10 (3 Esslöffel pro Portion)

Dies ist eines der Rezepte bei meinen Workshops zum Thema gesunde Verdauung, das bei den Teilnehmern mit Tendenz zur Verstopfung besonders beliebt ist. Es ergibt einen leckeren Aufstrich für Gemüse, Obst oder glutenfreie Cracker oder auch als Krönung für einen glutenfreien Porridge.

Zutaten

1 Tasse kochendes Wasser
½ Tasse entsteinte Datteln
½ Tasse entsteinte Trockenpflaumen
¼ Tasse gemahlene Flachssamen
¼ Tasse Reiskleie
1 Teelöffel Ihres Lieblingsgewürzes (ich liebe Nelken oder Piment)

Zubereitung

Schritt 1: Geben Sie das Wasser, die Datteln und die Trockenpflaumen in die Rührschüssel einer Küchenmaschine und verarbeiten Sie die Zutaten zu einer homogenen Masse.

Schritt 2: Geben Sie die Flachssamen, die Reiskleie und die Gewürze dazu. Mixen Sie die Masse erneut, bis alles gut vermischt ist. Falls die Konsistenz zu dickflüssig ist, geben Sie etwas mehr Wasser hinzu.

....
Studentenfutter »Swift and Sweet«

Mischen Sie je 1 Esslöffel Schokospäne aus dunker Schokolade, ungeschwefeltes Trockenobst und ungesalzene Nüsse und Kerne.

....
Swift Cookie

Vorbereitungszeit: 15 Minuten

Backzeit: 15 Minuten

Ergibt: 24 Cookies oder 12 Portionen à 2 Cookies

Zutaten

3/4 Tasse rohe, ungesalzene Mandelbutter

1 mittelgroßer Hokkaido-Kürbis (für ungefähr 420 Gramm Kürbispüree)

¼ Tasse Honig

¼ Tasse Zuckerrohrmelasse

2 große Eier

1 Teelöffel reines Vanilleextrakt

1 Teelöffel Backpulver

2 Teelöffel gemahlener Zimt

1 Teelöffel gemahlener Ingwer

2 Teelöffel Nelkenpulver

1 Tasse rohe, ungesalzene und gehackte Nüsse: Walnüsse, Mandelscheiben, Pekannüsse

1 Tasse rohe, ungesalzene Kerne: Sonnenblumen, Chia, Kürbis

1 Tasse Hanfsamen

Zubereitung

Schritt 1: Heizen Sie den Ofen auf 180 Grad Celsius vor.

Schritt 2: Zerteilen Sie den Hokkaido-Kürbis mit Schale in mehrere Stücke und garen Sie ihn in kochendem Wasser, bis sich das Kürbisfleisch leicht von der Schale

lösen lässt. Verarbeiten Sie das Kürbisfleisch mit etwas Wasser mit einem Pürier-
stab oder in einem Mixer zu einer homogenen Masse.

Schritt 3: Mischen Sie alle Zutaten in einer großen Schüssel.

Schritt 4: Setzen Sie pro Cookie 2 Esslöffel Teig auf ein leicht gefettetes Backblech.
Lassen Sie zwischen den Cookies rund 4 Zentimeter Abstand.

Schritt 5: Backen Sie die Cookies 15 Minuten

Swift-Tipp: Ich bewahre ein Blech dieser Cookies im Gefrierschrank auf. Bestreichen Sie einen Cookie mit natürlicher Nussbutter und setzen Sie einen zweiten
Cookie obendrauf. So erhalten Sie einen leckeren, ballaststoffreichen Snack.

Three–Berry Almost Pie

Heizen Sie den Ofen auf 180 Grad Celsius vor. Geben Sie in eine kleine Ofenform
eine Schicht frische oder aufgetaute gemischte Beeren (½ Tasse) und mischen Sie
sie mit ½ Teelöffel Chiasamen. Träufeln Sie Ahornsirup darüber und bestreuen Sie
die Beerenmischung mit Zimt oder Muskatnuss. Als Letztes streuen Sie Flachsamen
(ganz oder gemahlen) darüber und backen die Mischung ungefähr 15 Minuten, bis
die Früchte Blasen schlagen. Nehmen Sie die Form aus dem Ofen und lassen Sie sie
vor dem Verzehr etwas abkühlen. Guten Appetit!

Ein Nahrungsmittel, fünf Verwendungsmöglichkeiten!

OBST: Erdbeeren

Smoothie: Peppen Sie Ihren Smoothie mit tiefgefrorenen Erdbeeren auf

Salat: Mischen Sie frische Erdbeeren unter Ihren Salat.

Suppe: Verfeinern Sie den Geschmack einer Kürbissuppe mit frischen Erdbeeren.

Beilage: Servieren Sie Erdbeeren zum morgendlichen Rühr- oder Spiegelei.

Snack: Eine perfekte ballaststoffreiche, blutzuckerfreundliche Zwischenmahlzeit, vor allem, wenn Erdbeersaison ist.

GEMÜSE: Grünkohl

Smoothie: Bereichern Sie Ihren Smoothie mit einer Handvoll Kohl um ein wenig Grün.

Salat: Reiben Sie einige Kohlblätter mit kaltgepresstem Olivenöl ein, träufeln Sie Zitronensaft darüber und geben Sie einige andere Gemüsesorten dazu. So erhalten Sie einen leckeren Kohlsalat.

Suppe: Hacken Sie einige Kohlblätter und geben Sie sie in Ihre Lieblingssuppen.

Beilage: Dämpfen Sie Kohl und beträufeln Sie ihn anschließend mit Olivenöl und Zitronensaft.

Snack: Machen Sie Ihre eigenen Grünkohlchips.

VOLLWERTGETREIDE: Quinoa

Smoothie: Mixen Sie ein wenig gekochtes Quinoa in Ihren Smoothie – für mehr Nährstoffe und noch mehr Geschmack!

Salat: Verwenden Sie Quinoa als Grundlage für einen herzhaften Salat.

Suppe: Verwenden Sie bei Ihren Lieblingssuppen Quinoa statt Nudeleinlage.

Beilage: Quinoa ist eine schnell zuzubereitende Beilage, die jede Vorspeise ergänzt.

Snack: Probieren Sie die leckeren Bio-Getreideriegel mit Quinoa von wow!bab.

HÜLSENFRÜCHTE (PFLANZENPROTEINE): Kichererbsen

Smoothie: Ergänzen Sie Ihren Smoothie um einen Löffel Hummus, um ihm mehr Protein und eine cremigere Konsistenz zu verleihen.

Salat: Mischen Sie für eine Extraportion Proteine Kichererbsen unter Ihren Salat.

Suppe: Geben Sie einige Kichererbsen in Ihre vegetarische Suppe.

Beilage: Würzen Sie Ihre gekochten Kichererbsen (Sie können Kichererbsen aus der Dose verwenden) mit Ihren Lieblingskräutern.

Snack: Würzen Sie eine Portion Kichererbsen, beträufeln Sie sie mit Olivenöl, streuen Sie eine Kräutermischung darüber und backen Sie sie eine Stunde bei 180 Grad Celsius im Ofen. Das ergibt einen knusprigen Knabberspaß.

TIERISCHES EIWEISS: Eier

Smoothie: Mixen Sie ein hartgekochtes Ei in Ihren Smoothie, um ihn noch proteinhaltiger zu machen.

Salat: Garnieren Sie Ihren Salat mit Eierscheiben.

Suppe: Geben Sie ein rohes Ei in Ihre Misosuppe.

Beilage: Ein Curry-Eier-Salat (ohne Mayonnaise!) ist eine köstliche Beilage zu einer gemüsebasierten Mahlzeit.

Snack: Hartgekochte Eier sind eine ausgezeichnete Zwischenmahlzeit.

FERMENTIERTE MILCHPRODUKTE: Joghurt

Smoothie: Machen Sie Ihren Smoothie mit Bio-Joghurt noch cremiger.

Salat: Bereiten Sie für Ihren Salat ein Johgurtdressing mit Minze oder Curry zu.

Suppe: Geben Sie ein oder zwei Löffel in Ihre Lieblingssuppe.

Beilage: Gurkenraita (S. 334) ist eine köstliche Beilage, vor allem für scharfe Currygerichte.

Snack: Die perfekte Zwischenmahlzeit, wenn Sie Lust auf etwas Cremiges haben. Garnieren Sie ihn mit Beeren, Kokosraspeln, einer Prise ungesüßtem Kakaopulver oder Ihrem Lieblingsgewürz.

FETT: Walnüsse

Smoothie: Verleihen Sie Ihrem Smoothie einen Omega-3-Schub mit rohen Walnüssen oder einem Löffel Walnussbutter.

Salat: Streuen Sie einige gehackte Walnüsse auf Ihren Salat.

Suppe: Garnieren Sie Ihre Suppe mit gehackten Walnüssen.

Beilage: Eine knusprige Ergänzung für jede Gemüsebeilage.

Snack: Tragen Sie eine kleine Ration Walnüsse für den Hunger zwischendurch bei sich.

Swift-Einkaufsliste

Verwenden Sie die nachfolgende Einkaufsliste, um Zeit zu sparen und sich keinen ungesunden Ablenkungen auszusetzen. Sie können diese Liste nach Belieben an Ihre Lieblingsrezepte anpassen. Und denken Sie immer daran, dass es auf die Zutaten ankommt. Achten Sie also darauf, dass Sie die bestmögliche Nahrungsmittelqualität einkaufen.

Speisekammer / Vorratsschrank

Hülsenfrüchte (trocken oder als Konserven)

- Adzuki
- Cannellini
- Kichererbsen
- Linsen
- Mungobohnen
- Pintobohnen
- Schälerbsen
- schwarze / rote Bohnen

Konserven (ohne BPA)

- Fisch (Anchovis, Bonito-Thunfisch, Lachs, Sardinen)
- Kürbis
- Tomaten

Schokolade und Süßungsmittel

- Ahornsirup (hundertprozentig rein)
- dunkle Schokolade (mindestens 70 Prozent Kakaoanteil)
- Honig (kalt geschleudert, aus lokaler Erzeugung)
- Kakao (-butter, -späne, -pulver)
- Kokos (-creme, -flocken, -mehl, -manna)
- Zuckerrohrmelasse

Trockenfrüchte (ungesüßt und ungeschwefelt)

Würzmittel und Ähnliches

- Brühen
- Ketchup
- Salsa-Tomatensauce
- Dijon-Senf
- Essige (Apfelessig, Aceto Balsamico, Rotweinessig, Reisessig)
- getrocknete Kräuter und Gewürze
- Kaffee (organisch)
- Meersalz
- Seegemüse / Algen (Kombu, Arame, Dulse, Nori)
- Sojasauce, glutenfrei
- sonnengetrocknete Tomaten (»pomodori secchi«)
- Tees und Kräutertees

Nüsse und Nussbutter (roh, ungesalzen)

- Cashewkerne
- Erdnüsse
- Haselnüsse
- Macadamianüsse
- Mandeln
- Paranüsse
- Pekannüsse
- Walnüsse

Öle (kaltgepresst)

- Kokos
- Olivenöl Extra Vergine
- Sesamöl
- Traubenkernöl
- Walnussöl

Samen und Kerne (ganz oder als Butter), roh und ungesalzen

- Chia
- Flachs
- Kürbiskerne
- Sesam
- Sonnenblumenkerne
- Tahini

Vollwertgetreide (glutenfrei)

- Amaranth
- Buchweizen
- Haferschrot
- Millet
- Quinoa
- Reis (schwarz, braun, rot)
- Teff
- Wildreis

Kühl- und Tiefkühlprodukte

Fette

- Butter
- Butterschmalz / Ghee

Fermentierte / kultivierte Produkte

- Eingelegtes / Pickles
- Gemüse
- Kefir
- Kimchi
- Miso
- Naturjoghurt (ungesüßt)
- Sauerkraut

Tiefkühlprodukte

- Fisch
- Früchte
- Gemüse
- vegetarische Burger

milchfreie Getränke (ungesüßt)

- Hanfsamen
- Kokos
- Mandel
- Reis
- Soja

Frisches Obst und Gemüse (der Saison und aus regionalem Anbau)

- Blattgemüse und Salate
- Frische Kräuter und Gewürze
- Früchte
- Knollen- und Wurzelgemüse
- sonstiges Gemüse

Proteine

- Eier
- Fisch
- Huhn
- Käse
- Rindfleisch
- Tempeh
- Tofu
- Truthahn

DANKSAGUNG

Dieses Buch ist das Ergebnis einer gemeinsamen Anstrengung eines engagierten Teams an Individualisten, die an mich und die Botschaft der Swift-Diät glauben.

Joe Hooper, mein Freund, Co-Autor und ein talentierter Journalist, erkannte und schätzte meine langjährige Arbeit und freute sich, meine Gedanken und Lehren im Rahmen von unzähligen Stunden angeregter Unterhaltung und Interviews in die richtige Form zu bringen. Wir teilen die Liebe zur Wissenschaft, den Wissensdurst und den Wunsch, daraus bedeutsame Erkenntnisse zu ziehen. Ich bin nicht nur zutiefst dankbar, mit einem Menschen arbeiten zu dürfen, der so gut schreiben kann, sondern das auch noch unter dem Druck enger Fristen fertigbrachte. Joe war stets freundlich, gelassen und absolut zuverlässig.

Mein Ehemann, Dan, mein Freund fürs Leben und vertrauenswürdiger Copilot am Computer und in der Küche, hat mehr Checklisten und Excel-Listen, als sich irgendjemand vorstellen kann.

Meine wunderschöne Tochter, Kadan, liebende Mutter, kompetente Anwältin und einfallsreiche Köchin, kreierte und testete zahlreiche Rezepte aus diesem Buch, die das Produkt ihrer Liebe zum Essen und zur Gesundheit sind.

Mein inspirierender Sohn, Michael, globaler Abenteurer und Denker, der stets die richtigen Fragen stellte, die mich zu einer tieferen Untersuchung des entstehenden Buches veranlassten.

Kate Doyle Hooper, Redakteurin und kulinarische Expertin, steuerte zu Kapitel 7 »Der Vier-Wochen-Swift-Plan« ihren Esprit und ihre Kreativität sowie ihre Organisationsfähigkeiten zu Kapitel 8 »Rezepte« bei und machte daraus eine appetitanregende Lektüre.

Dank der einfallsreichen Federstriche unserer Künstlerin Donna Mehalko spiegeln die Illustrationen das Herz des Manuskripts und die Schönheit der Frauen wider.

Irina Lisker, MD, vollendete Verfechterin einer gesunden Lebensweise, leistete mit ihrer Kompetenz einen wichtigen Beitrag zum »Swift-Plan«-Kapitel und drängte mich intensiv, mein Bestes zu geben.

Amy Jarck, meine Freundin, verlässliche Assistentin und Rezeptanalystin, hat mich stets mit ihrer Weisheit und Nachdenklichkeit geleitet.

Ich bin meinem Team an kompetenten integrativen Diätexperten und kulinarischen Ernährungsexperten für ihre einzigartigen Beiträge dankbar: Mary Beth Augustine, Beraterin zum Thema Inhaltsstoffe von Nahrungsergänzungsmitteln; Sarah Clark, eine außergewöhnlich kompetente ernährungstechnische Faktenprüferin; Monique Richards, enthusiastische Verfechterin der Heilkräfte von Nahrungsmitteln; Stefanie Sacks, leidenschaftliche Ernährungsaktivistin und talentierte Köchin, und Alicia Trocker, die unermüdliche Anspornerin. Und natürlich Mikrobiologin Maria Marco vom U.C. Davis Medical Center der University of California, die mein Wissen über fermentierte Nahrungsmittel erweiterte.

Reba Schecter und Jennifer Young steuerten ihr Fachwissen zu Kapitel 6 bei (Reba zum Thema Körpertraining und Jennifer zum Thema Yoga). Ob auf der Yogamatte oder dem Fahrradparcours, beim Rollerbladen, Schlittschuhlaufen, Qi Gong, oder beim Wandern in den Berkshire-Wäldern, ihr inspiriert mich, meinen Körper mit Genuss zu bewegen und zu fordern.

Unsere entschiedene Agentin Linda Loewenthal vertraute der Botschaft dieses Buches und der ernährungstechnischen und literarischen Chemie, die zwischen Joe und mir herrschte.

Das Team des Verlags Penguin/Hudson Street Press, das von der überlegten und engagierten Lektorin Caroline Sutton geleitet wird und zu dem Brittney Ross, Ashley Pattison, Kathryn Santora, Courtney Nobile, Katie Hurley, Norina Frabotta, Susan Schwartz, Daniel Lagin und Jaya Miceli gehören – sie alle investierten ihre Zeit, Energie und ihre Herzen in den Erfolg dieses Buches.

Ich danke außerdem Dr. Mark Hyman, führender Experte auf dem Gebiet der Funktionellen Medizin und mein guter Freund, der mich immer wieder mit seiner Leidenschaft zur Veränderung des amerikanischen Ernährungssystems verblüfft, die er mit dem Ziel verfolgt, die Gesundheit unserer Nation zu verbessern – für die heutigen und zukünftigen Generationen.

Danke an alle meine Mentoren und Kollegen der drei Institute für integrative Gesundheit im Mekka der Berkshires: Canyon Ranch, Kripalu Center for Yoga and Health und das UltraWellness Center.

Vielen Dank an alle meine Kunden und Studenten, die mich mit ihren Geschichten, Kämpfen und Erfolgen so vieles gelehrt haben.

Und schließlich auch großen Dank an meine Leser, die bereit, und wie ich hoffe, gespannt darauf sind, diese Reise mit mir zu unternehmen!

HÄUFIGE FRAGEN

Was soll ich tun, wenn ich den Swift-Plan befolge und ich an irgendeinem Punkt ein-
fach nicht mehr weiter abnehme, obwohl ich mein Abnehmziel noch nicht erreicht
habe?

Als Erstes sollten Sie genau unter die Lupe nehmen, wie und was Sie essen. Essen Sie langsam und ganz bewusst? Oder schlingen Sie Ihr Essen hastig hinunter?
Wurden die nährstoffhaltigen Nahrungsmittel vielleicht allmählich wieder von den
industriell verarbeiteten Nahrungsmitteln mit ihren unzähligen künstlichen Inhaltsstoffen verdrängt? Haben Sie nicht konsequent genug auf Nahrungsmittel
verzichtet, die Ihr Körper nicht gut verträgt? Vergessen Sie nicht, dass auch Getränke eine Kalorienfalle sein können. Nehmen Sie Ihre Kalorien in Form von gesüßten Tees oder Café Latte ein? Entspannen Sie sich abends mit einem oder mehreren Gläsern Wein? Schlechte Ernährungsentscheidungen, einschließlich Getränken, können in Form von entzündlichen Reaktionen eine Gewichtszunahme begünstigen (oder die Gewichtsreduzierung bremsen).

Wenn Sie mit Ihrer gesunden Ernährung zufrieden sind, dann ist es Zeit, tief
und entspannt durchzuatmen. Sie haben das Gewicht, das Ihr Körper haben will,
unter Berücksichtigung Ihres derzeitigen Lebensstils, das heißt, der Belastungen,
denen Sie ausgesetzt sind, der Menge an Schlaf, die Sie sich gönnen und der Körperbewegung, die Sie Ihrem Körper bieten. Damit haben Sie ein Plateau erreicht.
Ich bezeichne es auch als »Warteschleife« – der Zeitpunkt, an dem Ihr Körper »einfach ist«. Haben Sie Vertrauen in sich selbst und Ihren Plan. Dies kann ein besonderer Moment sein, in dem die echte Selbstkenntnis beginnt. Treffen Sie eine
umfassende Bewertung Ihres Lebens. Vielleicht können Sie eine zusätzliche hal-
be Stunde Fahrrad fahren oder in Ihrem Fitnessclub trainieren, um Ihren Kalorienumsatz zu steigern. Vielleicht können Sie Ihren Zeitplan so umorganisieren,
dass Sie pro Nacht eine zusätzliche Stunde Schlaf bekommen. Denken Sie daran,
dass Schlafmangel zu einer vermehrten Ausschüttung von Stresshormonen führen kann, die ihrerseits zu einem Anstieg des Insulinspiegels führt. Beides verhin-

dert eine Gewichtsreduzierung. Und denken Sie auch daran, dass der Kompromiss – der Verzicht oder die Umorganisierung anderer Aktivitäten für eine zusätzliche Stunde im Fitnessclub – nicht *unbedingt* die Mühe lohnt. Vielleicht würde das zu Lasten Ihres Familienlebens gehen. Das ist ganz allein Ihre Entscheidung. Folgen Sie einfach Ihrem Bauchgefühl. Und starren Sie nicht wie besessen auf die Zahl, die die Waage anzeigt. *Wie fühlen Sie sich?* Haben Sie mehr Energie? Falls Sie sich nicht besser fühlen, sollten Sie mit Ihrem Hausarzt sprechen und vielleicht einige Tests machen, darunter auch einen Test der Schilddrüsenfunktion oder einen Test auf möglichen Eisenmangel.

Wie sehen Sie aus? Passt Ihnen Ihre Kleidung besser? Nehmen Sie die in diesem Buch vorgestellten Tests zur Körperzusammensetzung als Richtlinie für ein gesundes Gewicht. Ermöglichen Sie Ihrem Körper, wieder ins Gleichgewicht zu kommen. Räumen Sie sich Zeit ein, um Ihre Batterien aufzuladen und Ihre innere Einstellung zu bekräftigen, indem Sie Ihr Bekenntnis zu dem heilenden Mantra *vollwertige Nahrung, ganzheitlicher Mensch, ganzheitliches Leben* wiederholen.

Was soll ich tun, wenn ich den Swift-Plan befolge, aber meine Verdauungsbeschwerden nach den vier Wochen nicht besser geworden sind?

Vielleicht waren Sie doch nicht ganz so sorgfältig in der Vermeidung problematischer Nahrungsmittel oder Inhaltsstoffe. Vielleicht sind eines oder mehrere der FODMAP-Elemente das Problem. Ich empfehle Ihnen, die Richtlinien zur Eliminierung problematischer und/oder verdächtiger Nahrungsmittel aus Kapitel 3 und Kapitel 7 noch einmal genau zu studieren und immer nur ein Nahrungsmittel gleichzeitig aus Ihrem Speiseplan zu streichen und die Reaktion Ihres Körpers zu beobachten.

Wenn Sie ganz sicher sind, dass Sie die Ernährungsregeln bis aufs i-Tüpfelchen befolgen, lautet der nächste Schritt: Geben Sie sich mehr Zeit! Ernährungsprobleme können sich in wenigen Tagen, aber auch erst nach Monaten bessern! Nach der vierten Woche des Swift-Plans bleiben Sie noch weitere vier bis sechs Wochen vorsichtig mit dem Essen, um zu sehen, ob sich eine Besserung einstellt. Und vergessen Sie nicht, wir sprechen hier über wiederkehrende, lästige Beschwerden, aber nicht über Verdauungsprobleme, die zu einer ernsthaften Krankheit führen.

Bei akuten oder chronischen Beschwerden sollten Sie einen Arzt aufsuchen. Doch selbst bei weniger gravierenden Beschwerden sollten Sie sich überlegen, ob Sie sich den Rat eines Ernährungsexperten holen, der oder die die Swift-Diät als Basis verwenden kann, um Ihnen dabei zu helfen, andere potenziell ernährungsbedingte Probleme aufzudecken und einen maßgeschneiderten Speiseplan zu erstellen.

Sollten Ihre Verdauungsbeschwerden länger als zwei Monate anhalten, sollten Sie einen Arzt aufsuchen. Das Problem könnte auf mikroskopischer Ebene zu finden sein. Vielleicht sind Tests zur Bestimmung und Beseitigung unwillkommener Gäste wie schädliche Bakterien, Pilze und Parasiten angeraten. Die Bestimmung der Ursachen Ihrer Beschwerden ist wichtig. Eine meiner bevorzugten Expertinnen auf diesem Gebiet ist die Gastroenterologin und Gründerin des Digestive Center for Women in Washington, D.C., Dr. Robynne Chutkan, die einen ganzheitlichen Ansatz verfolgt.

Ich liebe die Rezepte der Swift-Diät. Aber muss ich deswegen auf einige meiner Lieblingsgerichte und Rezepte verzichten? Der Swift-Plan enthält nicht ein einziges Gericht, das ihnen ähnelt.

Keineswegs! Sie können jedes Rezept verwenden, solange die Zutaten gesund und die Nahrungsmittel vollwertig sind. Zur richtigen Zusammensetzung und Portionierung orientieren Sie sich am »Swift-Teller« in Kapitel 4. Basiert das Rezept, das Sie verwenden wollen, hauptsächlich auf Gemüse? Sind die Proteine mager und rein? Enthält das Rezept Kräuter und Gewürze? Wenn es Stärke oder Getreide enthält, sind diese vollwertig (Butternusskürbis, Quinoa, Kartoffeln), anstatt industriell verarbeitet? Sind die Fette und Öle, die Sie verwenden, qualitativ hochwertig? Wenn Sie die Rezpte in Kapitel 8 wirklich verinnerlicht haben, sollten Sie in der Lage sein, Ihre eigenen Lieblingsrezpte entsprechend anzupassen. Zum Beispiel könnte Ihr gutes altes Brathähnchen so etwas wie mein Huhn in Pekannusskruste mit Mangoldgemüse und aromatisierten Orangen-Karotten (S. 311) werden. Oder anstelle von Makkaroni mit Käse könnten Sie Nudeln aus Leguminosenmehl kochen und dazu eine cremige Tofusauce mit einem qualitativ hochwertigen Käse und Gewürzen machen. Die Websites und Kochbücher, die ich unter der Rubrik »Lese- und Informationstipps« nenne, bieten vielfältige Kochideen.

*Ich koche nicht gerne nach Rezepten. Ich möchte aus den Zutaten in meinem Kü-
chenschrank schnelle, gesunde Mahlzeiten zusammenstellen. Wie fange ich an?*

Nachfolgend gebe ich Ihnen einen beispielhaften »Swift Real Foods«-Speiseplan.
Außerdem können Sie sich an der Swift-Einkaufsliste und den Listen über gesunde Nahrungsmittel in Kapitel 4 orientieren, um sich kreative Anregungen zu holen. Prüfen Sie die Liste mit den stark FODMAP-haltigen Nahrungsmitteln, um zu
sehen, ob es irgendwelche Nahrungsmittel gibt, auf die Sie einstweilen besser verzichten. Und denken Sie daran, darauf zu achten, nur Ihren physischen Hunger
durch Essen zu befriedigen. Und befolgen Sie die Portionsempfehlungen beziehungsweise passen Sie sie an Ihre Bedürfnisse an.

»Swift Real Foods«-Speiseplan
Frühstück
Protein: 2 Eier oder 55 Gramm geräucherter Wildlachs oder 115 Gramm Tofu-Ome-
lette.
Nichtstärkehaltiges Gemüse: 2 Tassen gedämpftes Blattgemüse (zum Beispiel Spi-
nat) oder ein anderes nichtstärkehaltiges Gemüse.
Obst: 1 Tasse Beeren oder 1 mittelgroßes Stück Obst oder zwei kleine Früchte (zum
Beispiel Kiwi)
Fett: 2 Esslöffel Nüsse oder Samen/Kerne oder 1 Esslöffel natürliche Nussbutter
Mittagessen
Protein: 1 Tasse gekochte Trockenbohnen/Linsen (auch aus der Dose) oder 85
Gramm ofengegartes Hühner- oder Truthahnfleisch (von der Größe eines Sets
Spielkarten)
Nichtstärkehaltiges Gemüse: ein gesunder Salat aus mindestens 3 Tassen nichtstär-
kehaltigem Gemüse (zum Beispiel Blattsalate oder Blattgemüse, Gurken, Tomaten
etc.) und 2 Esslöffel fermentiertem Gemüse, zum Beispiel Ingwerkarotten
Stärkehaltiges Gemüse oder glutenfreies Vollwertgetreide: 1 Tasse stärkehaltiges
Gemüse oder ½ Tasse gekochtes glutenfreies Getreide, zum Beispiel Quinoa
Obst: 1 Tasse Beeren oder 1 Stück Obst mittlerer Größe oder zwei kleine Früchte
Fett: ½ Esslöffel kaltgepresstes Olivenöl Extra Vergine (als Dressing mit Zitronen-
spalten und Kräutern) und 2 Esslöffel Avocado

Abendessen

Proteine: 85 Gramm gegrillter Fisch (Portionsgröße entspricht ungefähr einem Set Spielkarten) oder 115 Gramm Tempeh

Nichtstärkehaltiges Gemüse: mindestens 2 Tassen gedämpftes Gemüse und Rohkostsalat (falls gewünscht)

Stärkehaltiges Gemüse oder glutenfreies Getreide: 1 Tasse stärkehaltiges Gemüse (zum Beispiel Süßkartoffeln) oder ½ Tasse gekochtes glutenfreies Getreide (zum Beispiel Wildreis)

Fett: 1 Esslöffel Kräuterpesto und ½ Esslöffel kaltgepresstes Olivenöl Extra Vergine (als Dressing mit frischem Zitronensaft, Limettenschale und Kräutern)

Snack(s) (nur bei physischem Hunger): Wählen Sie eine Zwischenmahlzeit aus der Snackliste in Kapitel 8 (zum Beispiel 1 Tasse ungesüßter Naturjoghurt mit Kokosraspeln und einer Prise Nelkenpfeffer).

Meine Arbeit bedingt zahlreiche Geschäftsessen, vor allem, wenn ich auf Geschäftsreise bin. Wie kann ich mein Ernährungsprogramm einhalten, wenn ich so oft in Restaurants essen muss?

Das stimmt natürlich – Sie haben nicht dieselbe Kontrolle über das, was Sie essen, wenn Sie nicht selbst kochen. Hier jedoch einige Tipps, die Ihnen definitiv dabei helfen können, die negativen Seiten der Restaurantbesuche zu minimieren:

1. Ort. Wenn möglich, machen Sie von Ihrem Mitspracherecht bei der Auswahl des Lokals Gebrauch und sehen Sie sich vorab die Speisekarte an, um zu sehen, welche Gerichte mit Ihren Bedürfnissen kompatibel sind, oder welche sich leicht anpassen lassen.

2. Gehen Sie nicht hungrig ins Lokal. Zügeln Sie Ihren Appetit, indem Sie vorher mindestes 0,3 Liter Wasser trinken und eine leichte, gesunde Zwischenmahlzeit einnehmen. Ein Stück Obst oder ein Esslöffel Nussbutter sollten genügen. Versuchen Sie, im Restaurant den Brotkorb gegen eine kleine Ration Oliven einzutauschen. Brot ist eine Falle; es soll Sie beschäftigen, bis Ihre Gerichte fertig sind. Fallen Sie nicht darauf hinein. Verbannen Sie das Brot und knabbern Sie stattdessen lieber Oliven oder Rohkost.

3. Getränke. Bestellen Sie Wasser, sobald Sie sich an den Tisch gesetzt haben. Lassen Sie den Aperitif aus und bestellen Sie Mineralwasser mit Kohlensäure, ungesüßten Eistee oder Wasser mit einem Bittergetränk. Wenn Sie sich für ein Glas Wein oder einen Cocktail entscheiden, bestellen Sie ihn zum Essen und trinken Sie ihn langsam.

4. Fragen Sie nach den Zutaten. Sagen Sie dem Kellner, dass Sie bestimmte Dinge nicht vertragen: Gluten, Mehl, Milchprodukte. Heutzutage schulen viele Restaurants ihre Mitarbeiter dahingehend, dass sie über die verwendeten Zutaten Bescheid wissen.

5. Verdoppeln Sie die Gemüseportion und halten Sie es einfach. Je mehr Gemüse, desto besser, also bitten Sie um eine doppelte Portion und verzichten Sie auf Butter oder Saucen. Bestellen Sie Ihren Fisch, Ihre Meeresfrüchte, Geflügel oder Fleisch nackt, also unpaniert, ohne Sauce, Füllung oder Kräuterbutter, sondern einfach nur mit Kräutern und Gewürzen.

6. Olivenöl und Zitronensaft – verzichten Sie auf Dressings. Bitten Sie darum, dass man Ihnen das Dressing in einem separaten Schälchen und außerdem Olivenöl und Zitronenspalten serviert, damit Sie und nicht die Restaurantköche bestimmen, welches Dressing und welche Saucen auf Ihr Gemüse und Ihren Salat kommen.

7. Essen Sie ganz bewusst und mit Genuss. Denken Sie daran, dass ein Restaurantbesuch ein gesellschaftliches Ereignis ist, also genießen Sie den Abend, und nicht nur das Essen. Achten Sie auf eine ruhige Atmung, lassen Sie sich Zeit beim Essen und legen Sie die Gabel zwischen zwei Bissen ruhig auch einmal aus der Hand. Es gibt keinn Grund zur Eile.

8. Fragen Sie ruhig nach halben Portionen. Oftmals wird man Ihnen gerne entgegenkommen.

9. Ein verdauungsförderndes Heißgetränk statt einem süßen Dessert. Tauschen Sie das Tiramisu gegen eine Tasse Pfefferminztee oder einen entkoffeinierten Cappuccino mit einer Prise Zimt ein.

*Was soll ich tun, wenn ich einen Rückfall erleide und wieder in meine alten Essge-
wohnheiten verfalle?*

Das passiert uns allen. Sie wollen natürlich Ihr Bekenntnis zur Swift-Diät erneut
bekräftigen. Sie können aus diesem Rückfall aber eine wichtige Lektion ziehen.
Erstellen Sie eine Liste mit den Nahrungsmitteln, die Sie dazu verleiten, »vom
rechten Weg abzukommen«, und denken Sie sich eine Strategie aus, wie Sie sie
umgehen können. Hier eine ausgezeichnete Allzweckstrategie. Sie verspüren ein
Verlangen nach etwas Zucker- oder Fetthaltigem, das sich in Ihrer Reichweite befindet? (Idealerweise befinden sich diese Dinge nicht in Ihrem Küchenschrank oder
Ihrer Vorratskammer, sondern wurden zu Beginn des Swift-Plans entsorgt.) Der erste Schritt lautet »verzögern«. Warten Sie einige Minuten, bevor Sie das heiß er-
sehnte Produkt verzehren. Oft vergeht der Heißhunger nach kurzer Zeit wieder.
Falls nicht, lautet der zweite Schritt »ablenken«. Machen Sie irgendetwas, das Sie
ablenkt und auf andere Gedanken bringt. Erstellen Sie eine Liste an schnellen,
leicht durchführbaren Aktivitäten – eine Freundin anrufen, vor die Tür gehen, einen Schrank aufräumen, mit Ihrem Hund spielen, stricken. Der dritte Schritt lautet »entscheiden«. Überprüfen Sie, ob Sie wirklich physischen Hunger haben, oder
ob das Verlangen eher auf einen emotionalen oder stressbedingten Grund zurück-
geht? Oder ist es vielleicht reine Gewohnheit? Wenn Sie feststellen, dass es echter
Hunger ist, dann lassen Sie ihn zu, nehmen ihn an und treffen eine bewusste Er-
nährungsentscheidung. Vielleicht würde ein Stück Obst den Zweck auch oder sogar noch besser erfüllen, als ein Schokoladenkeks?

Wissen Sie was? Oft hat ein Rückfall gar nichts mit Essen zu tun, sondern mit
einem Grund, der in einem anderen Lebensbereich zu suchen ist. Diese Herausforderungen sind eine echte Chance, um herauszufinden, was uns im weitesten Sinne ernährt und pflegt, und was uns auslaugt – »das eigene Leben verdauen«, wie
ich immer sage. Gehen Sie zurück zu den bewussten Mind-Body-Übungen, die ich
in Kapitel 2 und 6 vorgestellt habe. Sie können eine wunderbare Methode sein, um
das Bewusstsein für die Vorgänge im eigenen Leben zu stärken. Außerdem können sie dazu beitragen, Ihre Ängste und Anspannungen zu lösen, die Sie von den
wirklich wichtigen Dingen ablenken, nicht nur in Bezug auf Ihre Ernährung, sondern jeden Aspekt Ihres Lebens.

LESE- UND INFORMATIONSTIPPS

Deutsche Zöliakie Gesellschaft e.V.

Glutenfreie Nahrungsmittel

Glutenfreie Rezepte

Bezugsquellen

www.dzg-online.de

Körperfettrechner Online

http://easycalculation.com/health/body-adiposity-index.php (oder alternativ auf der deutschen Website http://carna.d-coded.de/body_index_calculations/new)

RDS-Selbsttests

www.gesundheit.de

www.gesundheitsberatung.de

www.reizdarm.net

Bundesinstitut für Risikobewertung: Nahrungsergänzungsmittel

http://www.bfr.bund.de/de/a-z_index/nahrungsergaenzungsmittel-4538.html

Vitalstoff Journal –Unabhängiger Informationsdienst für Naturheilkunde und orthomolekulare Medizin

www.vitalstoff-journal.de/aus-der-forschung/vitamine/die-heilkraft-von-vitamin-d/

Nahrungsmittel, Nahrungsergänzungsmittel, Bücher etc.

www.essential-foods.de

Informationen zu Enzymen

http://www.zentrum-der-gesundheit.de/was-bewirken-enzyme-ia.html

Einkaufsratgeber Fisch und Meeresfrüchte

www.wwf.de

Bio-Lebensmittel

www.alnatura.de

Gentechnik-Einkaufsliste von Greenpeace http://195.202.179.11/staytuned/ NORMALE/IMGS/gentechnik_einkaufsliste.pdf

Treibhausgase durch Massentierhaltung

Vegetarierbund Deutschland

www.vebu.de/themen/umwelt/probleme-der-viehwirtschaft

BUND

http://www.bund.net/themen_und_projekte/landwirtschaft/lebensmittelpolitik/ fleischatlas/?pk_campaign=Mitglieder&pk_kwd=Massentierhaltung

Information über Bio-Landwirtschaft

www.naturland.de

www.bioland.de

www.demeter.de

Informationen über Fleisch aus artgerechter Haltung

www.neuland-fleisch.de

Startkulturen für selbstgemachten Joghurt und Kefir

http://www.deinjoghurt.de/kaufen/joghurt-ferment

Natürliche Energieriegel von Chimpanzeebar

www.bergfreunde.de

Vitaminschonende Nahrungsmittelzubereitung

www.was-wir-essen.de/zubereitung/naehrstoffveraenderungen_vitaminschonend_ kochen.php

www.lifeline.de/ernaehrung-fitness/gesund-essen/vitaminschonend-kochen-sieben- tipps-id109362.html

Liste der Lebensmittelzusatz-Kennzeichen

http://das-ist-drin.de/glossar/e-nummern/

Wasserqualität und Wasserfilter

www.verbraucherzentrale.de

Glutenfreie und/oder vegane Rezepte

www.glutenfrei-kochen.de

www.glutenfreie-ernaehrung.de

www.mitohnekochen.de

www.kuechengoetter.de

Sonstige Rezepte (auch glutenfrei und/oder vegan)

www.chefkoch.de

Bücher

Donnermayer, Anja. »Glutenfrei kochen für die ganze Familie« (TRIAS Verlag, Stuttgart. 2014)

ANMERKUNGEN

Kapitel 1

1 Blaser, M. J. und Falkow, S. (2009). »What are the consequences of the disappearing human microbiome.« *Nature Reviews Microbiology* 7(12):887-94. doi:10.1038/nrmicro2245.

2 Le Chatelier, E., Nielsen, T.; Qin, J. et al. (2013). »Richness of human gut microbiome correlates with metabolic markers.« *Nature* 500(7464):541-46. doi:10.1038/nature12506.

3 Cotillard, A., Kennedy, S.P., Kong, L.C. et al. (2013). »Dietary intervention impact on gut microbial gene richness.« *Nature* 500(7464):585-88. doi:10.1038/nature12480.

4 Sanchez, M., Darimont, C., Drapeau, V. et al. (2013). »Effect of Lactobacillus rhamnosus CGMCC1.3724 supplementation on weight loss and maintenance in obese men and women.« *British Journal of Nutrition* 3:1-13.

5 David, L.A., Maurice C.F., Carmody, F.N. et al. (2014). »Diet rapidly and reproducibly alters the human gut microbiome.« *Nature* 505(7484): 559-63. doi:10.1038/nature12820.

6 Frost, G., Sleeth, M.L., Sahuri-Arisoylu, M. et al. (2014). »The short-chain fatty acid acetate reduces appetite via a central homeostatic mechanism.« *Nature Communications* 5:3611. doi:10.1038/ncomms4611.

7 Abrahamsson, T.R., Jakobsson, H.E., Anderson, A.F. et al. (2013). »Low gut microbiota in early infancy precedes asthma at school age.« *Clinical and Experimental Allergy.* doi:10.1038/cea.12253.

8 Haahtela, T., Holgate, S., Pawankar, R. et al. (2013). »WAO Special Committee on Climate Change and Biodiversity. The biodiversity hypothesis and allergic disease world allergy organization position statement.« *World Allergy Organization Journal 6(1):1-18.* doi:10.1186/1939-4551-6-3.

Kapitel 2

9 Kuijer, R. G., Boyce, J.A. (2014). »Chocolate cake. Guilt or celebration? Associations with healthy eating attitudes, perceived behavioural control, intentions and weightloss.« *Appetite* 74:48-54. doi:10.1016/j.appet.2013.11.013.

10 Scherwitz, L., Kesten, D. (2005). »Seven eating styles linked to overeating, overweight, and obesity.« *Explore* (NY) 1(5):342-59.

11 Takahashi, T. (2012). »Mechanism of interdigestive migrating motor complex.« *Journal of Neurogastroenterology* 18(3):246-57. doi:10.5056/jnm.2012.18.3.246.

12 Desbonnet, L., Garrett, L., Clarke, G. et al. (2010). »Effects of the probiotic *Bifidobacterium infantis* in the maternal separation model of depression.« *Neuroscience* 170(4):1179-88. doi:10.1016/j.

13   Collins, S.M., Surette, M., Bercik, P. (2012). »The interplay between the intestinal microbiota and the brain.« *Nature Reviews: Microbiology* 10(11):735-42. doi:10.1038/nrmicro2876.

14   Selhub, E.M., Logan, A.C., Bested, A.C. (2014). »Fermented foods, microbiota, and mental health: ancient practice meets nutritional psychiatry.« *Journal of Physiological Anthropology* 33:2. doi:10.1186/1880-6805-33-2.

15   Tillisch, K., Labus, J., Kilpatrick, L. et al. (2013). »Consumption of fermented milk product with probiotics modulates brain activity.« *Gastroenterology* 144(7):1394-401, 1401.e1-4. doi:10.1053/j.gastro.2013.02.043.

16   Daubenmier, J., Kristeller, J., Hecht, F.M. et al. (2011). »Mindfulness intervention for stress eating to reduce cortisol and abdominal fat among overweight and obese women: an exploratory randomized controlled study.« *Journal of Obesity* 2011:1-13. doi:101155/2011/651936.

Kapitel 3

17   Spreadbury, I. (2012). »Comparison with ancestral diets suggests dense acellular carbohydrates promote an inflammatory microbiota, and may be the primary dietary cause of leptin resistance and obesity.« *Diabetes, Metabolic Syndrome and Obesity: Targets and Therapy* 5:175-89. doi:10.2147/DMSO.S33473.

18   Mozaffarian, D., Hao, T., Rimm, E.B. et al. (2011). »Changes in diet and lifestyle and long-term weight gain in women and men.« *New England Journal of Medicine* 364(25): 2392-404.doi:10.1056/NEJMoa1014296.

19   Mattei, J., Hu, F.B., Campos, H. (2011). »A higher ratio of beans to white rice is associated with lower cardiometabolic risk factors in Costa Rican adults.« *American Journal of Clinical Nutrition* 94(3): 869-76.doi:10.3945/ajcn.111.013219.

20   Ebbeling, C.B., Swain, J.F., Feldman, H.A. et al. (2012). »Effects of dietary composition on energy expenditure during weight-loss maintenance.« *Journal of the American Medical Association* 307(24): 2627-34.doi:10.1001/jama.2012.6607.

21   Marcobal, A., Southwick, A.M., Earle, K.A. et al. (2013). »A refined palate: bacterial consumption of host glycans in the gut.« *Glycobiology* 23(9): 1038-46.doi:10.1093/glyob/cwt040.

22   Ou, J., Carbonero, F., Zoetendal, E.G. et al. (2013). »Diet, microbiota, and microbial metabolites in colon cancer risk in rural Africans and African Americans.« *American Journal of Clinical Nutrition* 98(1): 111-20.doi.10.3945/ajcn.112.056689.

23   Konner, M., Eaton, S.B. (2010). »Paleolithic nutrition: twenty-five years later.« *Nutrition in Clinical Practice* 25:594.doi:10.1177/088453610385702.

24   United States Department of Agriculture (2013). »Sugar and sweeteners outlook, NAFTA and world sugar June 2013.« Economic Research Service.

25   Lustig, R.H., Schmidt, L.A., Brindis, C.D. et al. (2012). »Public health: the toxic truth about sugar.« *Nature* 482(7383): 27-29.doi:10.1038/482027a.

26   Lennerz, B.S., Alsop, D.C., Holsen, L.M. et al. (2013). »Effects of dietary glycemic index on brain regions related to reward and craving in men.« *American Journal of Clinical Nutrition* 98(3): 641-7.doi:10.3945/ajcn.113.064113.

27   Stanhope, K.L., Schwarz, J.M., Keim, N.L. et al. (2009). »Consuming fructose-sweetened, not glucose-sweetened, beverages increases visceral adiposity and lipids and decreases insulin sensitivity in over-weight/obese humans.« *Journal of Clinical Investigation* 119(5): 1322-34.doi:10.1172/JCI37385.

28   Sievenpiper, J.L., de Souza, R.J., Mirrahimi, A. et al. (2012). »Effect of fructose on body weight in controlled feeding trials: a systematic review and meta-analysis.« *Annals of Internal Medicine* 156(4): 291-304.doi:10.7326/0003-4819-156-4-201202210-00007.

29   Mozaffarian, D., Appel, L.J., Van Horn, L. (2011). »Components of a cardioprotective diet: new insights.« *Circulation* 124(24): 2870-91.doi:10.1161/CIRCULATIONAHA.110.968735.

30   Feijó, Fde.M., Ballard, C.R., Foletto, K.C. et al. (2013). »Saccharin and aspartame, compared with sucrose, induce greater weight gain in adult Wistar rats, at similar total caloric intake levels.« *Appetite* 60(1):203–7. doi:10.1016/j.appet.2012.10.009.

31   Schiffman, S.S., Rother, K.I. (2013). »Sucralose, a synthetic organochlorine sweetener: overview of biological issues.« *Journal of Toxicology and Environmental Health* 16(7): 399-451.doi:10.1080/10937404.2013.842523.

32   Cani, P.D., Osto, M., Geurts, L. et al. (2012). »Involvement of gut microbiota in the development of low-grade inflammation and type 2 diabetes associated with obesity.« *Gut Microbes* 3(4): 279-88.

33   Kemp, D.M. (2013). »Does chronic low-grade endoxotemia define susceptibility of obese humans to insulin resistance via dietary effects on gut microbiota?« *Adipocyte* 2(3): 188-90.doi:10.4161/adip.24776.

34   Estadella, D., da Penha Oller do Nascimento C.M., Oyama, L.M. et al. (2013). »Lipotoxicitiy: effects of dietary saturated and transfatty acids.« *Mediators of Inflammation* 2013:137579.doi:10.1155/2013/137579.

35   Deopurkar, R., Ghanim, H., Friedman, J. et al. (2010). »Differential effects of cream, glucose, and orange juice on inflammation, endotoxin, and the expression of Toll-like receptor -4 and suppressor of cytokine signaling -3.« *Diabetes Care* 33(5): 991-97. doi:10.2337/dc09-1630.

36   Tuohy, K.M., Fava, F., Viola, R. (2014). »»The way to a man's heart is through his gut microbiota‹- dietary pro- and prebiotics for the management of cardiovascular risk.« *Proceedings of the Nutrition Society* 73(2): 172-85.doi:10.1017/S0029665113003911.

37   Chowdhury, R., Warnakula, S., Kunutsor, S. et al. (2014). »Association of dietary, circulating, and supplement fatty acids with coronary risk: a systematic review and meta analysis.« *Annals of Internal Medicine* 160(6): 398-406.doi:10.7326/M13-1788.

38   Vannice, G., Rasmussen, H. (2014). »Position of the Academy of Nutrition and Dietetics: dietary fatty acids for healthy adults.« *Journal of the Academy of Nutrition and Dietetics* 114(1): 136-53.doi:10.1016/j.jand.2013.11.001.

39   Kim, E., Coelho, D., Blachier, F. (2013). »Review of the association between meat
      consumption and risk of colorectal cancer.« *Nutrition Research* 33(12): 983-94.
      doi:10.1016/j.nutres.2013.07.018

40   Uribarri, J., Woodruff, S., Goodman, S. et al. (2010). »Advanced glycation end products
      in foods and a practical guide to their reduction in the diet.« *Journal of the American
      Dietetic Association* 110(6): 911-16.e12-dpo:10.1016/j.jada.2010.03.018.

41   Fallucca, F., Porrata, C., Fallucca A. et al. (2014). »Influence of diet on gut microbio-
      ta, inflammation and type 2 diabetes mellitus. First experience with macrobiotic Ma-
      Pi 2 diet.« *Diabetes/Metabolism Research and Reviews* 30 (Suppl. 1): 48-54.doi:10.1002/
      dmrr.2518.

42   Catassi, C., Bai, J.C., Bonaz, B. et al. (2013). »Non-Celiac Gluten sensitivity: the new
      frontier of gluten related disorders.« *Nutrients* 5(10): 3839-53.doi:10.3390/nu5103839.

43   Peters, U., Askling, J., Gridley, G. et al. (2003). »Causes of death in patients with celiac
      disease in a population-based Swedish cohort.« *Archives of Internal Medicine* 163(13):
      1566-72.

44   Brüssow, H. (2013). »Nutrition, population growth and disease: a short history of lacto-
      se.« *Environmental Microbiology* 15(8): 2154-61.doi:10.1111/1462-2920.12117.

45   Campbell, A.K., Matthews, S.B., Vassel, N. et al. (2010). »Bacterial metabolic ›toxins‹: a
      new mechanism for lactose and food intolerance, and irritable bowel syndrome.« *Toxico-
      logy* 278(3): 268-76.doi:10.1016/j.tox.2010.09.001.

46   Brüssow, H. (2013). »Nutrition, population growth and disease: a short history of lacto-
      se.« *Environmental Microbiology* 15(8): 2154-61.doi:10.1111/1462-2920.12117.

47   Shepherd, S.J., Gibson, P.R. (2006). »Fructose malabsorption and symptoms of irritable
      bowel syndrome: guidelines for effective dietary management.« *Journal of the American
      Dietetic Association* 106(10): 1631-39.

48   Reding, K.W., Cain, K.C., Jarrett, M.E. et al. (2013). »Relationship between patterns of
      alcohol consumption and gastrointestinal symptoms among patients with irritable bowel
      syndrome.« *Journal of Gastroenterology* 108(2): 270-76.doi:10.1038/ajg.2012.414.

49   Skypala, I. (2011). »Adverse food reactions – an emerging issue for adults.« *Journal of
      the American Dietetic Association* 111:1877-91.doi:10.1016/j.jada.2011.09.001.

Kapitel 4

50   Brock, J.F., Gordon, H. (1959). »Ischaemic heart disease in Afrian populations.« *Postgra-
      duate Medical Journal* 35(402): 223-32.

51   Chowdhury R., Warnakula , S., Kunutsor, S. et al. (2014). »Association of dietary, cir-
      culating, and supplement fatty acids with coronary risk: a systematic review and meta-
      analysis.« *Annals of Internal Medicine* 160(6): 398-406. doi:10.7326/M13-1788.

52   Threapleton, D.E., Greenwood, D.C., Evans, C.E. et al. (2013). »Dietary fibre intake and
      risk of cardiovascular disease: systematic review and meta-analysis.« *British Medical
      Journal* 347:f6879. doi:10.1136/bmj.f6879.

53   Liu, R.H. (2013). »Dietary bioactive compounds and their health implications.« *Journal of Food Science* 78 Suppl 1:A18-25.doi:101111/1750-3841.12101.

54   Hanhineva, K., Törrönen, R., Bondia-Pons, I. et al. (2010). »Impact of dietary polyphenols on carbohydrate metabolism.« *International Journal of Molecular Sciences* 11(4): 1365-402.doi:10.3390/ijms11041365.

55   Rastmanesh, R. (2011). »High polyphenol, low probiotic diet for weight loss because of intestinal microbiota interaction.« *Chemico-Biological Interactions* 189(1-2): 1-8. doi:10.1016/j.cbi.2010.10.002.

56   Tzounis, X., Rodriguez-Mateos, A., Vulevic, J. et al. (2011). »Prebiotic evaluation of cocoa-derived flavanols in healthy humans by using a randomized, controlled, double-blind, crossover intervention study.« *American Journal of Clinical Nutrition* 93(1): 62-72. doi:10.3945/ajcn.110.000075.

57   Fowke, J.H., Longcope, C., Herbert, J.R. (2000). »Brassica vegetable consumption shifts estrogen metabolism in healthy postmenopausal women.« *Cancer Epidemiology Biomarkers Prevention* 9(8): 773-79.

58   Ludwig, D.S. (2013). »Examining the health effects of fructose.« *Journal of the American Medical Association* 310(1): 33-34.doi:10.1001/jama.2013.6562.

59   Menon, R., Watson, E.S., Thomas, L.N. et al. (2013). »Diet complexity and estrogen receptor ß status affect the composition of the murine intestinal microbiota.« *Applied Environmental Microbiology* 79(18): 5763-73.doi:10.1128/AEM.01182-13.

60   Monro, J.A. (2013). »Kiwifruit, carbohydrate availability, and the glymeci response.« *Advances in Food Nutrition and Research* 68: 257-71.doi:10.1016/B978-0-12-394294-4.00014-6.

61   Johnston, C. (2009). »Functional foods as modifiers of cardiovascular disease.« *American Journal of Lifestyle Medicine* 3(1 Suppl):39S-43S.

62   Brighenti, F., Benini, L., DelRio, D. et al (2006). »Colonic fermentation of indigestible carbohydrates contributes to the second-meal effect.« *American Journal of Clinical Nutrition* 83(4):817–22.

63   Zajdel A, Wilczok A, Węglarz L, et al. (2013). »Phytic acid inhibits lipid peroxidation in vitro.« *BioMed Research International* 2013:147307.doi:10.1155/2013/147307.

64   Markiewics, L.H., Honke, J., Haros, M. et al. (2013). »Diet shapes the ability of human intestinal microbiota to degrade phytate – in vitro studies.« *Journal of Applied Microbiology* 115(1): 247-59.doi:10.1111/jam.12204.

65   Metzler-Zebeli, B.U., Zjilstra, R.T., Mosenthin, R. et al (2011). »Dietary calcium phosphate content and oat ß-glucan influence gastrointestinal microbiota, butyrate-producing bacteria and butyrate fermentation in weaned pigs.« *FEMS Microbiology Ecology* 75(3):402-13.doi:10.1111/j.1574-6941.2010.01017.x.

66   Meydani, M. (2009). »Potentail health benefits of avenanthramides of oats.« *Nutrition Reviews* 67(12): 731-35.doi.10.1111/j.1753-4887.2009.00265.x.

67   Hu, F.B., Stampfer, M.J. (1999). »Nut consumption and coronary heart disease: a reviw of epidemiologic evidence.« *Current Atherosclerosis Reports* 1(3): 204-9.

68 Liu, Z., Lin, X., Huang, G. et al. (2014). »Prebiotic effects of almonds and almond skins on intestinal microbiota in healthy adult humans.« *Anaerobe* 26:1-6.doi:10.1016/j.anaeobe.2013.11.007.

69 Wien, M., Haddad, E., Oda, K. et al. (2013). »A randomized 3x3 crossover study to evaluate the effect of Hass avocado intake on post-ingestive satiety, glucose and insulin levels, and subsequent energy intake in overweight adults.« *Nutrition Journal* 12:155. doi:10.1186/1475-2891-12-155.

70 Percival, S.S., Vanden Heuvel, J.P., Nieves, C.J. et al. (2012). »Bioavailability of herbs and spices in humans as determined by ex vivo inflammatory suppression and DNA strand breaks.« *Journal of the American College of Nutrition* 31(4): 288-94.

71 Mattes, R.D. (2011). »Spices and energy blance.« *Physiology and Behavior* 107(4): 584-90.doi:10.1016/j.physbeh.2011.10.028.

72 Doddana, S.J., Patel, S., Sundarrao, M.: (2013). »Anti-microbial activity of plant extracts on *Candida olbicans*: an in vitro study.« *Indian Journal of Dental Research* 24(4):401-5. doi:10.4103/0970-9290.118358.

73 Hanhineva, K., Törrönen, R., Bondia-Pons, I. et al. (2010). »Impact of dietary polyphenols on carbohydrate metabolism.« *International Journal of Molecular Science* 11(4): 1365-402.doi:10.3399/ijms11041365.

74 Hooper, L., Kay, C., Abdelhamid, A. et al. (2012). »Effects of chocolate, cocoa, and flavan-3-ols on cardiovascular health: a systematic review and meta-analysis of randomized trials.« *American Journal of Clinical Nutrition* 95(3): 740-51.doi:10.3945/ajcn.111.023457.

75 Israili, Z.H. (2013). »Antimicrobial properties of honey.« *American Journal of Therapeutics*. doi:10.1097/MJT.0b013e31829b09b.

76 Al-Waili, N.S., Saloml, K., Butler, G. et al. (2011). »Honey and microbial infections: a review supporting the use of honey for microbial control.« *Journal of Medicinal Food* 14(10): 1079-96.doi:10.1089/jmf.2010.0161.

77 Sonnenburg, J.L., Chen, C.T., Gordon, J.I. (2006). »Genomic and metabolic studies of the impact of probiotics on a model gut symbiont and host.« *PLoS Biology* 4(12):e413.

78 O'Connor, L.M., Lentjes, M.A., Luben, R.N. et al. (2014). »Dietary dairy product intake and incident type 2 diabetes: a prospective study using dietary data from a 7-day food diary.« *Diabetologia* 57(5):909-17.doi:10.1007/s00125-014-3176.1.

79 Choi, I.H., Noh, J.S., Han, J.S. et al. (2013). »Kimchi, a fermented vegetable, improves serum lipid profiles in healthy young adults: randomized clinical trial.« *Journal of Medicinal Food* 16(3): 223-29.doi:10.1089/jmf.2012.2563.

80 Lakritz, J.R., Poutahidis, T., Levkovich, T. et al. (2013). »Beneficial bacteria stimulate host immune cells to counteract dietary and genetic predisposition to mammary cancer in mice.« *International Journal of Cancer*. doi:10.1002/ijc.28702.

81 Astuti, M., Meliala, A., Dalais, F.S. et al. (2000). »Tempeh, a nutritious and healthy food from Indonesia.« *Asia Pacific Journal of Clinical Nutrition* 9(4): 322-25.

82   Lopitz-Otsoa, F., Rementaria, A., Elguezabal, N. et al. (2006). »Kefir: a symbiotic yeasts-bacteria community with alleged healthy capabilities.« *Phytotherapy Research* 23(2): 67-74.

83   Chen, Y.P., Hsiao, P.J., Hong, W.S. et al. (2012). »Lactobacillus kefiranofaciens M1 isolated from milk kefir grains ameliorates experimental colitis in vitro and in vivo.« *Journal of Dairy Science* 95(1): 63-74.doi:10.3168/jds.2011.4696.

Kapitel 5

84   Newmaster, S.G., Grguric, M., Shamughanandhan,D. et al. (2013). »DNA barcoding detects contamination and substitution in North American herbal products.« *BMC Medicine* 11:222. Doi.10.1186/1741-7015-1-222.

85   Hasani-Ranjbar, S., Nayebi, N., Larijani, B. et al. (2009). »A systematic review of the efficacy and safety of herbal medicines used in the treatment of obesity.« *World Journal Gastroenterology* 15(25):3073-85.

86   Lovejoy, J.C. (2013). »Integrative approaches to obesity treatment.« *Integrative Medicine: A Clinician's Journal Integrative Medicine* 12(2):30-36.

87   Norris, V., Molina, F., Gerwitz, A.T. (2013). »Hypothesis: bacteria control host appetites.« *Journal of Bacteriology* 195(3):411-16.

88   Die Liste wurde bearbeitet übernommen aus: Vieira AT, Teixeira MM, Martins FS (2013). »The role of probiotics and prebiotics in inducing gut immunity.« *Frontiers in Immunology* 4(445):1–12.

Kapitel 6

89   Chaput, J.P. (2013). »Sleep patterns, diet quality and energy balance.« *Physiology and Behavior* pii: S0031-9384(13)00286-2.doi:10.1016/j.physbeh.2013.09.006.

90   Markwald, R.R., Melanson, E.L., Smith, M.R. et al. (2013). »Impact of insufficient sleep on total daily energy expenditure, food intake, and weight gain.« *Proceedings of the National Academy of Science* 110(14): 5695-700.doi:10.1073/pnas.1216951110.

91   Summa, K.C., Voigt, R.M., Forsyth, C.B. et al. (2013). »Disruption of the circadian clock in mice increases intestinal permeability and promotes alcohol-induced hepatic pathology and inflammation.« *PLoS One* 8(6):e67102.

92   Gilbert-Diamond, D., Li, Z., Adachi-Mejia, A.M. et al. (2014). »Association of a television in the bedroom with increased adiposity gain in a nationally representative sample of children and adolescents.« *JAMA Pediatrics* doi:10.1001/jamapediatrics.2013.3921.

93   Wood, B., Rea, M.S., Plitnick, B. et al. (2013). »Light level and duration of exposure determine the impact of self-luminous tablets on melatonin suppression.« *Applied Ergonomics* 44(2):237-40.doi:10.1016/j.apergo.2012.07.008.

94   Konturek, P.C., Brzozowski, T., Konturek, S.J. (2011). »Gut clock: implication of circadian rhythms in the gastrointestinal tract.« *Journal of Physiology and Pharmacology* 62(2): 139-50.

95   Mind (2007). »Ecotherapy: the green agenda for mental health.« *Mind Week Report*. Abrufbar unter: http://www.mind.org.uk/media/211252/Ecotherapy_The_green_agenda_for_mental_health_Executive_summary.pdf. Aufgerufen am 16. März 2014.

96   Bell, J.F., Wilson, J.S., Liu, G.C. (2008). »Neighborhood greenness and 2-year changes in body mass index of children and youth.« *American Journal of Preventive Medicine* 35(6): 547-53.doi:10.1016/j.amepre.2008.07.006.

97   Naci, H., Ioannidis, J.P. (2013). »Comparative effectiveness of exercise and drug interventions on mortality outcomes: metaepidemiological study.« *BMJ* 347: f5577. doi:10.1136/bmj.f5577.

98   Gupta, S., Kapoor, S. (2014). »Body adiposity index: its relevance and validity in assessing body fatness of adults.« *ISRN Obesity* 2014:243294.doi:1155/2014/243294.

99   Kristal, A.R., Littman, A.J., Benitez, D. et al. (2005). »Yoga practice is associated with attenuated weight gain in healthy, middle-aged men and women.« *Alternative Therapies in Health and Medicine* 11(4):28-33.

100 McIver, S., McGartland, M., O'Halloran, P. (2009). »›Overeating is not about the food‹: women describe their experience of a yoga treatment program for binge eating.« *Quality Health Research* 19(9): 1234-45.doi:10.1177/1049732309343054.

101 Taneja, I., Deepak, K.K., Poojary, G. et al. (2004), »Yogic versus conventional treatment in diarrea-predominant irritable bowel síndrome: a randomized control study.« *Applied Psychophysiology and Biofeedback* 29(1): 19-33.

102 Liu, X., Miller, Y.D., Burton, N.W. et al. (2011). »Qi-gong mind-body therapy and diabetes control. A randomized controlled trial.« *American Journal of Preventive Medicine* 41(2): 152-58.doi:10.1016/j.amepre.2011.04.007.

REGISTER

A

Aamodt, Sandra 68–69

Acetat 29

Acetylcholin 62

Adipositas 32, 219

Agni (indische Philosophie der Medizin) 34

Ahornsirup 87, 172

Akazienfasern 191

Alkohol 117–118, 121, 170, 201, 205, 212, 252, 259, 268

Aloe Vera 168

Alter

    Erkrankungen 34, 41, 78, 104, 109, 128, 132, 198, 231

    Fleischverzehr 78, 98

Alternativen zu Milchprodukten 161

Alzheimer 34, 41, 98, 104, 219

Amaranth 101, 107, 154–155, 270

amerikanische Streitkräfte 217

Angst 40, 50–56, 63–65, 104, 219, 359

Angst vor Essen 51–52

Angst vor Versagen 55–56

Antibiotika

    Antibiotika in Fleischrindern 99

    antibiotikaresistente Krankheiten 99

    Glutenunverträglichkeit 102

    Hygienehypothese 45

    Immunsystem des Darms 102

    Kathies Geschichte 35

    Mikrobiota 24, 64

    Probiotika 196

    Ursache für Verdauungsprobleme 47

Antioxidantien 42, 134–136, 146, 152, 162, 255

Appetitzügler 43, 190, 193

Aromatisierter Fruchtjoghurt 279

The Art of Fermentation (Katz) 173

artgerechte Tierhaltung 100, 156–160, 176

Atemtechniken 67, 70, 72, 114, 219, 242

Atmung als Selbstbestätigung, Übung 72

Ausschlussdiät 120–12. *Siehe auch* problematische Lebensmittel vermeiden

Autoimmunerkrankungen 45–46

Avocado 93, 147, 150, 162, 164-166

Ayurveda 34, 258, 262

B

Babys 34–35, 47

Bagnulio, John 146

Ballaststoffe

    Bedeutsamkeit 29–30, 176

    Energiedichte 78–79

    feindliche Stoffe 78

    Gase 265

    Gewichtsreduzierung 137, 190–191

    Herzkrankheiten 128

    Hunger 29–30, 43

    Konsumierung im Durchschnitt 46

    löslich/nichtlöslich 191

    Mikro-Heiler 127

    Nüsse 163–164

    Paläo-Diät 84–85

    Präparate 43, 191–192

    schützende Wirkung 127–128

Bauchatmung 67

Bauchfett 39, 84, 90, 220

Bauchschmerzen 61, 103, 109, 120, 203

Bauchspeicheldrüse 30, 58, 185, 202

Betain-HCL 198–199

Bewegungsarmut 47

Bielefeldt, Klaus 60

Bifidobakterien 31, 83, 129, 164, 196–197

Bio-Nahrungsmittel 149

Blähungen

    Arznei 203

    Dünndarm-Bakterien, zu schnelles Wachstum 114

    Dysbiose-Symptom 22

    FODMAP-Nahrungsmittel 110–111

    Nahrungsmittelreaktionen 119

Swift-Plan 27
Yoga 239
Zöliakie 102–103
Zwischenmahlzeiten 61
Bland, Jeffrey 13, 36
Blaser, Martin 24, 35, 64
Blaubeeren 140, 146–147
Blumberg, Bruce 115
Blumenkohl 76, 111, 113, 138, 140–142, 257
Blutzucker
    Ballaststoffe 128, 174
    glykämischer Index (GI) 79
    Kohlenhydrate 29–30
    Polyphenole 136
    Qi Gong 247
    Schlaf 43
    Tees 170
    Test 184
    Zucker 90
    Zwischenmahlzeiten 61
BMI, *Body-Mass-Index* 20, 225, 231–232
Bonbons 87, 111, 113–114
Brokkoli 42, 138–139, 141
Brownell, Kelly 88
Buchweizen 40–41, 85, 101, 107, 154–155, 270
Burkitt, Denis 128

C
Cani, Patrice 32
Canyon Ranch 13, 22, 36–37, 158, 183, 215–216, 227, 350
Carotinoide 134, 157
Chemikalien in Nahrungsmitteln
    Pestizide 115
Chia 163, 165, 207, 262, 264
Chia-Pudding »Ciao Bella« 273
Cholesterin 86, 90, 94–95, 98, 128, 157, 162, 167, 174, 186, 191–192, 195, 202, 210
Chronobiologie 44, 222–223
Chutkan, Robynne 226, 239, 355
Clément, Karine 24
Collins, Stephen 63
Cytokine 103

D
Darm als zweites Gehirn 62–66
Darmbakterien. *Siehe* Mikrobiome und Mikrobiotika
Darmdurchlässigkeit
    Entwicklung 32, 83–84
    Entzündung 32, 65–66, 102
    Fette 41, 93–94
    industriell verarbeitete Nahrungsmittel 102
    Schlafprobleme 220
    Stress 65–66
Darmflora, Definition 22. *Siehe auch* Mikrobiome und Mikrobiota
Darmschleimhaut 31, 64, 147, 226
Darmträgheit
    Arznei 191
    FODMAP 110
    Hydrierung 169
    Laktoseintoleranz 109
    Nahrungsmittelreaktionen 119
    Zöliakie 103
Darmwand 31, 58, 64, 66, 77, 83, 98, 102, 129, 220
David, Marc 53
Demenz 34, 41, 98, 104, 219
Depressionen 21, 63–66, 104, 120, 205, 209, 211, 223, 226
DGL, *deglycyrrhizinated licorice*. *Siehe* Süßholz-Extrakt
Diabetes Typ 2
    Entwicklung 30–32
    Entzündung 32–34
    Fleischverzehr 97
    industriell verarbeitete und raffinierte Kohlenhydrate 40–41
    Joghurtverzehr 173
    Koffein 169–170
    Obstverzehr 145–146
    vegane Ernährung 99
Diagnoseuntersuchungen 183–187
Diät-Präparate. *Siehe* Präparate
Dickdarm 22, 31, 33, 58–59, 61–62, 109, 140, 144, 204
digitaler Lebensstil 225
Dirty Dozen 148–149

Dopamin 39, 62
Dünger 177
Dünndarm
Bedeutsamkeit 58
enterisches Nervensystem 62
Gase 113–114
Überbesiedelung mit Bakterien 59, 61
Zöliakie 103
Durchfall 21–22, 62, 102–103, 109, 111, 120,
175, 191–196, 203, 210
Dysbiose 22, 34
Symptome 22

E
Eier
Gase 144
Mikroheiler 157
Prüfsiegel/Kennzeichnung 157
Rezepte 274, 278, 284, 289, 296
Verwendungsmöglichkeiten 344
»Eier Benedikt«: Soleier auf Blattgemüse und
Tomaten 274
einfach ungesättigte Fettsäuren (MUFAs,
monosaturated fatty acids) 92–93, 162–163
Einkaufsliste 345–348
Eiweiß-Gemüseomelett 284
The End of Overeating (Kessler) 89
endokrines System und Hormone 32, 66, 116
Energie 85, 121
enterisches Nervensystem 62, 64–65
Entgiftung 15, 27, 133–134, 139, 205, 225
Entzündung
Bedeutsamkeit 31
Darmbakterien 20
Energiedichte 79
Fette als Ursache 95
Glutenüberempfindlichkeit 33, 40–41, 65,
77–78, 102–104
industriell verarbeitete Nahrungsmittel
40–41, 64–65
Kommunikation zwischen Gehirn und
Darm 65
Krankheiten 31–34
Kräuter und Gewürze 167
Mikro-Heiler 42

Nahrungsmittel als Auslöser 77
Obst und Gemüse 135
Omega-3-Fettsäuren 183, 206–207
Präbiotika 129
Präparate 212
Schlafprobleme 220
Swift-Plan 258
Untersuchung 184
Verhungern im Überfluss 83
Environmental Working Group 142, 148
Erbsen 112, 143–144, 153
Erdbeeren 146–147, 149, 343
Ermüdung 21, 33, 36, 54, 83, 183, 210, 263
Ernährungsintelligenz 37
Essen 59–60, 67–70
Essen: eine sinnliche Übung 70
Esssucht 30, 88–89

F
Farmacology (Miller) 117
Fasano, Alessio 103–104
Fastfood 53, 115
feindliche Stoffe
Alkohol 117
Energiedichte 78–85
Fette 92–96
FODMAP 110–114
Gluten 100–108
Laktose/Milchprodukte 108–109
Lebensmittelzusätze und -chemikalien
115–117
problematische Proteine 96–100
verdächtige Nahrungsmittel 118–121
was es darüber zu wissen gibt 77
Zucker 85–92
fermentierte Nahrungsmittel
Bedeutsamkeit 177
Kalorien 131
Mikro-Heiler 42, 172–174
Milchprodukte 161
präbiotische Bedeutung 130
Soja 152
Fette
Fettarten 92–93
Funktion 81

Herzprobleme 128

Mikro-Heiler 161–165

Pflanzenöle 95–96

tierische Fette 93–95

Verhältnis zu Kohlehydraten und Eiweiß 78

Verwendungsmöglichkeiten 344

Zucker 86

Fettgewebe 31–32

Fisch 26, 83, 93, 97–98, 119, 157–160, 176, 201, 206–209

Flaschenmilch statt Muttermilch 35, 47, 102

Flavonoide 134, 163–164, 171

Fleisch. *Siehe auch* tierische Proteine

Fleischverarbeitung 99

Fleischverzehr 97–99

flexitarischer Ansatz der Swift-Diät 85, 176

FODMAP, *fermentable oligosaccharides, disaccharides, monosaccharides and polysols* 110–114, 121, 138–140, 146, 148, 153, 172, 193, 251, 259–260, 268, 300, 322, 354, 356

freie Radikale 134–135, 152, 166, 211,

Fruktose 21, 86–87, 89–90, 109–112, 116, 145, 172

fünf Fs 176–177

Woche 1, 251–255

Woche 2, 255–258

Woche 3, 258–264

Woche 4, 267–270

Siehe auch feindliche Stoffe; Mikro-Heiler

Funktion der Schilddrüse 183, 185, 211, 354

Futtersuche 177

G

Gamma-Aminobuttersäure (GABA) 62–63

Gase

Arznei 203

Blähungskiller 265–267

Dysbiose-Symptom 22

FODMAP 110–113

Gründe 113–114

Hülsenfrüchte 153

Laktoseintoleranz 109

Lebensmittelreaktionen 110

Swift-Plan 251

Yoga 113, 239

Zwischenmahlzeiten 61

gastroösophageale Refluxkrankheit 52

Geflügel 41, 96–98, 157–160, 212

Gefühle 20, 38, 44–45, 50–56, 67–73

Gehirn

Hirnnebel 33, 109, 120, 181, 263

kognitive Fähigkeiten 104, 120

Kommunikation zwischen Gehirn und Darm 35, 62, 66, 104, 150

genetisch modifizierte Lebensmittel 41, 96, 189

genetisches Erbe 25,

gesättigte Fettsäuren (SFAs, *saturated fatty acids*) 41, 92–93, 161–162, 164, 206

gesunde Knochen 133, 138, 144, 176, 205, 209

Getränke 54, 89, 90–91, 111, 113–114, 131, 161, 169–170, 202, 209, 221, 252, 259, 268, 353, 358

Getreide

Empfehlungen für die tägliche Ernährung 82

Energiedichte 79–81

fermentiertes Getreide 130

glutenfreies Getreide 101, 107

nährstoffbehindernde Stoffe 152

Paläo-Diät 84–85

Swift-Teller 126

Verwendungsmöglichkeiten 343

Vollkornprodukte 82, 85, 101, 107

Siehe auch Kohlenhydrate; Gluten

Gewichtsverlust

Alkohol 117

Angst 52

Ballaststoffe 138, 190–193

Darmbakterien 24, 43

emotionale und spirituelle Weisheit 70–71

Essgewohnheiten 61

Mind-Body-Spirit 238–239

Nährstoffgehalt 108

Phytonährstoffe 134

Plateau erreicht 353

Polypehnole 137

Präparate 170, 180–181, 190–198

Probiotika 26

Proteine 96

Schlaf 218
Stress 51
Swift-Diät 26, 29, 31–32
Übung 44, 226–228, 230–231
Geyer, Cynthia 158, 183
Ghrelin 64
Gluten
  Erkennung 107–108
  FODMAP 111
  Gase 114
  glutenbedingte Beschwerden 21, 106
  Glutenfrei-Symbol 108
  Mikrobiota 102
  Vermeidung 40–41
Glutenüberempfindlichkeit
  Ängste/Depression 21, 65, 104
  Auslöser 36
  Entwicklung 33
  Entzündung als Reaktion des Körpers 34,
  76–77, 103
  Häufigkeit 21, 101
  Insulinresistenz 103–104
  Laktoseintoleranz 109
  Symptome 65–66
glykämische Menge (GL) 79, 145, 154
  Gordon, James 237
glykämischer Index (GI) 79, 89, 151
Glykierungsendprodukte (AGEs, *advanced
  glycation end products*) 97–98
Gordon, Jeffrey 173–174
Grain Brain (Perlmutter) 104
grüner Ingwer-Gemüse-Saft 276
Gurkenraita 334
Gutbliss (Chutkan) 226

H
Hafer 21, 107–108, 130, 155, 192
Hämoglobin A1c(glykiertes Hämoglobin)-
  Test 184
Hara hachi bu 60
Hari, Vani 115
Haut 23, 27, 46, 66, 76–77, 103–104, 106,
  120, 199, 203, 206, 212, 258
Hautausschlag 46, 103, 120, 188, 208, 258
Heilkräfte der Natur 223–225

Herzkrankheit
  Ballaststoffe 128
  Entzündung 34
  Fette 128
  Fleischverzehr 98
  Mikroben-Zusammensetzung 94
  raffinierte Kohlenhydrate 40–41
  Schokolade 171
  Transfette 96
  Zucker 86
heterozyklische aromatische Amine (HCAs) 97
Hippokrates 34
hochsensitiver CRP-Assay(hs-CRP)-Test 184
Homocystein-Test 186
Honig 87, 89, 111, 147, 171–172, 264
Hooper, Joe 224
Hormone und das endokrine System 31–32,
  66, 116
Horoho, Patricia 217
Hülsenfrüchte
  fermentierte Bohnen 131
  FODMAP 112–113
  Gase 153
  Mikro-Heiler 151–153
  präbiotische Qualität 42
  Verwendungsmöglichkeiten 343–344
Hunger und Appetit
  Angst 54
  Ballaststoffe 29–30, 128
  bewusstes Essen 67–70
  Ghrelin 64
  Hunger-/Sättigungsskala 55
  interne/externe Stimulierung 68
  Kräuter und Gewürze 167
  physisch vs. emotional 55
  Präparate 193–195
  Probiotika 193–195
  Regulierung 35, 50, 167
  Schlaf 43–44
  Stresshormone 64–65
Husten 120
Hydrierung 169, 193
Hygiene und Hygienehypothese 45, 47
Hyman, Mark 23, 37

I

Immunsystem
    fermentierte Nahrungsmittel 174
    Hygienehypothese 145
    Kommunikation zwischen Gehirn und
    Darm 66
    Mikrobiome 23–24, 66, 102
    Nüsse 163
    Zucker 86
industriell verarbeitete Lebensmittel
    Darmdurchlässigkeit 102
    Energiedichte 79–81
    Entzündung 41, 65
    Fette 93–96
    Gluten 106–108
    Heißhunger auf Süßes 52
    suchterzeugende Eigenschaften 88
    Verbreitung 115
    Vermeiden 40–41, 127
    Zucker 87–88
Ingwer (*Zingiber officinale*) 137, 156, 167–168,
    171, 186, 202–204
The Inside Tract (Swift und Mullin) 75
Insulin
    Ballaststoffe 128, 174
    Energiedichte 81–82
    Fettspeicherung 63
    Gewichtszunahme/-reduzierung 30
    Hülsenfrüchte 151
    Kräuter und Gewürze 167
    Milch 162
    Nüchtern-Blutzuckerspiegel-Test 185
    Polyphenole 137
    Schlafprobleme 220–221
    Schokolade 171
    Swift-Plan 255
    Tees 170
    Zucker 86
    Zwischenmahlzeiten 61
Insulinresistenz
    Darmdurchlässigkeit 83
    Entwicklung 30–31
    Gewichtszunahme 104
    Glutenüberempfindlichkeit 103–104
    Kräuter und Gewürze 168

    Schlaf 43, 218, 220
    Zucker 86
Inulin 111, 137–138, 192, 195
Ioannidis, John 226
irritierende Stoffe 41

J

Joghurt
    Aromatisierter Fruchtjoghurt 279
    fermentierte Nahrungsmittel 173–174
    Kommunikation zwischen Gehirn und
    Darm 64
    Swift-Plan 109–110, 130–131
    Verwendungsmöglichkeiten 344
    Vielfalt von Mikrobiomen 128–129
Johnson, Richard 90
Junkfood 45, 80, 143

K

Kaffee 94, 111, 126, 136, 162, 169–170, 173,
    252, 255, 259, 268, 346
Kaiserschnitt 34–35, 47, 102
Kalorien
    Darmbakterien und Fettspeicherung
    dichte Kohlenhydrate 80
    fermentierte Getränke 131
    FODMAP-Nahrungsmittel 111
    Gase 114
    Getränke 89–90
    Hydrierung 169
    Mikro-Heiler 127
    Nährstoffdichte 131-132
    Qualität vs. Quantität 28–30, 78
    verbrennen 20, 29, 32, 41, 81–82, 150,
    164, 167, 185, 218, 228–231
Karotten-Ingwer-Powermuffins 271
Kartoffeln 42, 80, 143–145, 149
KAT-Prüfsiegel 157
Katz, Sandor 173–175
Kaugummi 87
Kefir 42, 109, 129, 131, 159, 162, 166, 173,
    176, 260, 264
Kessler, David 89
Kichererbsen 131, 151, 153, 343–344
Knoblauch gegen Krebs (Robinson) 138

Kochen 97–98, 124–126, 166, 253, 257, 260–261, 269
Koff, Ashley 156
Koffein 54, 169–170, 252, 259, 268
kognitive Fähigkeiten 104, 120
Kohlenhydrate
  feindliche Stoffe 78–85
  glykämische Last 79
  industriell verarbeitete und raffinierte Kohlenhydrate 40, 81
  Insulin 29–30
  Mind-Body-Techniken 218–219
  Nährstoffvielfalt 231–232
  Paläo-Diät 84–85
  Verdauung 29–30
  Verhältnis zu Fetten und Proteinen 78
  Vielfalt 78-85, 145
  Weizenunverträglichkeit 105
  Zeitpunkt 85
Kohlgemüse 138–140
Kokosnuss 131, 146–147, 161–162, 165–166
Konjakwurzel 184, 192
Kopfschmerzen 35, 109, 258, 263
Körperbewegung 43–44, 226–228
Körperfettgehalt (BAI, *Body-Adiposity-Index*) 231, 233
Körperzusammensetzung 230, 232–233, 252, 268, 354
Kortisol 218, 220
Kräuter und Gewürze 27, 126, 137, 167, 355
Krebs
  Alkohol 117
  Darmbakterien-Vielfalt 84
  Entzündung 34
  fermentiertes Essen 174
  Hülsenfrüchte 151
  Kohlgemüse 139
Kreuzblütler 139
Kristal, Alan 239
künstliche Süßstoffe 91–92, 116, 121, 251, 259, 268
Kunsttherapie 57
Kurkuma 167–168, 183, 203, 265

L

Labortests 181–187, 208,
Lachsröllchen 277
Lactobazillen 31, 83, 129, 140, 164, 196
Laktose 21, 41, 86–87, 105, 108–112, 114, 119, 121, 160, 162, 176, 200
landwirtschaftlicher Anbau 177
Leach, Jeff 35, 84, 129
Lebensmitteletikettierung 86–88, 116, 175, 188–189
Lebensmittelvergiftung 36, 175
Lebensmittelzusätze und -chemikalien 115–117
Leerzeit zwischen den Mahlzeiten 61
Leptin 90
Liebesbrief, Übung 73
Linsen 42, 113, 131, 151, 153, 156
Lipidspiegel 186–187
Lipogenese 90
Liponis, Mark 37
Louv, Richard 224
Ludwig, David 82, 88, 145
Lustig, Robert 88, 90
Lyte, Mark 63

M

Magen-Virus 36
Magnesium 43, 138, 154–155, 164, 182, 199, 205–206
Mahlzeiten, Anzahl am Tag 61
Maisöl 92, 95–96
Maissirup, fruktosereich
  Etikettierung 86–87
  FODMAP 111–112
  Gewichtszunahme 90
  Verdauungsprobleme 21
  Vermeiden 116
Makronährstoffe 81, 131–132
Mandeln 130, 161, 163–165
Marchesiello, Vandita Kate 239
Medikamenteneinnahme 47. *Siehe auch* Antibiotika
Mehl, Energiedichte 80
mehrfach ungesättigte Fettsäuren (PUFAs, *polyunsaturated fatty acids*) 161, 163
Melatonin 138, 222

MENDS 28, 39–40, 43–44, 50, 76, 125, 219, 250

metabolisches Syndrom 81, 153, 168, 221

Mikro-Adipositas 32

Mikrobiome und Mikrobiota 22–24

    Antibiotika 24, 35, 64, 99

    Anzahl 33

    Ballaststoffe 23–24, 30–31, 43, 128–130

    Darmgesundheit 31

    Darmwand 31, 58, 64–66, 77, 98–99, 220

    Definition 22

    Funktionen 28

    Gemüse 121

    Gewichtsreduzierung 193–194

    Hungerregulierung 35

    Immunsystem 32–33, 65–66, 77

    Kommunikation zwischen Gehirn und Darm 35, 64–66, 104

    Nüsse 163

    resistente Stärke 144

    Schlafprobleme 220

    Umsatz 33

    Verdauungsvorgang 57–59

    Vielfalt 47, 84, 129

    virtuelle Entgiftung, Übung 225

    zentrale Bedeutung 20, 34

Mikroflora, Definition 22

Mikro-Heiler

    fermentierte Nahrungsmittel 172–177

    Fette 161–165

    Früchte 145–147

    Honig und Schokolade 171–172

    Hülsenfrüchte 151–153

    Hydrierung 169–171

    Kräuter und Gewürze 166–168

    nicht stärkehaltige Gemüsesorten 136–142

    stärkehaltige Gemüsesorten 143–145

    tierisches Eiweiß 156–161

    Urgetreidesorten 154–156

    was es darüber zu wissen gibt 124, 127

Mikronährstoffe 131–134, 136, 145

Milchprodukte

    fermentierte Nahrungsmittel 131

    Fette 166

    FODMAP 111

    Gase 114

    Kefir 129–131, 176

    Laktoseintoleranz 108–109, 176

    Swift-Plan 162, 258–259

    TMAO-Spiegel 98

    Verwendungsmöglichkeiten 344

Miller, Daphne 177

Mineralien 37, 42, 104, 131–133, 138–145, 148, 151–155, 158, 163, 168, 193, 209, 212, 255

Minze 137, 166, 168, 203–204, 264, 266–267

Missing Microbes (Blaser) 24

modifiziertes Zitruspektin (MCP) 192

Moss, Michael 89

Muffinrezepte 271, 278, 280, 339

Mullin, Gerard 21

Muttermilch 35, 47, 102, 109

Mind-Body-Übungen 15, 29, 38, 44, 67–68, 216, 218–219, 237–239, 250, 260, 268

Muskel- und Gelenkschmerzen 23, 27, 103, 120, 210, 258, 263

»My Plate«-Ernährungsempfehlungen 82

N

Nahrungsmittelallergien und -intoleranzen 32–34, 114, 118–119, 130, 102. *Siehe auch* Glutenüberempfindlichkeit

Nahrungspyramide 82–83

Naparstek, Belleruth 150

Nase, chronische Verstopfung oder Sekretion 120

Nation, Caroline 161

Natur und ihre Heilkräfte 223–224

Naturvölker 78, 84

Neuland-Gütesiegel 100

neurochemische Verbindungen 64

Nicht-Zöliakie-Glutensensitivität (NCGS) 103–104

Nicht-Zöliakie-Weizensensitivität (NCWS) 106

Nährstoffgehalt 108

Niesen 120

Nüchtern-Blutzuckerspiegel, Messung 184–185

Nüsse 23, 26, 31, 53, 61, 78, 93, 95, 111, 119, 127, 137, 152, 157, 162–165, 166, 205

O

Obesogen 115
O'Bryan, Tom 104
Obst und Gemüse
 antioxidative Wirkung 134–135
 Bio-Nahrungsmittel 149
 Blattgemüse 130, 138–139
 Chemikalien 115–116
 Dirty Dozen 148–150
 Entzündungen 132
 fermentiert 126, 129–131, 137–138
 FODMAP 110–113
 Kohlgemüse 139
 Lauchgemüse 139–140
 Mikrobiome 24–25
 Mikro-Heiler 139
 Nährstoffdichte 132, 145
 nicht stärkehaltige Gemüsesorten 136
 polyphenolhaltige Nahrungsmittel 137
 Portionen täglich 135
 präbiotische und probiotische Wirkungen 129–130
 Rechner 135
 Säfte 111, 146
 schützende Wirkung 135
 stärkehaltige Gemüsesorten 143–144
 Swift-Teller 126
 Trockenobst 146
 Verwendungsmöglichkeiten 343
 Vielfalt an Sorten 129
 Visualisierung 150
 weißes Gemüse 140
O´Keefe, Stephen 83–84
Öle 23, 41, 92–93, 95–96, 116, 121, 126–127, 161–162, 165–166
Oliven 93, 95, 131, 137, 162, 165–166
Omega-3-Fettsäuren 43, 138, 157, 159, 161, 163, 203, 206–207
Omega-6-Fettsäuren 41
Optimismus 72

P

Paläo-Diät 84–85
Pandora's Lunchbox (Warner) 115
PectaSol 192

Perfektionismus 72
Perlmutter, David 104
Pestizide 96, 115, 148, 177
Pfefferminze (*Mentha piperita*) 203–04
Phytate 152, 212
Phytonährstoffe
 Früchte 146
 Gewichtsreduzierung 136–137
 Hülsenfrüchte 151
 Kräuter und Gewürze 166–167
 Mikro-Heiler 42, 127
 Nüsse 163
 Zubereitung, Tipps 148
Pilze 140–141
Plateaus in der Gewichtsreduzierung 353
Pollan, Michael 34, 172
Polyphenole 136, 155, 167, 170
polyzystisches Eierstocksyndrom (PCOS, *polycystic ovary syndrome*) 103–104
Portionsgrößen 37
Portulak 138, 141
Power Porridge 275
Präbiotika
 Definition 128–129
 Diabetes Typ 2 98–99
 FODMAP 110–111
 Honig 171–172
 Konsumierung im Durchschnitt 46
 Nahrungsmittel 130
 Obst und Gemüse 129
 Polyphenole 137
Präparate zur Nahrungsergänzung 179–213
 allgemeine Gesundheit 205–212
 Auswahl von Nahrungsergänzungsmitteln 181–183
 empfohlene Basisuntersuchungen 184–187
 Gewichtsreduzierung und gesunde Verdauung 190–198
 Verdauungsgesundheit 198–204
 was es darüber zu wissen gibt 180–181
Probiotika
 Antibiotika 196
 Einfluss des Mikrobioms auf das Gehirn 62–66

Gewichtsreduzierung 193–194
Obst und Gemüse 129
Präparate 193–198
problematische Lebensmittel vermeiden 40–41, 75–120
Prochaska, James 55
Proteine
  Funktion 81-82
  problematische Proteine 96–100
  Swift-Teller 126
  Verhältnis zu Kohlenhydraten und Fetten 78
  Siehe auch tierische Proteine
Psyllium 190, 192
Pudding »Ciao Bella« 273

Q
Qi Gong 38, 44, 216, 219, 238–240, 246–250
Quinoa 40, 85, 101, 108, 127, 154–155, 254–255

R
raffinierte Kohlenhydrate 40–41, 79–81
Reis 80–82, 101, 108, 127, 153–155, 161
Reizdarmsyndrom
  Arznei 203
  fermentierte Nahrungsmittel 174
  Fruktose 90
  Magnesium 205
  Minze 203–204
  Probiotika 196
  Reizgewicht 22
  Stress 39
  Ursachen 110–111
  Yoga 239
  Zuckeralkohole 87, 113, 116
Reizgewicht 19, 22, 32
resistente Stärke 144
Restaurants 68, 115, 124–125, 357–358
Rezepte
  Abendessen 302–328
  Dressings und Saucen 329–334
  Frühstück 271–284
  Mittagessen 285–301
  Snacks 335–336
  Süßigkeiten 336–432

Robinson, Jo 138
Rotes Fleisch
  Auswahl 158–159
  Gase 114
  Glykierungsendprodukte (AGEs, *advanced glycation end products*) 97–98
  Krebs 41
  ökologische Belastungen 46
  Probleme 41
  TMAO(Trimethylaminoxid)-Spiegel 98
Rückfälle 359
Rucola 42, 138, 257

S
Säfte 90, 111, 146, 276
Salt Sugar Fat (Moss) 89
Samen/Kerne 163, 165–166
Sättigung
  Ballaststoffe 29–30
  bewusstes Essen 40, 67–69
  Hunger/-Sättigungs-Skala 55
  Kommunikation zwischen Gehirn und Darm 35, 62, 66
  Maissirup, fruktosereich 90
  Mikrobiom, Funktion 63
  Vorgang des Essens 60
  Zucker 90
Sauerkraut 42, 129, 131, 173–175
Säureblocker 35, 47
Schecter, Reba 227
Schlaf
  Bedeutsamkeit 43, 218–221
  Nahrungsmittelreaktionen 120–121
  Schlafplan 221–222
  tagesperiodische Rhythmen 222–223
  Ursache für Verdauungsprobleme 47
Schokolade 137, 171, 173
Schuldgefühle 51–52, 56
Schwein 99, 158–159
Selbstbestätigung 71–72, 238
Selbstreinigung des Darms 61
Serotonin 39, 62,
Smoothies 139, 145, 163
Snacks/Zwischenmahlzeiten 40, 55, 61, 146, 221, 254

Soja 100, 111, 113, 119, 129, 131, 137, 152–153, 161, 173, 175, 188

Sojaöl 41, 93, 95–96, 152, 166

Soleier 274

Sonnenburg, Justin 83–84

Speichel 58–59, 69

Speiseplan, »Swift Real Foods« 356

spirituelle Dimension der Gewichtsreduzierung 70–71

Splenda 92

Spreadbury, Ian 78–80, 128

Stoffwechsel 27, 30, 32, 37, 44, 76, 85–86, 89, 96–97, 131–134, 167, 181, 218, 231

stoffwechselbedingte Endotoxämie 20

Stress

    Dysfunktion des Darms 20

    Gase 114

    Gewichtszunahme 39–40, 63

    Grundursache für Verdauungsstörungen 47

    Lebensgewohnheiten ändern 43–44

    Mikrobiota 24

    Schlafprobleme 219–220

Stresshormone

    Angst vor Essen 51–52

    Geist-Körper-Praktiken 217–218

    Gewichtszunahme 39–40

    Koffein 169–170

    Kommunikation zwischen Gehirn und Darm 51, 62–66

    Zucker 85–86

Subway 115

Sukrose/Rohrzucker 86–87, 89

süßes Essen 171–172

Süßholz-Extrakt (DGL) 199–200

Süßholzwurzel 204

Süßkartoffel-Power-Kuchen 280

Suzuki, Shunryu 72

Swift-Smoothie 281–282

Swift-Plan 251–270

Swift-Teller 126

T

Tagebuch führen 56

Taille-Hüft-Quotient (T:H) 232–233

Taillenumfang 232

Tanzen 237

Tees 169–171

teilgehärtete Öle 93

Tempeh 175, 321

tierische Fette 93–94

tierische Proteine

    Antibiotika und die industrielle Fleischverarbeitung 41, 99, 157–158

    Fisch 26, 97–98, 157–159

    Geflügel 97–98, 157–159

    Paläo-Diät 84–85

    reduzierter Konsum 37

    Schwein 158–159

    Swift-Teller 126

    Verwendungsmöglichkeiten 344

    Zubereitung 97–98

    Siehe auch rotes Fleisch

Tillisch, Kristin 63–64, 366

TMAO (*trimethylamine-N-Oxide*) 98

Tofurezepte 282, 285–286

Transfette 41, 93, 95–96, 116, 166

Tremblay, Angelo 193

Triglyzerid 86, 90, 186-187

TSH (*Thyreoidea-stimulierendes Hormon*)

    Test 185

U

Urgetreide 106

V

Vagusnerv 62, 65, 67

Vegetarische Gemüse-Muffins 278

Venesson, Julien 161

Verdauungsenzyme 200–202

Verdauung

    Anstieg der Verdauungsprobleme 20–21

    Kommunikation zwischen Gehirn und Darm 62

    Physiologie 57–58

    Präparate 198–204

    Schlafprobleme 219–220

    Selbstreinigung des Darms 61

    Übung 226–228

    Ursachen für Verdauungsstörungen 47

Vorgang 58–59
Zucker 86
Verlangen/Heißhunger 88, 91, 145, 359, 363
Verstopfung 21–22, 62, 102, 109, 111, 120,
   169, 170, 172, 191–192, 195, 205, 210,
   226, 243
Verzweiflung 72
violette Kartoffeln 42, 143
Visualisierungsübung 71, 150
Vitamin D 186, 208–210
Vitamine 132–133
Volta, Umberto 103
Vorhaben, Notiz auf Karteikarte 73, 252

W

Walnüsse 163, 165, 344
Warner, Melanie 115
Wasser 169, 171
Wasser 169–171
Weizenallergien und Überempfindlichkeiten
   102, 104–106
wilde Nahrungsmittel 42
Willenskraft 53, 68, 73
Wilson, E. O. 224
Wing, Rena 227
Winterkürbis 42, 127, 143–144

Y

Yang, Yang 240, 246f., 250
Yoga 238–250
Young, Jenne 225, 240, 350, 370

Z

Zen Mind, Beginner's Mind (Suzuki) 72
Zink 133, 154, 189f., 211f.
zirkadischer Rhythmus des Körpers, Störungen
   44, 47, 222–223
Zucker 85–92
   Alternativen 88
   Energiedichte 78–79
   Fruktose vs. Sukrose 89–92
   hohe Energiedichte 78–79
   Insulinschübe 83–84
   künstliche Süßstoffe 91
   süchtigmachende Wirkung 88–89
   süßes Wissen 86–88
   wie im Großen, so im Kleinen 44–47
Zuckeralkohole 111–114
zuckerfreie Lebensmittel 111
Zuckerrohrmelasse 87, 172
Zwischenmahlzeiten 61